U0118026

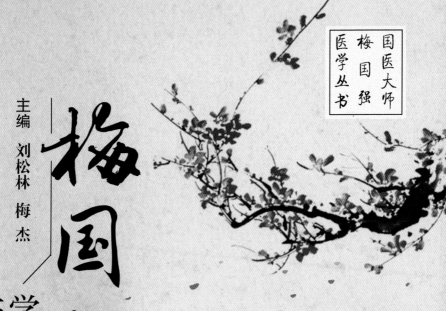

国医大师
梅国强
医学丛书

主编 刘松林 梅杰

梅国强

学术思想与
临证经验

全国百佳图书出版单位
中国中医药出版社
·北京·

图书在版编目（CIP）数据

梅国强学术思想与临证经验／刘松林，梅杰主编.—北京：
中国中医药出版社，2022.1
　（国医大师梅国强医学丛书）
ISBN 978-7-5132-7325-1

Ⅰ.①梅…　Ⅱ.①刘…②梅…　Ⅲ.①伤寒（中医）–中医临床–
经验–中国–现代　Ⅳ.①R254.1

中国版本图书馆 CIP 数据核字（2021）第 241579 号

中国中医药出版社出版

北京经济技术开发区科创十三街 31 号院二区 8 号楼
邮政编码　100176
传真　010-64405721
山东新华印务有限公司印刷
各地新华书店经销

开本 880×1230　1/32　印张 12　彩插 0.5　字数 300 千字
2022 年 1 月第 1 版　2022 年 1 月第 1 次印刷
书号　ISBN 978-7-5132-7325-1

定价　75.00 元
网址　www.cptcm.com

服 务 热 线　010-64405510
购 书 热 线　010-89535836
维 权 打 假　010-64405753

微信服务号　**zgzyycbs**
微商城网址　**https：//kdt.im/LIdUGr**
官 方 微 博　**http：//e.weibo.com/cptcm**
天猫旗舰店网址　**https：//zgzyycbs.tmall.com**

国医大师梅国强医学丛书

《梅国强学术思想与临证经验》
编委会

国医大师梅国强教授简介

梅国强，男，1939 年生，湖北武汉人。二级教授，主任医师，国医大师，"全国中医药杰出贡献奖"获得者，第三、第四批全国老中医药专家学术经验继承工作指导老师，中国中医科学院学部委员，享受国务院政府特殊津贴专家。幼承家学，以优异成绩考入湖北中医学院（现湖北中医药大学），师从伤寒名家洪子云先生，毕业后留校执教与行医至今，致力于传承、发扬中医药事业。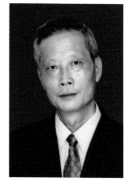

梅国强教授长期从事《伤寒论》的临床、教学、科研工作，精研仲景学说，旁参唐宋金元、明清诸家，主张继承并发扬六经及六经辨证，融汇寒温学说于一体，构建整体恒动观、唯物辩证法基础上的中医辨证思维。梅教授对伤寒理论、证候实质与转化、经方拓展运用及作用机制有深入研究，形成了"法《黄帝内经》《难经》，遵《伤寒论》，参诸家，本临证"的伤寒学术特点。梅教授勤于临证实践，早年追随洪子云先生参与治疗"流脑""肠伤寒"等，积累了丰富的临证经验，其医术精湛，医德高尚；忠于中医药教育事业，殚精竭虑，著书立说，内容深入浅出，在《伤寒论》教育方面有突出贡献。梅教授总结研习仲景著作之法，在精读的基础上，体悟大论原文之要旨，于无字处探幽索微。梅教授积极师承带教，传授学术思想及临床经验，所培育桃李，包括长江学者等，均在各自领域有突出建树。梅教授注重学科建设、教材建设，主编、参编、主审多部全国中医药高等院校《伤寒论》教材、教学参考丛书及学术著作。其主编的《伤寒论讲义》，先后获全国医药教材一等奖、全国中医药教材优秀奖。梅教授被中华中医药学会授予首届中医药传承"特别贡献奖"。梅教授临床擅长活用经方、兼用时方治疗内、妇、儿科常见病及疑难病，其临床疗效好，获得了国内外患者的广泛赞誉。

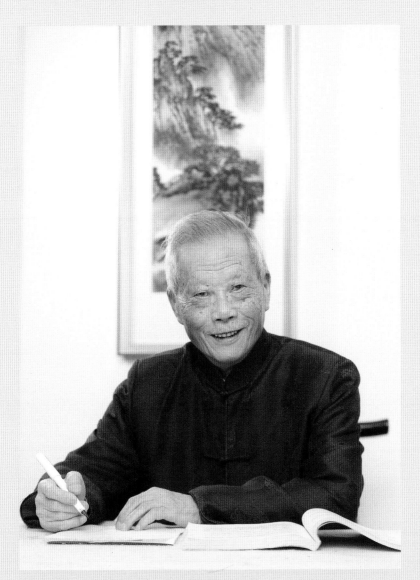

▲ 梅国强教授

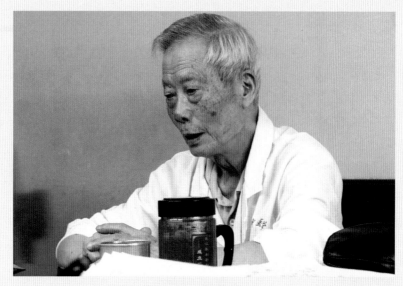

▲ 梅国强教授在临床（一）

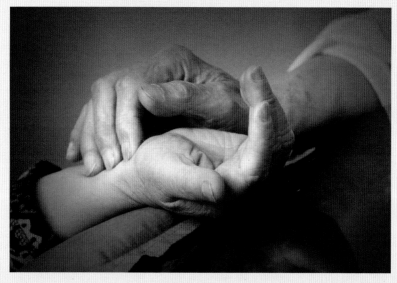

▲ 梅国强教授在临床（二）

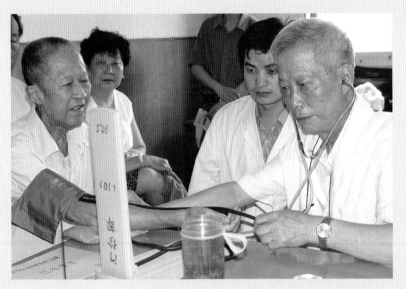

▲ 梅国强教授门诊带教（一）

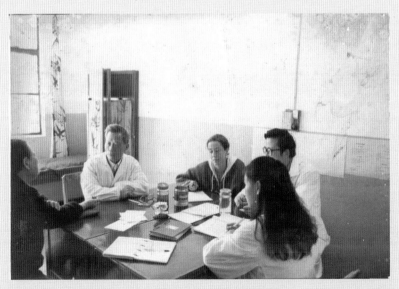

▲ 梅国强教授门诊带教（二）

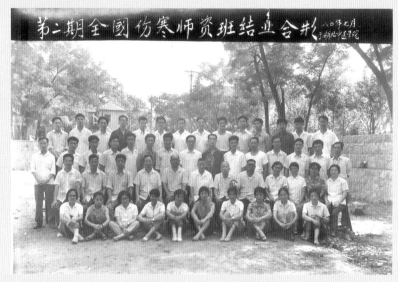

▲ 参加第二期全国伤寒师资班结业合影（1980 年 7 月，二排左二）

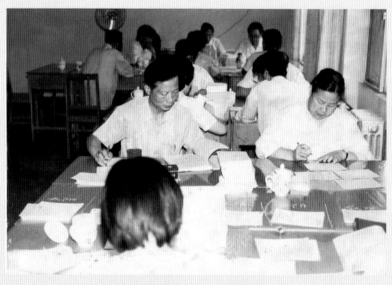

▲ 梅国强教授在集体备课

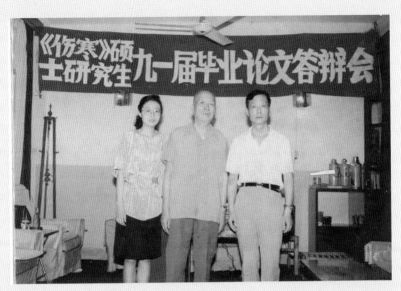

▲ 梅国强教授参加研究生毕业论文答辩会（一）

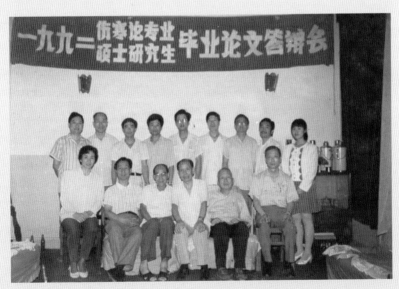

▲ 梅国强教授参加研究生毕业论文答辩会（二）

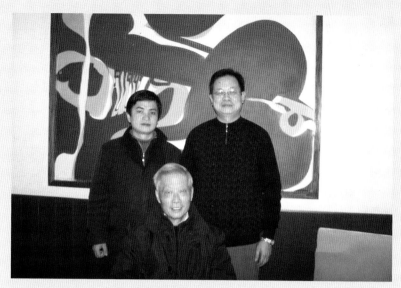

▲ 学术传承工作（一）

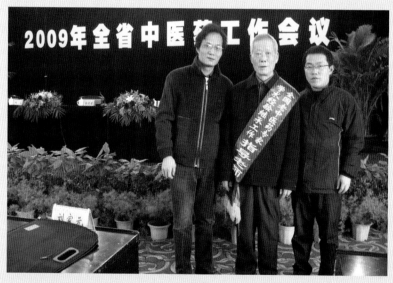

▲ 学术传承工作（二）

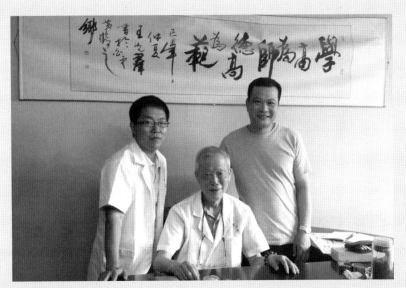

▲ 学术传承工作（三）

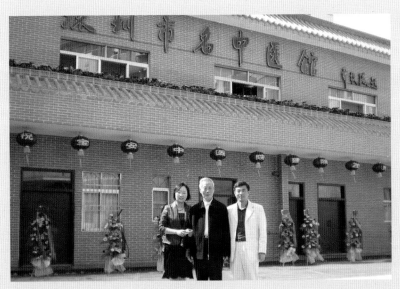

▲ 学术传承工作（四）

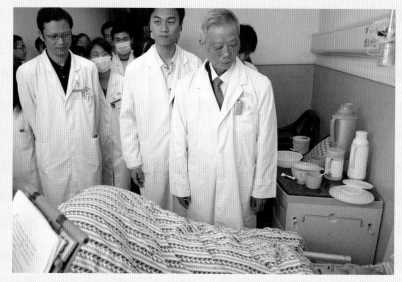

▲ 梅国强教授在教学查房

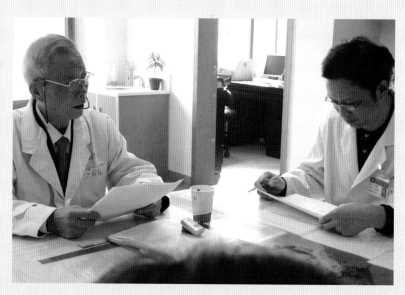

▲ 梅国强教授在探讨病例

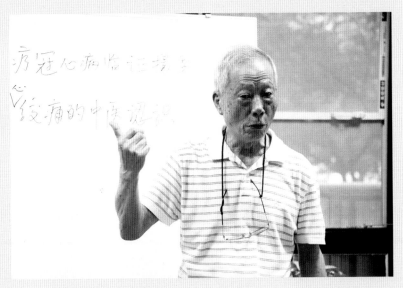

▲ 中医临床基础学科学术研讨（一）

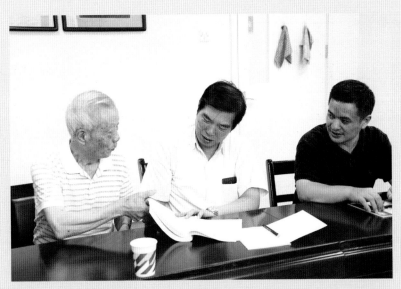

▲ 中医临床基础学科学术研讨（二）

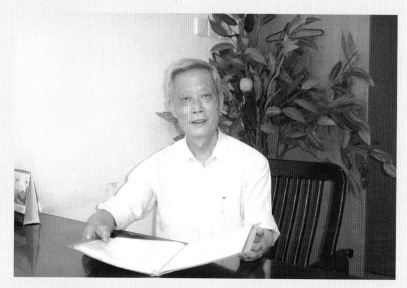

▲ 中医临床基础学科学术研讨（三）

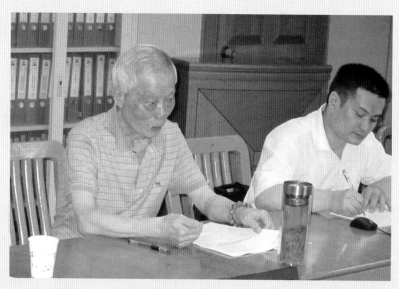

▲ 中医临床基础学科学术研讨（四）

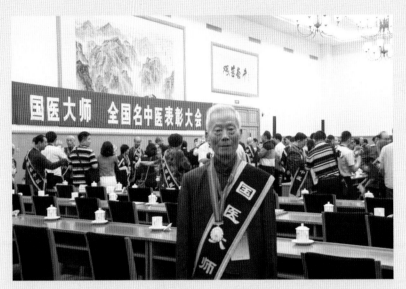

▲ 梅国强教授参加国医大师和全国名中医表彰大会（一）

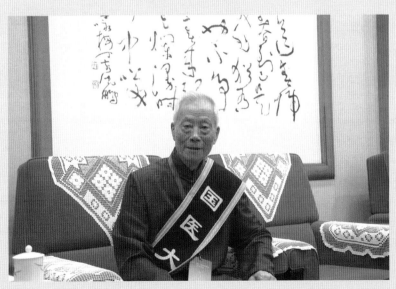

▲ 梅国强教授参加国医大师和全国名中医表彰大会（二）

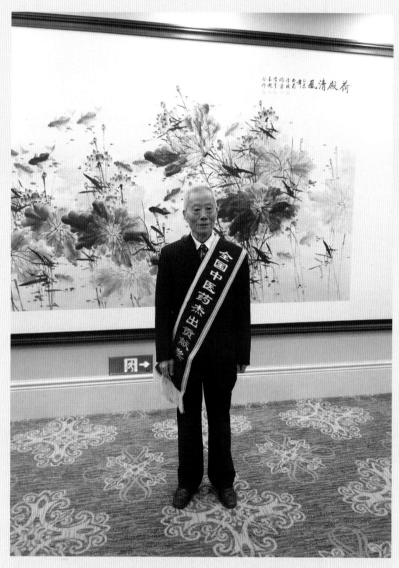

▲ 梅国强教授参加全国中医药杰出贡献奖表彰大会

国医大师梅国强传承工作室（以下简称"工作室"）自成立以来，致力于梅国强教授的学术研究与传承，临证经验的挖掘与推广；致力于中青年高层次中医人才的培养，中医学硕博士研究生、中医教改及拔尖学生的教育和引导；致力于伤寒理论与经方临床应用的研究。数十年来，梅教授亲自撰写了大量论文、著作，对伤寒理论进行了阐释与发挥，收集了大量的临床病案，指导学生进行了一系列伤寒理论与实验相关研究，其学生也进行了一系列学术思想与临床经验的研究。工作室将上述成果予以系统整理，汇以成册，名为《国医大师梅国强医学丛书》，陆续付梓。

本套丛书包括《梅国强伤寒理论与实验研究》《梅国强学术思想与临证经验》《梅国强临证验案精选》《梅国强注伤寒》《经方临证思辨录》《梅国强医论医话》等分册。

《梅国强伤寒理论与实验研究》将梅国强教授对《伤寒论》理论的探讨，证候实质及其转化的研究，指导研究生完成的《伤寒论》相关理论与实验研究成果等，进行全面整理并汇编，以体现梅教授对《伤寒论》相关理论的全面、深入研究，以及部分独特的学术观点；更重要的是，通过学生在师承过程中的感悟，继承与发展梅教授临证经验，传承名老中医药专家学术思想，发扬中医师承教育与院校教育相结合的人才培

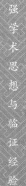

养模式。其中，有关中医证候及证候间转变的研究，对《伤寒论》的理论研究有指导作用；经方和部分经验方的实验研究，为指导其在临床中的应用提供依据；部分经典证候模型的建立，对中医证候动物模型的研究有指导作用。

《梅国强学术思想与临证经验》将后学者研究梅国强教授学术思想和临证经验的成果进行全面整理归纳，体现学生对梅教授《伤寒论》学术观点的认识，以及对梅教授临证经验、学术思想的继承。比如，对梅国强教授拓展《伤寒论》方临床运用途径的学习和思考；传承人在临床侍诊过程中所学习的梅教授临床辨证思维与要点、拟法选方思路、药物加减的特色、临证守方更方的要点与思路；药对的应用与配伍的变化等。从点滴中提炼，系统地总结、体现临证中的思路与要点，以帮助读者理解其中思辨要点、鉴别要点等，可提升辨证思维与临证运用能力。

《梅国强临证验案精选》乃梅国强教授与其传承人从工作室保存的近三十年两万余份病案中，精选典型、完整的病案，整理并撰写按语，以体现其拓展经方临床运用的思路与途径，活用经方、时方的方法，临床辨证思维、拟法选方思路、药物加减特色、临证守方更方要点、药对的应用与配伍变化等，可帮助后学者提升辨证思维与临证运用能力。

梅教授长期从事《伤寒论》的教学、临床工作，系统研究各《伤寒论》注家的学术观点，专注于《伤寒论》理论的研究与阐释、临床的运用与发挥。《梅国强注伤寒》将整理梅教授对《伤寒论》见解，结合临床验案，拓展运用思路等，以体现梅教授的部分《伤寒论》学术观点；拓展经方临床运用范围的思路与途径，活用经方的方法；阅读、研习《伤寒论》学术的方法等各个方面，突出实用性，注重中医思维的培养，对后学者研习《伤寒论》大有裨益。

梅教授从事中医内科临床诊疗工作五十余载，擅长运用六经辨证、卫气营血辨证、三焦辨证辨治各科常见病及疑难病，学验俱丰。《经方临证思辨录》一书内容由梅教授亲笔撰写，汇集其五十余载学术思想与临床经验，体现其严谨的治学态度，对经方、时方的拓展运用思路，对常见病、疑难病的临床辨证思维及思辨过程，对后学者建立辨证思维，学用经方有重要的指导意义。

《梅国强医论医话》整理总结梅教授从医从教以来的论著、病案，选取具有代表性的医论和医话，整理其对中医教育、中医思维培养、经典理论与临床经验的认识，以利于中医临床工作者领悟学习。

在整理编写过程中，梅国强教授亲自指导，也得到梅国强教授所指导历届研究生、师承学员的大力支持，以及工作室成员的通力协助，在此一并致谢。本丛书可供中医师及中医学相关专业人员参考，由于编

梅国强学术思想与临证经验

者水平有限，加之时间仓促，书中不妥之处在所难免。恳请同道专家学者及广大读者不吝赐教，予以指正。

国医大师梅国强传承工作室

2021 年 9 月

梅国强学术思想与临证经验

梅国强教授从事中医内科临床诊疗工作五十余载，擅长运用六经辨证、卫气营血辨证、三焦辨证等辨治各科常见病及疑难病，学验俱丰。

本书将后学者研究梅国强教授学术思想和临证经验的成果进行全面整理归纳，体现学生对梅教授《伤寒论》学术观点的认识，以及对梅教授临证经验、学术思想的继承。比如，对梅国强教授拓展《伤寒论》方临床运用途径的学习和思考；传承人在临床侍诊过程中所学习的梅教授临床辨证思维与要点、拟法选方思路、药物加减的特色、临证守方更方的要点与思路；药对的应用与配伍的变化等。从点滴中提炼，系统地总结、体现临证中的思路与要点，以帮助读者理解其中思辨要点、鉴别要点等，可提升辨证思维与临证运用能力。

本书分为上、中、下三篇。上篇为理论探析，主要介绍梅国强教授伤寒学术思想与临证经验、伤寒学术渊源探析、伤寒学术特点及治伤寒学术方法、辨证审机立法遣方思路。中篇为运用思路，重点介绍梅国强教授临床对柴胡类方、葛根芩连汤、小陷胸汤、二妙汤、四土汤及止痛对药的拓展运用思路。下篇为辨证论治部分，包括心系病证辨治、脾胃病证辨治、肺系病证辨治、妇科病证辨治和其他病证辨治。

由于编者水平所限，且编写时间仓促，本书存在不足之处，敬请专家同道提出宝贵意见，以便再版时进一步修订完善。

《梅国强学术思想与临证经验》编委会

2021 年 9 月

梅国强学术思想与临证经验

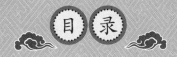

中篇 运用思路

下 篇 辨证论治

上篇　理论探析

伤寒学术思想与临证经验

梅国强教授曾任湖北省中医临床基础学科（原伤寒论学科）重点学科带头人，师从著名老中医洪子云先生（教授），获其真传，更以数十年心力，精勤研究仲景学术，对《伤寒论》等中医经典理论研究颇深，在学术上多有建树，并在临床运用方面积累了丰富的经验。

一、学术思想

（一）明辨六经及六经辨证之要旨

梅教授指出，理解六经之旨，应以临证为依据。六经实质的经络说、脏腑说、气化说等均存在片面性，只有从临床实际出发，将各种学说有机地结合起来，正确理解并灵活地辨证分析，才能够客观、准确地反映六经实质。六经辨证是辨证整体观的反映，六经辨证就是以六经所系的脏腑经络、气血阴阳、津液精神的生理功能和病理变化为基础，结合人体抵抗力强弱、病因属性、病势进退缓急等因素，对疾病进行整体分析和辨证的方法。具体而言，就是对外感疾病演变过程中所表现的各种病证，进行综合分析、辨证，归纳其病变部位、证候特点、传变特点、寒热趋向、邪正盛衰等，并进行相应诊断、治疗的辨证方法。

（二）发扬仲景六经辨证之论

1. 阐发"存津液"之微旨

梅教授认为，《伤寒论》存津液之秘旨，首在于"存"。《伤寒论》中"存津液"常常体现在以下三个方面：其一要辨邪正之盛衰。护阴之途首宜辨邪正盛衰之趋势，邪气旺盛之际，急泄邪热便是护阴；而阴津欲竭之时，虽余邪未尽，亦当急救其阴，候其阴复则阳热自消，不可猛浪处之，免致事与愿违。其二要辨"慎用""早用"与"急用"。根据病情，抓住有利时机，《伤寒论》中所用汗吐下祛邪诸法，便是有效的存阴，此即"早用。"而祛邪之法，常有伤正之嫌，若病证尚在疑似之间，又宜缓用以观其情，或中病即止，此即"慎用"。若邪传阳明，情急势重，或少阴水竭土燥、阳明结实之时，俱宜急下，此即"急用"。上述治疗之目的，在于祛邪"存津液"。其三要辨固阳与护阴。如外感表虚，阳气失职，而致汗出淋漓，阴津日亏，《伤寒论》中审其病势，以桂枝加附子汤之类治疗，是取其固卫阳，腠理自密，则津无以亡之功。据此，梅教授提出，辨治伤寒，其护阴之途，大致有五：其一，祛邪谨防伤津，寓"存"于"防"。汗、吐、下及利小便之法，皆为常用之祛邪方法，用之得当，邪去正安，否则每可引起不同程度的津液损伤。故而运用祛邪之法时，尤应小心谨慎，预为设防，以存正气。其二，祛邪兼予益阴，邪去津存。伤寒初、中期，病有伤阴之势，或已有伤阴迹象者，祛邪之法虽势在必行，但须兼顾益阴，培固阴精，以制阳邪。其三，祛邪及时有力，旨在存阴。根据人体邪正盛衰情况，抓住有利时机，积极祛邪，断其伤津耗液之机，便是有效的存阴。盖邪气为津伤之源，在邪实状态，祛邪即是护阴之要诀。其四，养阴兼顾祛邪，阴复阳平。伤寒后期，其病多入三阴，而以少阴较为常见。少阴为水火之脏，如邪从火化，则极易灼伤真阴，故以血肉有情之品滋填真阴，或育阴而辅以泻火、利水等法，攻补兼施。其五，寄存阴于扶阳，阳回阴生。亡阳之变，多缘于吐利汗出，阴伤过甚；而在一定条件下，亡阴之变又缘于阳气衰微，固摄无权。若因阳气衰微、固摄无权而致亡阴之变者，治疗上必须以扶阳为先，通过扶阳气以存阴液。

2. 持"手足少阳同病"说

少阳病证，外感所致较多，而内伤所致亦不少。梅教授受太阳、阳明经腑分证之影响，详考文献，验于临床，主张少阳病证亦应分经、腑。并据整体观念，重视手足少阳同病，其论手少阳三焦之湿痰饮，本质亦属邪阻于三焦之腑。梅教授辨治少阳病证之思维，实以经腑分证为纲，而重视手足经腑同调。

（1）**胆腑热结病属少阳腑证** 少阳位居半表半里，转运枢机而内寓相火。外邪袭之，每为胆火内郁、枢机不运之证，故少阳之病以此为人所共知。与太阳、阳明证分经、腑相比，少阳病证分类略显单一，且与临床实践不尽吻合。历代注家虽偶有论及少阳亦应经腑分证，但所论不甚明晰，如张石顽云："少阳证，统而言之，邪居表里之半，析而言之，亦有在经在腑之分。然其治总不越小柴胡随证加减为权衡。"

梅教授认为，少阳病位在三阳之列，胆为六腑之一，故其病亦应有经腑之分。为阐释这一观点，梅教授首先考察已经公认的太阳、阳明腑证之内涵与外延，据之而对腑证概念明确表述为：所谓腑证，其病变部位必然在腑，其证候除通过经脉而有全身反应外，并有在腑之局部反应。

基于上述腑证概念，梅教授从证候表现、方药配伍、现代临床实践等方面全面剖析，认为少阳腑证与《伤寒论》所述之大柴胡汤证相合。理由如下：首先，从证候表现而言，以胆腑所居及经络分布，《灵枢》言少阳经："是动则病，口苦，善太息，心胁痛，不能转侧。"而《伤寒论》中言"心下急"，或"心中痞硬"，而非腹满硬痛或绕脐痛。况阳明病见"呕多"或"心下硬满"者，皆属下法禁忌。显而易见，《伤寒论》中所述之"热结在里"，非结于阳明胃肠，实结于少阳胆腑也。其次，从方药分析，大柴胡汤中用大黄、枳实之目的，在于泄热，并非攻下燥屎。盖六腑以通为顺，故凡六腑热结之病，多有用大黄等泄热者。用大黄、枳实而配柴胡、黄芩、芍药等，实有清热和解、利胆排毒、缓急止痛之功。况本方只用枳实，不用厚朴，是因枳实长于破结下气，善治心下之痞结、胀满、疼痛等。而厚朴长于宽中除满，善消大腹胀，二者作用部位不同，亦从侧面证实大柴胡汤证乃胆腑热结，而非兼阳明腑实。

（2）**小柴胡汤外和内疏** 小柴胡汤乃少阳主方，临床运用甚广，其所主之证非独少阳半表半里证。梅教授认为，小柴胡汤证与半表半里证既有联系，又有区别。所谓联系，即少阳半表半里证，在小柴胡汤证范畴之中；所谓区别，即小柴胡汤证含义较广，除前述证候外，还可治疗其他病证，如妇人热入血室、黄疸等。

对于小柴胡汤的功效，梅教授认为，本方寒温并用，攻补兼施，升降协调。外证得之，重在和解少阳，疏散邪热；内证得之，还有疏利三焦、调达上下、宣通内外、运转枢机之效。正因于此，梅教授在临床上广泛运用此方，化裁用之，匠心独运而疗效显著。如其用本方化裁，治疗枢机不利、肺气失宣之咳，视其病情而灵活组方。若纯属少阳阳木风火刑金，而肺气不利者，治以本方加桔梗、杏仁、鱼腥草、紫菀、百部等，以和解枢机清泻木火，宣肺化痰而疗咳嗽。若少阳胆火而兼膜原湿热郁伏，肺气因而失宣者，则以和解少阳、透达膜原、清热化痰为法，以本方加槟榔、草果、胆南星、莱菔子、藿香、浙贝母等。再如对寒热之邪滞于少阳经脉，枢机失和者，梅教授主张在和畅枢机的基础上，针对兼夹病情，灵活组方。如热毒侵犯少阳而致之胸胁蛇串疮，治以和解少阳、行气活血解毒之法，以本方加忍冬藤、大血藤、橘叶、延胡索、当归、川芎等。而寒滞少阳经脉之偏头痛，则加苍术、葛根、白芷、丹参、羌活等，和解少阳而兼祛风散寒止痛。

凡此种种灵活用方，皆基于对小柴胡汤和解疏散、调畅气机功效的深刻理解。而将本方与其他经方、时方合用，如柴胡陷胸汤、柴胡蒿芩汤、柴胡温胆汤、柴胡四物汤、柴胡四土汤等，更是得心应手，而多有所悟。

（3）**手足同病治宜疏化** 观《伤寒论》少阳证，多为足少阳所病，而温病之少阳病，又多为手少阳见证。前者乃外邪夹胆火为病，无湿邪可言，后者为三焦湿热为患，而非相火独发。至于手足少阳同病，明代万密斋曾言"足经传手"。但后世诸家均鲜有阐论，而临床每多见之。梅教授于此证阐发详尽，自成一说。他认为本证大类有二：其一，《伤寒论》之柴胡桂枝干姜汤证，既有胆经郁火，又见三焦饮阻，其手少阳见证乃水饮为患，而非湿热，治宜和解兼温化。《伤寒论》所载，义理明晰而毋庸赘言。其二，有手足少阳同病，而在三焦为湿热者，四时皆有，夏秋为多，地势卑湿之江南最为常见。论其病源，有湿家外感，邪传少阳，湿热相火交蒸者；有酒客湿热内伏，偶感外邪，触犯少阳而成者；有暑湿杂感，误用辛凉表散，迁延数日，病邪既未顺传阳明，亦未逆传心包，而于半表半里之地，手足分传而成者；秋季冷暖无序，暑湿未消，复因贪杯饮冷，易感于邪，邪犯少阳而手足分传者等，种种不一，难以详尽。其脉证表现有三：一者，寒热之象，既可表现为足少阳郁火之寒热往来起伏，亦可表现为手少阳湿热之午后为甚，身热不扬，或寒热似疟，一日数度，或潮热似蒸，汗出不解。热无定势，当审其因。二者，足少阳证候，胸胁苦满，口苦咽干，心烦喜呕等，但见一二症便是，不必悉具。三者，手少阳证候，脘痞呕恶，胸闷纳差，腹满便溏，口中甜腻，渴不欲饮，溲赤，苔黄（兼滑、腻、秽浊），舌质红或绛，凡此湿热之象，定性即可，亦不必悉具。上述三者，宜综合分析，唯以脉证求之，不论病程长短。有夹湿为患，迁延数月不愈者，总宜和解清宣、分消走泄之法。又视病情之轻重缓急，标本主次，而有偏于和解（足少阳见证为主）及偏于分消（手少阳见证为主）之不同。主方小柴胡汤、蒿芩清胆汤合并化裁。至于先和解后分消，或先分消后和解，此又视病情之变化，医家之体验，灵活变通可也。

3. 阐发仲景"治未病"之奥义

"治未病"思想，《黄帝内经》阐述较多，梅教授阐发仲景"治未病"之奥义，即为已病之身，根据病程、病性、病位、脏腑虚实、发展趋势等方面，综合分析，而防治"已病"条件下种种潜在的病情病机，便是治"已病"条件下之"未病"。如仲景所言："夫治未病者，见肝之病，知肝传脾，当先实脾。"《温热论》曰："或其人肾水素亏，虽未及下焦……务在先安未受邪之地，恐其陷入易易耳。"据其临床实践，撮要为：先时而治，其义有二。一为在已病之中，先于某种病状而用药；二为对易发或常发之病，当其未发时治疗，令其不发或少发。第一，先安未受邪之地：在已病之中，某脏腑或气血津液虽暂未受邪，然据疾病发展演变规律分析，其暂未受邪之地，存在着受邪之必然性，因此论治之法，不仅治疗已病，而且在于使暂未受邪者，预先安宁，不受其累，则已病必孤，以利痊愈，此即谓之先安未受邪之地。第二，早治已成之病，而免生变化。①已病防传：传有本经自传者，如太阳、阳明之邪由经入腑之类；有传入他经者，如太阳传阳明之类。而传经与否，取决于三大要素，即感邪轻重，体质强弱，治疗当否，不得漫无目标谓其传变，而称某法为治未病。②未盛防盛：病情由轻到重，乃一般发展趋势，有时由轻到重，其证未变，治疗之目的，在于防其盛者，有时病情加重，变化多端，甚至危及生命，则治疗之目的，在于防止病情坏逆之危害，这种治未病思想尤为重要。③已盛防逆：对已盛之病，防其逆变，是为当务之急。如仲景所言"一逆尚引日，再逆促命期"，不解自明。④新瘥（包括病情稳定者）防复：病有食复、劳复、复感等，因而新瘥防复，仍属重要。以上"治未病"思想在临证思辨中须时刻兼顾慎防，亦须立法用药。

（三）明辨伤寒与温病的关系

《伤寒论》是研究外感热病的专著，其中有不少关于温病的内容，但尚未形成完整体系。伤寒与温病，有源与流、继承与发扬的关系。梅教授指出，《伤寒论》已肇温病学之端，其方药如大青龙汤、麻杏甘石汤、抵当汤、白虎汤、三承气汤等，为后世温病方的形成奠定了基础。《伤寒论》中风温、火逆证均无治法，阳明热证、阳明"三急下"、少阴"三急下"，同中有异，而均用大承气汤，反映了其辨证及用药的局限性。梅教授指出，应当正确理解伤寒与温病的关系。伤寒和温病形成了中医在外感病方面两个互补的辨证论治体系，二者应当并重，相得益彰。

1. 寒温整体辨证多维思辨

整体观是指人、社会、大自然互有联系、互有影响的观念。古代医家运用五行学说，将其相互联系进行归纳概括，即人体五脏（象）及其相应的六腑、形体、情志、五官、五声等，以及与自然界相应的五方、五季、五气、五味、五色、五化等系统之间均具有紧密的相互关系。在生理状态下，其内部或之间相互生克制化，形成有机整体联系，并且协调而发挥正常生理功能，称之为"阴平阳秘""精神乃治"。此蕴含着阴阳"二元"学说，其间贯穿着精气神"三元"理论。若因外感或七情内伤，影响相关脏腑，导致"阴阳失调""气血逆乱""精疲神竭"，则五行系统会出现各种不同的乘侮胜复之生理病理变化征象。

对各种证候的规律性概括，形成了《伤寒论》之六经辨证，温病学之卫气营血辨证及三焦辨证。《温热论》云："肺主气属卫，心主血属营，辨营卫气血虽与伤寒同，若论治法则与伤寒大异也。"言辨营卫气血与伤寒六经辨证有相通之处，正是其内在生理相同且相互联系，但由于致病性质完全不同，故治法则大异也。《叶案存真》指出："此属邪郁，不但分三焦，更须明在气在血。"梅教授认为："六经辨证与脏腑经络辨证存在着十分密切的关系，但脏腑辨证也不完全等同六经辨证，盖有些证候难以用脏腑辨证做完整而准确的归纳。"故此，梅教授临证常言：六经辨证与卫气营血辨证、三焦辨证是辨证的有机整体，亦是整体思辨之依据，不仅可用于外感病证，而且加以变通，更能指导内伤杂症的辨治。

2. 融合三大辨证纲领的思辨体系

梅教授指出，六经、卫气营血、三焦辨证均以临证为依据。六经实质的经络说、脏腑说、气化说、部位说、阶段说、症候群说等，虽然见仁见智，各有其长，但若固守一说，则必然存在片面性，必须相互融合，彼此补充，方得其途。卫气营血辨证与六经辨证有机融合，能更好地应用于临床；六经辨证中的并病、合病，应与三焦辨证之多脏腑进行明确思辨，才能全面把握各脏腑、经络及上下相关组织之间的内在病理联系。以上三大辨证纲领，只有将临证四诊思辨有机地整合起来，正确理解并灵活地辨证分析，才能客观准确地反映辨证整体观之实质。

梅教授在三大辨证纲领中，多侧重六经辨证，并结合其他辨证，以辨析脏腑经络及组织的内在联系，以及气血阴阳、精气神的生理状态和病理变化。辨证之整体思辨模式，具体而言，就是探幽索隐地综合各种病证，穷于理致地综合辨证分析，归纳其病变主次部位及相互影响、病证性质、证候特点、邪正盛衰消长、病势缓急、传变趋向，以及邪之新、宿、松、锢，结合病者体质及时令特点等，进行相应融贯思辨，于六经病证归属之中，复有卫气营血分之次第、三焦病位之高下等复杂情形。可见，六经辨证包括上述内容，是纵横交错的整体辨证论治框架体系，只有如此临证思辨，方能胸有成竹地将经方、时方灵活运用于外感及内伤病证。

3. 融贯伤寒、温病理法指导临床

伤寒与温病均为外感所致，而病因则有寒与温之异，在其发展和传变过程中，伤寒有寒化热化之分，其热化者，与温病同理；温病以热化为多，亦有伤阳、厥脱之变，可借鉴伤寒治法。故必须融会贯通寒温之各种理法方药，治疗复杂多变的外感病与内伤杂病。

（1）**辨正邪消长辨证关系** 外感热病具有起病较急、来势凶猛、传变较快、变化较多的特点。外感病邪导致的脏腑经络、气血津液功能失调和实质性损害，进而又产生更多的致病因素。故梅教授指出，在疾病的各阶段均要依据证思辨正邪消长进退，方能把握疾病传变规律。一般而言，重在祛邪又注意扶正，两者相辅相成。若以

邪实为主，祛邪即防伤正，即扶正也，而扶正有利于达邪，且防克伐太过；若以虚证为主，则察气血阴阳之状态，以扶正为主，兼以祛邪。此攻补之理法，对指导其他内伤疾病之思辨亦有普遍意义。

（2）**调整气机以求"和"与"通"之理法**　梅教授指出，外感病与杂病均需注重调整气机，以求"和"与"通"。或以祛邪而求和求通，或以扶正而求和求通，因势利导，各得其所。由于气机是以"升降出入"的形式沟通机体上下内外，也是脏腑之间及内外协调和维持各生理功能的体现。而疾病是各种病邪导致脏腑气机升降出入失和，如六淫侵袭是外因，七情所伤是内因，过劳致虚是因虚而失和。失和可导致痰湿饮、积滞、瘀血等病理产物，在一定条件下，反成病因，以致脏腑功能障碍，气血阴阳失调。所谓"气血冲和，万病不生；一有怫郁，诸病生焉"。

梅教授认为，气机失调的原因不外虚实二类：正气虚则气机升降无力，壅滞不行；邪气实则直接阻滞气机，导致升降出入失常，气行不畅。通过调整气机功能，补虚泻实，而达到扶正祛邪之效。其理有三：其一有助增强抗邪，其二有利于恢复脏腑功能，其三有助运药。梅教授指出，外感病调整气机的特点在于因势利导，或疏气令调，或寓调于通，或逆转枢机，或调理升降，但无论何种方法，皆以恢复气机之"和""通"为宗旨。在临床治疗过程中，还须调整升降反作的程度差异，若以清气不升为主者，则升清以降浊；若属浊阴不降者，则治以降浊为主；若升降反作之势趋于均衡，则辛开苦降，升降并调。此外，要十分注意用药法度，防止升发太过或降泻无度等。如此思辨心得，对临床杂症同样具有普遍的指导意义。

4. 贯通寒温理法于临证

梅教授指出，《伤寒杂病论》集汉代以前医学成就，把疾病传变规律总结成六经辨治，为后世所法，温病学继承并发展了伤寒学派的经验，总结历代医家学术精华，又有创新，两者应有机相融，明辨其病理变化之机要，在临证中灵活思辨，相互为用。

伤寒与温病均为外感病，病邪由表入里，病位由浅至深，病情由轻至重，病证由实致虚。两者虽为外感，但病邪性质却有霄壤之异、冰火之别，因而两者传变异中有同，转归同中有异。故叶天士有"仲景伤寒先分六经，河间温热须究三焦"之说，并创温病之卫气营血辨治。吴鞠通《温病条辨》言："是书仿仲景《伤寒论》作法……虽为温病而设，实可羽翼伤寒……《伤寒论》六经，由表入里，由浅及深，须横看；本论论三焦，由上及下，亦由浅入深，须纵看，与《伤寒论》为对应文字，有一纵一横之妙，学者诚能合二书而细心体察，自无难识之证，虽不及内伤，而万病诊法，实不出此一纵一横之外……瑭故历取诸贤精妙，考之《内经》，参以心得，为是编之作，诸贤如木工钻眼，已至九分，瑭特透此一分，作圆满会耳。"梅教授指出，由于疾病的复杂性和多样性，三大辨证纲领既有各自的规律性、完整性，也有各自不备之处。如六经辨证无辛凉解表、开窍息风、透疹化斑、清热解毒、育阴潜阳等治法方药，亦无营血分阶段的常见证治，特别是湿热病证的辨治理论在《伤寒论》中未备，《伤寒论》中风温、火逆证均无治法，阳明热证"三急下"、少阴"三急下"分属气分病，故用大承气汤以急下存阴，若热实如此，而病邪兼入营分血分，则论述未详。又如神志异常，仅责之于腑实等，反映了其辨证立法用药的局限性。故此梅教授在临证中形成了以六经辨证为主，兼以卫气营血及三焦辨证的立体思辨模式。梅教授认为，该三者互补，贯通寒温理法辨证论治，在指导临证中具有相辅相成、相得益彰之疗效。如《加减柴胡温胆汤临证思辨录》即是以六经辨证为主导，综合了卫气营血及三焦辨证的立体思辨，融贯变通寒温理法于一炉，两者相辅相成、相得益彰之方证思辨方法，乃启迪后学之悟，是指导临证思辨的规律性总结。

二、临证经验

（一）拓展经方应用途径

梅教授指出，纵观古今中医名家运用经方，灵活巧妙，其立法处方虽宗仲景之旨，然具体运用中则常常超越了原书所记载的治法及方药范围。经多年努力，探幽索微，验之以临证，梅教授总结出扩大《伤寒论》方运用之八大途径，建立了一套较完善的经方运用理论。这一经方运用理论为后世医家深入理解仲景之旨，仔细领会六经辨证之妙，全面掌握经方应用之机，以便于在临床上灵活、巧妙、自动地运用，具有重要的指导意义。现将其内容简要叙述如下。

1. 突出主证，参以病机

所谓主证，一为某方所治证候，就其典型而言，须脉证病机相结合，方可投剂，然就临床所见，典型者少，而非典型者多，故有主证虽同，而病机难以丝丝入扣者，但求病机大体相合，无寒热虚实之径庭，便可据证用方；一为某证候中之主要症状，唯其主症出现，便可据以选方。盖凡主症，常为某一证候之重心，病机之主脑，据此遣方用药，每多效验。

2. 谨守病机，不拘证候

梅教授指出，证候为病情之表象，病机乃其实质。其有实质同而表象异者，有表象同而实质异者，故谨守病机，不拘证候而用经方，尤为拓展其运用范围之重要途径。

3. 根据部位，参以病机

此言部位，指体表部位而言，如胸胁、心下、腹、少腹、头颈、项背等，一定部位之症状，每与相应脏腑功能失调相关。然须别其寒热虚实，故需参考病机。其中部位有泛称者，有确指某部位者。梅教授曾用治疗下焦湿热之白头翁汤，治疗滴虫性、霉菌性或细菌性阴道炎（属于湿热阴痒者），盖因女阴与直肠、肛门毗邻，同属泛称之下焦，且病机相同也。

4. 根据经脉，参以病机

经脉内属脏腑，外络肢节，故经脉循行部位之多种病证，皆可借鉴脏腑治法。如柴胡桂枝汤治太阳少阳经脉病变而异于原方证候者，每获良效。又有病证原属多种，而于同一经脉之不同部位出现证候，不论其部位之高下，皆可依相应脏腑病证所主之方，权衡而施。如厥阴绕阴器、过少腹、循胸胁，凡此等部位之疼痛、硬结等，均可疏肝理气，以四逆散为主随证加减。

5. 酌古斟今，灵活变通

《伤寒论》成书以来，凡1800余年，其间学术发展，不无沧桑之变。有古今病名不一者，有方药主证不同者，或有方无证，有证无方种种不一，则运用经方，每多疑难，故须酌古斟今，灵活变通，其方法可考诸典籍而验之临床。梅教授更重视后者，如用桂枝汤加味治疗"皮肌炎"久热不退，用四逆散合五苓散治"乙状结肠冗长症"等，是其例也。

6. 厘定证候，重新认识

《伤寒论》文辞古朴，辞约义精，且迭经兵燹，错漏难免，是以对某些条文方证，诚有厘定必要。如厘定第72条五苓散证为消渴证而设，为小便不利而设，并用此治愈消渴；厘定第152条十枣汤证所兼之表证，实属悬饮性质而非为外感表证，并创"和解枢机，化饮散结，兼从阴分透邪"之有效治法等，例证颇多。

7. 复用经方，便是新法

经方配伍，往往药味较少，故功效较为单纯，若病情相宜，运用得当，每能效如桴鼓。然则经方以至今日，时移世易、生态环境、气候条件、社会因素、物质生活、文化教育，无不有所变更，故人群之疾病，古今难以完全相同。梅教授善用经方，然不主张死守之，并指出复用经方，便是新法。正以经方配伍谨严，功效单纯，而予复用经方，治疗复杂之病，带来有利条件，有时两方或三方相合，而药物不过十味左右，而适应范畴则不大相同。

8. 但师其法，不泥其方

此法之渊源，仍不离仲景六经理论。其运用之精髓，始终宗《伤寒论》中所述"观其脉证，知犯何逆，随证治之"之辨治思想。但师仲景法，而不泥其方，其临床运用更为广泛。《伤寒论》中治太阴病曰"当温之，宜服四逆辈"（第 277 条）；治寒湿发黄则"于寒湿中求之"（第 259 条）；"病痰饮者，当以温药和之"等，均只提治法，而不泥其方药，便是明证。梅教授以六味地黄丸为主治疗膀胱癌术后化疗 3 年之毛细血管扩张性紫癜，宗肾热移于膀胱之说，参叶天士之斑论，证以《灵枢》之经络循行，而拟"滋肾养液，活络化斑，兼以和胃"之法，是继承古法而另拟其方的具体运用，是其临床运用灵活自如之生动体现。因此，梅教授指出，临证之际，对于此种治法，医者务须发挥创造性思维。

（二）遣方须辨表里先后，标本缓急

伤寒外感之病，发展迅速，病情多变。因病位有深浅，病情有轻重，病机有进退出入，故临床上相互兼夹之证候甚多，其中表里相兼者，亦复不少。然表里之间，有由表及里，由里及表，表里相兼，以及二者孰多孰少，孰轻孰重，孰缓孰急之别；更有表证似里、

里证似表之假象。临证之际，对于复杂多变之病情，必在慎辨表里疑似的前提下，明确表里轻重、主次缓急，进而确定相应的治疗原则。因治疗先后缓急、偏此偏彼之异，故可将表里同病之治疗原则归纳为先表后里、先里后表、表里同治三类。否则，表里治法失序，轻重缓急颠倒，必致延误病情，甚则危及生命。

1. 先表后里

先表后里者，表里同病之常法也，用于以表证为主之病情。当此之时，里证之进退，多取决于表证之状态，及时有效之解表。掌握了其病理状态之表里联系，则知较轻之里证，无表邪之援，随邪祛正复得解。纵有表解里未和者，再调其里，不唯易于获效，且无引狼之忧。另有里证之性质及表现，纯因表证影响而致，因此解表即为治里，而无先后之分，此为变局。再有表里同病，需解表而反治里者，貌似与先表后里相背，实乃以治里之手段，而获解表之功效，治里而表解，里证又因之而除或减轻。此等病情，多为素体虚寒而表证昭然，若投之以解表，邪未去而下更伤，必致变证丛生。

2. 先里后表

先里后表，适用于里证重急者，此时之里证，决定着疾病之发展变化，须予迅速解除，里和而再议解表，此为表里同病之变法，与治里以解表稍有不同。前者以治里为目的，故直调其里，后者以解表为目的，借治里为手段。先里后表之用，或随里证之治愈，正气恢复，而表证自解。或里和而表未解，如此则再议解表，则无后顾之忧。反之，里证深重，而欲图其表，必然本末倒置。因之断然治里，则为急救之法。更有瘟疫瘟毒等证，传变迅速，治之切勿受表证之羁绊，径投清热解毒，急救其里，此温病截断扭转之法，也为先里后表原则之具体运用。

3. 表里同治

梅教授指出，表里同治，针对表里病情相对均衡，纯以解表或救里，均难两全者而设。然均衡状态乃相对而言，是以此法之施，仍有偏重。或偏于表，如大青龙汤之属；或重于里，如桂枝人参汤之类；或相对均衡，如柴胡桂枝汤之例，种种不一，然均不离同治之前提。大凡表里同治之方，临床所用，有所侧重者甚多，而无所侧重者少。

新病为标，痼疾为本，急则治标，缓则治本，人所共知。然知临证运用巧妙者，却非一日之功。梅教授曾治一外伤患者，胸腹部软组织严重挫伤，大片瘀血，胸腹痛甚，难以俯仰，咳则牵掣，诊时心下痞闷，纳差，苔垢，脉象滑利，以小陷胸汤化裁，未予血药，7 剂而痞消纳增，胸痛大减。梅教授析曰："素有痰热内伏，复因外伤诱发，瘀证昭然，似宜与逐瘀通络治标，然痰热不除，恐有痰瘀交结之势，况胃纳不开，药力难行，治宜先除痰热，调畅胃气，阳明气顺则百脉自和。设痰热已退，而瘀血未消，再投血府逐瘀汤，则事半而功倍也。"故标本缓急，宜从规矩而求方圆。

（三）立足少阴论治心血管疾病

梅教授长于心血管系统疾病之治疗，而其理论多秉承《伤寒论》少阴心肾水火学说，结合外感内伤相因学说，综合分析，准确论治，每起沉疴。如病毒性心肌炎而致早搏者，临床治疗颇为棘手，梅教授究其原因，认为乃套用成方所致。故据外感内伤相因之理，首先阐述外感表证迅速累及心脏之病机，在于体质与外邪相互作用，如心气先虚，或营卫气弱，或禀赋不足等，是先其所伏，难以预先发觉，而外邪侵袭，是外之所因，唯此二者相合，方由营卫内舍于心。故外感者众，而由此患心肌炎者寡，盖出于此也。再参合西医学说，如病毒种类虽繁，而致心肌炎者不越数种，亦难预料。中西医学体系不同，而学理有不谋而合者，此之类也。至于治法，当视病情而定，亦察表证解与未解，未可一律。若表证未解，首重解表，表解则里证自孤而易治；若表证已解，则当据心脏阴阳之盛衰，或温养少阴，或养阴清热，或根据脏腑相关理论而定治法。如《伤寒论》桂枝去芍药汤、桂枝去芍药加附子汤、炙甘草汤、温病复脉汤类，皆可随证加减运用。其中尤以炙甘草汤气血阴阳均补，最为常用，且加减化裁之余，颇有应对自如之感。阳气弱为主者，侧重补阳，以本方减阴柔之品，或合以四逆辈；营阴虚为主者，侧重补阴，以本方减阳刚之品，增以养阴之剂。至于阴阳多寡之量，当于"阳中求阴，阴中求阳"中领悟。

又如风湿性心脏病，属中医学"痹证"范畴。关节痛者，乃风寒湿或风湿热流注筋肉关节所致，有既犯筋肉关节又累及心脏者；有先骨节痛久，渐淫入心者；有痛止而心脏损害终生难愈者，此皆心痹之属。重者，心悸怔忡，倚息不得卧，身肿如泥，颧赤如豚肝，唇舌俱紫，脉象结代，此系心功能代偿不全，每多瓣膜病变，根治乏术。究其病机，当属少阴真阳大衰，心肾俱损，肾火式微，气化失职，水饮泛滥，心阳不足而失于温煦，故而下焦饮气漫然，凌心犯肺，喘肿悸怔，诸症蜂起。心主血脉，肝主藏血，阴邪犯心，脉行不利，久则瘀滞，故颧唇舌色俱紫，心胁痞硬。阳衰饮泛，温阳自为首务，而水之与血，互为因果，当予兼顾。纯以温阳化饮，则瘀滞难通而饮亦不消；独任活血通脉，则阳气不旺而暂通复滞。是故温阳化饮、活血通脉多法联用，复方同施，以真武汤合桃红四物汤化裁，病急者投之以汤，证缓者服之以丸，治疗心衰（Ⅱ度）常获良效。若心衰严重者，宜乎中西医治疗并进，先投快速洋地黄剂及利尿药等，继之以中药，于巩固疗效大有裨益。

　　基于上述理论认识和临床验证，梅教授开展了"温阳活血利水法治疗慢性充血性心力衰竭"实验研究，借助西医学技术手段，部分揭示了少阴阳气虚衰、水血同病是慢性充血性心力衰竭的基本病理本质，从而为临床运用少阴理论指导治疗此类病证提供了客观依据。梅教授研究伤寒之学，师古而不泥，创新不离宗，其治学理念具有鲜明的特点：一是植根临床，从临床实践中领悟理论之真谛；二是广泛继承前贤经验，古为今用；三是灵活汲取现代研究成果，具有明显的时代气息。

伤寒学术渊源探析

　　梅教授主攻伤寒学术，博涉伤寒各学术流派专著，旁及寒温诸家，用之于临床，历经五十余载，形成了其独特的学术思想与治学方法。

一、伤寒学术流派的形成

　　《伤寒杂病论》成书于东汉末年，当时战乱、瘟疫、饥荒流行，又限于刊行技术落后，该书未正式刊行，便散佚于民间，各医家秘传转抄，几近失传。后经王叔和整理，其中论述外感热病部分编纂为《伤寒论》，又经宋代林亿校正，赵开美复刻，才得以刊行于世。后世流传多个版本，如载于孙思邈《千金翼方》的"唐本"，林亿等校正的"宋本"，成无己注解的"成注本"等，还有日本流传的"康平本""康治本"等，其文字及文序不尽相同，造成后世研究者对仲景著作原貌意见不一，其研究方法与角度也不一样，便形成众多的伤寒学术流派。

（一）源于汉末成书，但散佚民间

张仲景，名机，河南南阳人，生活于公元 150～219 年。当时政治腐败，战乱频繁，民不聊生。自然灾害接连不断，汉桓帝在位期间，共发生地震 17 次，大水 10 次，大旱 3 次，大疫 3 次，蝗虫 3 次，大饥荒两次，人民流离失所。汉灵帝时发生 5 次瘟疫大流行。张仲景《伤寒杂病论·原序》云："余宗族素多，向余二百。建安纪年以来，犹未十稔，其死亡者，三分有二，伤寒十居其七。感往昔之沦丧，伤横夭之莫救，乃勤求古训，博采众方……为《伤寒杂病论》，合十六卷。"以上是仲景勤求古训，钻研医学，著《伤寒杂病论》的直接动力。曹植《说疫气》记载："建安二十二年，疫气流行。家家有僵尸之痛，室室有号泣之哀，或阖门而殪，或覆族而丧。"足以说明当时战乱纷纷，瘟疫流行，民生悲惨。这正是《伤寒杂病论》成书的历史条件，也是成书后，未经刊行，便散佚民间的社会背景。

（二）形成于效验秘传，然版本歧出

《伤寒论》原为《伤寒杂病论》的一部分，其成书时间，应在建安十年（205 年）之前，未经正式刊行，传抄者众，以致散佚。后有魏太医令王叔和，加以整理撰次。余嘉锡《四库提要辨证·卷十二》云："叔和之官太医令，当在魏时。"《太平御览》记载："高湛《养生论》曰：王叔和性沉静，好著述，考核遗文，采摭群论……编次《张仲景方论》，编为三十六卷，大行于世。"又根据《伤寒论·伤寒例》记载："今搜采仲景旧论，录其证候、诊脉、声色，对病真方，有神验者，拟防世急也。"便是王氏撰次的佐证。

唐代孙思邈早年撰《备急千金要方》，其卷九、卷十列为"伤寒方上""伤寒方下"，其收录部分仲景方论，因当时医家转抄秘传，故有"江南诸师秘仲景要方不传"之感慨。至孙氏晚年撰《千金翼方》时，载"伤寒上""伤寒下"相关内容于卷九、卷十之中，其编次以"太阳病用桂枝汤法""太阳病用麻黄汤法""阳明病状""少阳病状"等，今称为"唐本"。

北宋大规模整理医书，林亿、孙奇、高保衡等于北宋治平二年（1065年）核定毕《伤寒论》十卷，并刊行于世。据林亿等《伤寒论·序》曰："以为百病之急，无急于伤寒，今先校订张仲景《伤寒论》十卷，总二十二篇，证外合三百九十七法，除重复，定有一百一十二方，今请颁行。"一般称此为"宋本"。宋本《伤寒论》的校讫和颁行，结束了自王叔和以来800多年的版本歧出、经文讹脱衍倒的混乱局面。

明万历二十七年（1599年），著名藏书家和校雠家赵开美获得一部原刊宋本《伤寒论》，其采用摹刻方法把它刻印下来，收在他辑刻的《仲景全书》中。北宋刊刻的《伤寒论》早已失传，但赵开美辑刻的《仲景全书》还流传于世，其中的《伤寒论》保存了宋本《伤寒论》的原貌，世称"赵刻本"。

金代成无己著《注解伤寒论》，约成书于南宋绍兴十四年（1144年），当时未刊，遗稿由武安王鼎所获，于金大定十二年（1172年）首次刊行。元明期间，亦有多种刊本，其中以明嘉靖年间汪济川校刊本为佳，错讹较少，流传极广，世称"成注本"。

此外，国内尚有《敦煌本》《金匮玉函经》《高继冲本》等，日本有《康平本》《康治本》等版本流传。

（三）丰富于诸家发挥，致百家争鸣

《伤寒论》版本歧出，自成无己首注《伤寒论》后，后世的伤寒研究者对于王叔和撰次、整理的《伤寒论》是否符合仲景原意，应当如何理解与研究，均有不同观点，便逐渐形成了百家争鸣的盛况。叶发正提出，伤寒学术经历了南北朝到唐代的各家并存、多极发展时期，以及宋金元官方扶持的兴盛时期，有理论、专题、注疏、症状、病案等研究方法，到明清时期及以后，伤寒学术得到极大发展，形成众多的伤寒学术流派。

二、伤寒学术流派的学术特点及梅教授的认识与传承

伤寒各学术流派研究的主体都是《伤寒论》，区别在于角度与切入点不同，其学术观点既有重叠，也各具特色，故说明以下两点：其一，流派的划分，是以该医家研究文献的方式，或最突出的学术观点与影响力为依据。其二，考虑到成无己开注解《伤寒论》之先河，且其"以经释论"注释之法运用范围之广，影响之深，历代各注家无不运用此法，其贡献突出，故将"以经释论流派"单独列出。梅教授对各学术流派的学术成就及贡献有独到见解，并去粗存精，传承发扬。

（一）以经释论流派

以经释论流派，以成无己为代表。成无己是注解《伤寒论》第一人，其著作有《注解伤寒论》《伤寒明理论》《药方论》，三书鼎足而立，互为补充、相互参考，形成了研究伤寒的一个完整的系统。

1. 以经释论流派的学术特点

以经释论流派的主要学术观点：在对待前人著作上，主张忠实原著；在研究方法上，主张用以经释论的方法，追溯到前人著作中探求本源，也以仲景著作自证；在证候研究上，重视类证研究，对《伤寒论》中50个重要证候进行了详细论述。

（1）**引经据典，忠实原著**　成无己注释《伤寒论》，是伤寒学术百家争鸣之始。成氏对于王叔和整理的《伤寒论》，在文序上，忠实于原文，逐条注释，意在理解仲景文意之精髓，不因个人的看法而随意篡改原文。其文辞古朴，理解全面，引经据典，深入浅出，既便于后世医者学习理解，也树立了做学问的典范，贡献卓著，如汪琥《伤寒论辨证广注》曰："成无己注解《伤寒论》，犹如王太仆之注《内经》，所难者惟创造耳。"

如《伤寒论·辨太阳病脉证并治中》第40条（以下简称"第×条"）曰："伤寒表不解，心下有水气……或渴，或利，或噎，或小便不利，少腹满，或喘者，小青龙汤主之。"成氏引经据典，加以注释：其一，"形寒饮冷则伤肺"。两感于寒，中外皆伤，外寒与内饮相搏，则气逆而上行。其二，"水气内渍，所传不一"。饮、痰之邪随气而走，变动不居，无所不至，所停之处，变化多端，诸症蜂起，"或渴，或利，或噎，或小便不利，少腹满，或喘"，要随症加减，方得万全。

（2）**以经释论，阐明幽微**　严器之《注解伤寒论·序》曰："聊摄成公……百一十二方之后，通明名号之由，彰显药性之主，十剂轻重之攸分，七精制用之斯见，别气味之所宜，明补泻之所适，又皆引内经，旁牵众说，方法之辨，莫不允当，实前贤所未言，所学所未识，是得仲景之深意者也。"成氏的注解，不论是条文还是方药，均采用"以经释论""以论释论"之法。

以经释论：如第20条桂枝加附子汤证下引《素问·灵兰秘典论》言："膀胱者，州都之官，津液藏焉，气化则能出矣。"并解释其小便难，是汗出亡津液，则阳气虚弱，无力施化。指出证中"小便难"的原因有二，一者，表证误汗后，漏汗伤阳较重，膀胱气化不行，难成小便，则无所出，是其本；二者，漏汗不止，则津液亡失，膀胱所藏津液不足，化源匮乏，则无所藏，是其标。

以论释论：如成氏在第 179 条注释太阳阳明、正阳阳明、少阳阳明时，分别引用《伤寒论》第 250 条："太阳病，若吐、若下、若发汗后，微烦，小便数，大便因硬者，与小承气汤。"第 208 条："阳明病，脉迟，虽汗出不恶寒，其身必重，短气，腹满而喘，有潮热者，外欲解可攻里也。手足濈濈然汗出者，此大便已硬也，大承气汤主之。"第 265 条："伤寒，脉弦紧，头痛发热者，属少阳。少阳不可发汗，发汗则谵语，此属胃。"分别说明太阳阳明、正阳阳明、少阳阳明病的成因。不但引用仲景论述说明相关问题，还将《伤寒论》看作一个整体，前后联系，理解其中的相互关系与变化规律。

（3）**类证鉴别，彰明隐奥** 成氏于"三百九十七法之内，分析异同，彰明隐奥，调陈脉理，区别阴阳"，其《伤寒明理论》尤重识证与辨证，是书列五十个主要证候，从"发热"到"劳复"，均详细论述其病机，鉴别其类证，并列出治法。《仲景全书·医林列传》载成氏之注释"分析形证，若同而异者明之，似是而非者辨之"，表明其对于类似的证候、症状、脉证的辨别与比较分析之重视，足以体现其注重辨证的学术特点。

如成氏论述"无汗"："无汗之由，又有数种：如伤寒在表，及邪行于腠理，或水饮内蓄，与亡阳久虚，皆令无汗。"其总结十分精妙，无汗之因，不外有三，一者，化生乏源；二者，阳虚不化；三者，汗出无路。若寒邪在表，则玄府闭塞，汗不得出，是汗出无路，如麻黄汤证、大青龙汤证的无汗；若邪气行于里而内传，不外熏发者，汗不得出，如茵陈蒿汤证，湿热之邪蕴于内外，则无汗，是阳气不得通达，汗出亦无路；又如阳明病，本应多汗而反无汗，身如虫行皮中，是因久虚，生汗无源，不可不辨。

2. 梅教授的认识与传承

梅教授认为，以经释论流派"以经释论"的研究方法具有重要的学习和应用价值。《黄帝内经》《难经》是仲景学术的理论基础，《金匮要略》作为《伤寒论》的姊妹篇，用来阐释《伤寒论》，既可说明问题，帮助理解，也具有说服力。现在研究《伤寒论》，"经"的范围则相应扩大，不但包括成无己所引用的《黄帝内经》《难经》等，也包括《伤寒论》《金匮要略》，还包括后世各注家的著作。

（1）**经论结合，阐发奥义**　梅教授常引用《黄帝内经》《难经》等，阐发伤寒奥义。如第 177 条曰："伤寒，脉结代，心动悸，炙甘草汤主之。"乃表病不已，内传于心，梅教授认为可从营卫加以探讨，结合《素问·痹论》曰："脉痹不已，复感于邪，内舍于心。"又《灵枢·九宫八风》曰："风从东南方来，名曰弱风，其伤人也，内舍于胃，外在肌肉，其气主体重。"则其传变机制十分明晰。又如第 18 条曰："喘家作，桂枝汤，加厚朴杏子佳。"分析宿喘之人，逢外感，则肺寒气逆必然明显，是新感引动宿疾，内外相干。引《素问·至真要大论》曰："从外之内而盛于内者，先治其外，而后调其内。"表明为何以治表为主，以桂枝汤为主方，并加厚朴、杏仁以化痰降逆，降气平喘。

梅教授重视经脉脏腑联系，如《灵枢·经脉》等详述经脉循行、脏腑联系、病理变化等。经脉网络周身，与脏腑相连，其病变也有规律。《灵枢·邪气脏腑病形》曰："中于阳则溜于经。"《伤寒论》中，邪中太阳则头项强痛、身疼、腰痛、骨节疼痛等；邪中阳明则目赤、面赤、鼻干、胸中痞硬等；邪中少阳则口苦，咽干，目眩，胁下痞硬也；"中于阴则溜于府"，则太阴病的腹满、少阴病的咽痛、厥阴病的颠顶痛等，都与经脉循行有关。脏腑与经脉紧密联系，六经病证也会出现脏腑的病变，如太阳邪不解，邪气循经入里的膀胱蓄水、蓄血证；阳明胃肠燥实之腑实证；少阳胆火犯胃之呕吐；太阴脾虚之腹痛下利；少阴肾阳不足之手足逆冷，下利清谷；厥阴肝寒犯胃之呕吐涎沫等。

梅教授认为，对于后世注家观点不一者，择善而从。如第15条曰："太阳病，下之后，其气上冲者，可与桂枝汤，方用前法；若不上冲者，不得与之。"历来注家对本条"其气上冲"见解分歧较大，多数注家认为，病者除表证外，尚觉有气上冲心胸。若遵从其说，则病证有变，或者病有兼夹，即使可用桂枝汤，亦当随证加减，或另立新方，此说值得商榷。梅教授认为，丹波元简《伤寒论辑义·辨太阳病脉并治上》解释为"上冲，诸家未有明解，盖此谓太阳经气上冲，为头项强痛等证，必非谓气上逆冲心也"，简捷明快，较符合临床实际，可从其说。

（2）**字斟句酌，遵从医理** 梅教授在对《伤寒论》的文字研究上，常用多种著作相互考证，也常用《说文解字》《方言》《尔雅》等训诂工具书。如第11条曰："病人身大热，反欲得衣者，热在皮肤，寒在骨髓；身大寒，反不欲近衣者，寒在皮肤，热在骨髓也。"文后词解："太：《注解伤寒论》卷二，'太'作'大'；《广雅疏证》卷一上，'太亦大也'"。对于《伤寒论》中熬、炒、煎等词，与现代汉语意思不同，为了正确理解，引用西汉扬雄《方言》曰："凡以火而干五谷之类，自山而东，齐楚以往谓之熬，关西陇冀以往谓之焙，秦晋之间或谓之炒，凡有汁而干谓之煎。"

梅教授强调，在古籍的研究中，文理应当遵从医理。如第57条曰："伤寒发汗已解，半日许复烦，脉浮数者，可更发汗，宜桂枝汤。"《说文解字》曰："更，改也。"则是汗后脉静身和，外邪已去，病情向愈，或因余邪未尽，移时复发，或因新瘥之体，复感外邪，又出现在表的烦热现象，则不宜再用麻黄汤类峻汗，宜以桂枝汤解肌和表，使邪出不伤正。第 375 条曰："下利后更烦，按之心下濡者，为虚烦也，宜栀子豉汤。"梅教授指出，此处"更"则是"反、却"的意思，是下利虽止，反见心烦，结合"按之心下濡"，是"虚烦"，非亏虚之虚，而是无形邪热扰于胸膈，宜清宣郁热，用栀子豉汤治疗。以上说明"更"的含义要遵从医理而选择。

（二）错简重订流派

错简重订流派，以方有执、喻嘉言、吴谦等为代表，主要著作有《伤寒论条辨》《尚论篇》《医宗金鉴》等。

1. 错简重订流派的学术特点

错简重订流派认为，在文献研究方面，《伤寒论》成书年代久远，又几经散佚，流传整理过程中有错简、缺漏，经王叔和编撰的《伤寒论》颠倒错乱，不符合仲景原貌，倡导考究重订，以便学习、领会其精神实质；在伤寒学术方面，大力倡导"风伤卫，寒伤营，风寒两伤营卫"的"三纲鼎立"之说。

（1）**错简重订，探本溯源** 以方有执为代表的错简重订流派众医家认为，经王叔和整理的《伤寒论》已失仲景原貌，颠倒错乱，后人依文顺释，不求究竟，故"心仲景之心，志仲景之志，以求合于仲景之道"，主张考究仲景原义，倡导重考修辑，试图恢复其本来面目。如《伤寒论条辨·序》所言："惜承流匪人，门墙莫睹，凿者纷纷，注者诺诺，芜秽尘蒙，致束诸高阁，危如一线……正学沉沦，邪说横流……于是不揣愚陋，改故即新，输心委志，游迄涉遐，薪胆风霜……于发扬经义之蕴奥，虽不敢以仿佛言，而探本溯源，盖有若自得其万一于言表者，亦不敢自欺也。"

方氏等重订的方法主要有以下五种：①移，即对卷、篇及条文的位置做前后调整。如认为"辨脉""平脉"二篇是叔和"述仲景之言，附以己意，以为赞经之辞"，不应当列于首篇，合并后与"痉湿暍病"同移到第七卷。②删，即删去"伪文"或衍文。如方氏认为"伤寒例"非仲景之言，"其为后人之伪，明亦甚矣"，将此篇删去。③改，认为有误的地方直接改动，并在文后加以说明。如方氏认为第38条句尾"大青龙汤方"是"传写之误"，并根据第82条曰："身𥆧动，振振欲擗地。"改为"以真武汤救之"。④拆，把部分条文一分为二。如对于第16条，方氏认为前半部分突出辨证施治，后半部分强调桂枝汤禁例，各有主次，将"随证治之"后另起一条。⑤合，把两条（篇）合为一条（篇）。如将第21条、第22条合为一条，将225条、226条合为一条；将"辨脉"与"平脉"合为一篇等。

（2）**风寒营卫，三纲鼎立**　三纲鼎立之说，起源于《伤寒论·辨脉法》云："风则伤卫，寒则伤荣，荣卫俱伤，骨节烦疼。"其后有孙思邈倡导"麻、桂、青龙三方"证治，成无己又进一步阐发："卫为阳，营为阴，风为阳，寒为阴，同气相求。"到方有执，便明确提出"三纲鼎立"学说。

三纲为"卫中风""营伤寒""营卫俱中伤风寒"，方氏认为太阳病以风伤卫、寒伤营、风寒两伤营卫为纲，将桂枝汤证及其变证条文列入"卫中风篇"，共六十六条，二十方；将麻黄汤证及以"伤寒"冠首的列入"营伤寒篇"，共五十七条，三十二方；将青龙汤及有关营卫两伤的条文，如麻桂各半汤、桂二麻一汤、桂二越一汤等列入"营卫俱中伤风寒篇"，共三十八条，十八方。其编次意在表明，感受外邪不同，则发病类型、证候各异，其治疗、传变、转归也不一，部分揭示了外感邪气致病多样性的特点。

"三纲鼎立"学说深得喻嘉言、周扬俊、吴谦等医家的赞赏与推崇。如喻嘉言认为王叔和整理的《伤寒论》"纲领倒置，先后差错"，认为方氏"改叔和之旧，以风寒伤营卫者分属，尤为卓识"，倡导三纲鼎立学说，是错简重订派的中坚力量。又有周扬俊紧随方、喻二人，虽推崇方、喻之论，亦有不同见解，认为"方喻依旧相蒙，理蕴纵有发挥，层次终难考究"，在注释的过程中，"觉有未融处，不敢依样葫芦""条分缕析，翻前移后，删去假托之言，厘定六经之例，庶使来学可循，不令章句无序"，根据个人体会，补其所不及者若干条，合为三注，即《伤寒论三注》。是书在六经的编次上，基本仿效方、喻，在辨证思维上，虽忠于方、喻，又有个人体会与突破，方氏侧重于标本，喻氏侧重于邪正，而周氏则寓意于常变，各有侧重，各有特点，有利于阐发伤寒之要旨。吴谦著《订正仲景全书》，"博采诸家注释，采其精粹"，引用了喻嘉言、张志聪、柯韵伯、尤在泾等20余家注文，并"依方有执《条辨》，而次序先后更为变通"，其"变通"，指的是"改、补、删、移"等重订方法，不在原文上改动，而是另立正误存疑篇，将需改动的原文集中在一篇，注明原文如何改动，改后又成为怎样，并详细论述其理由，此订正之法较方、喻更严谨。

2. 梅教授的认识与传承

梅教授认为，"三纲鼎立"论邪气致病不一，教人注重辨别，有可取之处；对前人的著述学说，要深入思考，不一味盲从，对于存疑之处，详加考证，可正视听，同时主张传承李培生教授编写教材所采用之错简重订法，以便于初学者学习。

（1）**邪气致病，各有特点**　梅教授认为，"三纲鼎立"之说虽过于绝对，但有纲举目张之效，是说以风、寒为例，提出重视邪气致病的特异性是可取的，风、寒、暑、湿、燥、火外感六淫侵袭人体，其致病特点各不相同，疾病发展过程中的演变也大有区别。对于致病邪气，不论是外感六淫，还是内伤七情，又或者是内生病理产物之痰饮、瘀血等，都要熟知其致病特点，了解病邪兼夹、相互影响的复杂变化，发散思维。但对其以三纲来严格限定的刻板思维，又持否定态度，应该辩证地看待。

（2）**深入阐发，详细考证** 梅教授认为，方氏等善于思考，敢于对前人的著作提出疑问，并尝试着运用他们的思路和方法去阐释，这样的学习态度与方法也值得学习。梅教授经腑分证阐发少阳病证，深入探讨少阳腑证，根据"伤寒呕多，虽有阳明证，不可攻之"（第204条）和"阳明病，心下硬满者，不可攻之"（第205条），推断大柴胡汤证虽有阳明受热邪余波所扰，但未可言少阳阳明同病。其病变部位，"心下急""心中痞硬"是与少阳胆腑有关，如《灵枢·经脉》记载，足少阳胆经"下胸中，贯膈，络肝属胆……是动则病，口苦，善太息，心胁痛，不能转侧"。又众多注家指出少阳病禁下，而大柴胡汤方中有大黄、枳实，似有承气之意。须知少阳病偏于经者，禁下，若热结于腑，可酌情选用和解兼通下利导之法，况大黄、枳实不但可以泻实，还可以泄腑热，此其一；其二，第321条曰："少阴病，自利清水，色纯青，心下必痛，口干燥者，可下之，宜大承气汤。"文后注曰"一法用大柴胡"，则是一证两法，表明其下利可因无形邪热所致，不全因热结旁流。

梅教授对《伤寒论》中存疑之处详加考证，如桂枝加葛根汤中是否有麻黄，据明代赵开美复刻宋本《伤寒论》，方中有麻黄三两，林亿等校正时加附按语，谓"第三卷有葛根汤证云：无汗恶风，正与此方同，合用麻黄也，此云桂枝加葛根汤，恐是桂枝汤中但加葛根耳"，认为不应有麻黄。大黄黄连泻心汤所载方药仅有"大黄二两，黄连一两"，据林亿云："臣亿等看详：大黄黄连泻心汤，诸本皆二味，又后附子泻心汤，用大黄、黄连、黄芩、附子，恐是前方中亦有黄芩，后但加附子也。"《千金翼方》注曰："此方本有黄芩。"且《金匮要略》所载泻心汤有"黄芩一两"，认为方中应有"黄芩一两"。

（3）**统编教材，便于学习**　梅教授主编之《伤寒论讲义》，传承李培生教授主编伤寒教材的方法，重新编次，以六经病证为纲，以方证分类为目，结合证候分类方法。"先以六经首列纲要，其次依据六经原文特点，自定标题，将原文归纳其中，条文号码依赵本不变，而位置有前后调整"，与错简重订之法相似，也是一种重订之法。方氏等重订是为求仲景著作原貌，而教材之重新编次，是一种教学方法，为方便入门者理解其内涵，便于临床运用和深入研究。如太阳病篇，先列纲要，论述脉证提纲、分类、辨传变与否、辨病发于阳病发于阴、寒热真假，次列太阳表证、里证、变证、类似证等；其中方证又归于一处，如桂枝汤证条下，除详细论述第12条太阳中风证外，还列第13条、第95条补述太阳中风的病因病机及证治；第24条论述服桂枝汤反烦，改针药并用；第44条、第45条论述先表后里，酌情选用桂枝汤；第53条、第54条论述内伤病营卫不和的"病常自汗出""脏无他病，时发热自汗出"等。

（三）维护旧论流派

维护旧论流派，以张卿子、张志聪、张锡驹、陈修园等为代表，主要著作有《张卿子伤寒论》《伤寒论集注》《伤寒论直解》等。

1. 维护旧论流派的学术特点

维护旧论流派的学术观点是"尊王（叔和）赞成（无己）"，认为王叔和非但没有乱于仲景，而是把仲景著作较完整地传承下来，作出了很大贡献，并认为成无己非但没有曲解仲景之说，还引经析义，以经释论，经论结合，注重义理贯通，有助于研究《伤寒论》。

故对于现存的《伤寒论》三阴三阳篇的排列，及其字句章法，不可随意妄加改动，批驳错简重订流派肆意篡改；主张用标本中气学说注释《伤寒论》，认为三阴三阳多是气化为病，倡导气化学说。

（1）尊"王"赞"成"，维护旧论　张卿子认为"诸家论述，各有发明，而聊城成氏引经析义，尤称详恰……诸家莫能胜之，初学不能舍此索途也。悉依旧本，不敢不取"。其弟子张志聪承其学，认为《伤寒论》："本经章句，向循条则，自为节目，细玩章法，连贯井然，实有次第，信非断简残编，叔和之编次也。"并著《伤寒论集注》，沿用王叔和原本，略改其编次。对于三百九十八条，则采用"汇节分章"之法，以数条或数十条为一章，"拈其总纲，明其大旨，所以分章也，章义即明，然后节解句释，阐幽发微，并无晦滞不明之弊"，其说不但注释《伤寒论》，还明晰了气血阴阳的生化出入、经脉脏腑的贯通运行，使后学者可以"因证而识正气之出入，因治而知经脉之循行"，灵活运用。

张锡驹认为《伤寒论》"章节井井，前后照应，血脉贯通，无有遗漏，是医中诸书之语孟也"，著《伤寒论直解》，全书共六卷。是书以六经编次，全依王、成之论，仅削去"伤寒例"，其余章节排列基本依据张志聪著作，对张志聪提出的"汇节分章"之法非常推崇。陈修园认为"自'辨太阳病脉证'至'劳复'止，皆仲景原文。其章节起止照应，王肯堂谓"如神龙出没，首尾相顾，鳞甲森然"，不敢随意增减一字，移换一章，并认为是论"本《灵》《素》立论之章法也"。

（2）六经气化，重视传经　《伤寒论集注·伤寒论本义》曰："学者当于大论中之五运六气求之，《伤寒》大义思过半矣。"张志聪注释《伤寒论》的核心理论是源于《黄帝内经》六经标本中气理论的六经气化学说，着重从气化角度来解释六经的实质，阐释六经病证的病机和演变。认为："三阳三阴，谓之六气。天有此六气，人亦有此六气，无病则六气运行，上合于天；外感风寒作为以邪伤正，始则气与气相感，继则从气而入于经。"批判当时的医者不明经气，以膀胱为太阳，以胃为阳明，以胆为少阳，局限于有形之形器，不重视无形之气化，局限于局部，而忽视整体。他遵《素问·至真要大论》《素问·天元纪大论》《素问·六微旨大论》等，采用六气司天在泉、标本中气、阴阳上下、寒热胜复等理论解释《伤寒论》。认为六经属性合于六气，太阳为寒水、阳明为燥金、少阳为相火、太阴为湿土、少阴为君火、厥阴为风木。邪之袭人，始于天之六气与人体的风、寒、湿、燥、火之气相感，成气化之病，继而入经络为病。认为《伤寒论》中三阴三阳病，大多指气化为病，并非经络本身为病。张锡驹进一步提出了"六经相传即为气传"，发扬了张志聪的六经气化学说。

张锡驹认为："夫此书之旨非特论伤寒也，风寒暑湿燥火六淫之邪无不悉具，岂特六淫之邪而已。"非但不是只论伤寒，而且外感六淫、内伤诸病，并且阴阳水火、寒热虚实、营卫血气、脏腑经络等理论，无不兼备。并且强调"传经乃伤寒之大开目"，所以治伤寒的关键，在弄清传经的道理，若"传经不明，虽熟读是书，无益也"。认为"传经之法，一日太阳，二日阳明，六气以次相传，周而复始，一定不移，此气传而非病传也。本太阳病不解，或入于阳，或入于阴，不拘时日，无分次第……随其证而治之，而不必拘于日数，此传经之大开目也。"

陈修园认为，《伤寒论》虽论"伤寒"，实则百病之理皆在其中，"内而脏腑，外而形身，以及气血之生始，经俞之会通，神机之出入，阴阳之变易，六气之循环，五运之生制，上下之交合，水火之相济，寒热虚实、温清补泻，无不悉备。"虽然疾病万千，治法多变，均可统于六经之中，谓之"一以贯之"。陈氏对于"钱塘二张"（张志聪、张锡驹）的六经气化理论十分推崇，表示："仲景《伤寒论》，即《内经》所言三阴三阳各因其脏脉之理，二张会全部《内经》以为注解，余百读之后，神明与浃，几不知我即古人，古人即我。"对二张给予极高的评价。陈氏在《伤寒论浅注》中指出："六经之本标中气不明，不可以读《伤寒论》。"认为就六经之气而言："以风、寒、热、湿、火、燥六气为本，三阴三阳为标，本标之中见者为中气。"就脏腑经脉而言：脏腑居里为本，十二经居表为标，表里相络者居中，为中气。

2. 梅教授的认识与传承

梅教授认为，维护旧论流派肯定前人的努力与贡献，其"维护旧论"是一种良好的学习态度；其六经气化说，是阐明六经本质的一种观点，可作为参考，重视传经的思想，教会学者重视变化，如陈修园所说："学者遵古而不泥于古，然后可以读活泼之《伤寒论》。"

（1）**王辑成注，重在继承**　梅教授认为，《伤寒论》研究者中，王叔和生活在西晋，与仲景所处东汉末年最为接近，官至太医令，所著《脉经》是继《难经》后第一部脉学专著，余嘉锡《四库提要辨证》曰："使叔和果与仲宣同族，又与仲景弟子卫汛交游，当可亲见仲景……疑叔和亦尝至荆州依表，因得受学于仲景，故撰次其书。"叔和撰次仲景遗著的时间，在220年至235年间，此与《伤寒杂病论》成书时间不过相隔二三十年，应该说叔和整理的仲景遗书不仅最近其原貌，而且可以考知，至今仍流传于世的仲景著作，皆系叔和保存之功。又"撰次仲景选论甚精"，林亿曰："自仲景到今八百年，惟王叔和能学之。"说明其学识渊博。成无己《注解伤寒论·伤寒例》曰："仲景之书，逮今千年，而显用于世者，王叔和之力也。"王叔和撰次的《伤寒论》虽非仲景原本，但有一定的可信度。成无己《注解伤寒论》，虽以随文顺释为主，但其首注之功，以经释论之法，功不可没。后世研究者维护旧论是一种学习态度，重在继承，而错简重订是一种研究方法，重在发扬。

（2）**重视传经，把握变化** 梅教授认为，脏腑经络彼此联系相互影响，从而出现传变，或合病、并病等变化。传与变联系密切，传中有变，变中有传，故传变常常并称。传变与否，主要取决于三个因素：一为正气强弱，二为感邪轻重，三为治疗得当与否。其基本规律为：由表入里，由浅入深，由轻而重，由实至虚，反之则由里出表，由虚转实。六经病证的传变，当以脉证为凭做出判断，而不能以计日传经论之。如第 270 条云："伤寒三日，三阳为尽，三阴当受邪，其人反能食而不呕，此为三阴不受邪也。"即说明传经当以脉证为凭，计日只作参考，如柯韵伯《伤寒来苏集·伤寒论注》曰："旧说伤寒日传一经，六日至厥阴，七日再传太阳，八日再传阳明，谓之再经。自此说行，而仲景之堂，无门可入矣。"又如综合第 179、181、185 三条，归纳太阳病转属阳明的几种情况："一是发汗太过，或误用下法，妄利小便，损伤津液而转属；二是发汗不彻，阳郁不伸，邪热入里而转属；三是不经发汗或误治，因燥热亢盛，病机自行发展而转属。"

（3）**胸腹切诊，深入研究** 梅教授认为仲景学术之工巧，常隐于字里行间，须根据原文，用心揣摩，加以总结。如梅教授阐发仲景胸腹切诊内容，胸腹是脏腑之外廓，脏腑系统既包括在内的五脏六腑，也包括在外的肢节躯体，而人身之疾病，多以脏腑为主，也同样表现在经脉上，经脉网络周身，躯体肢节必有经脉经过，也自然有其相应的络属，胸腹症状多为脏腑病证的外在表现。胸腹切诊是中医诊法的一个重要内容，胸腹切诊所得，不论是疼痛、胀满、痞硬等，部位在胸胁、心下、腹、少腹等，均可根据病变位置与经络循行部位而对应，如太阳病见头项腰背证候、少阳病见胸胁部证候、少阴病见腹部证候等，多与脏腑经脉失调有关。

（四）辨证论治流派

辨证论治流派，以柯韵伯、尤在泾、钱天来、陈修园、王肯堂等为代表，主要著作有《伤寒来苏集》《伤寒贯珠集》《伤寒溯源集》《伤寒论浅注》《伤寒证治准绳》等。

1. 辨证论治流派的学术特点

辨证论治流派认为，仲景所著《伤寒论》完美体现了辨证论治的思维，因成书年代久远，又经散佚整理，实难判定其原貌如何，故后世研究者不必苛求仲景原貌，只要有利于理解辨证论治的精髓，有效指导临床，便值得研究和发扬。其学术特点以辨证思维为主，虽因类证角度不同，各有区别，但其条理清晰，便于指导经方临床运用。

（1）**类证思维，条理清晰** 根据其研究特点，又可分为以柯韵伯、徐灵胎等为代表的医家主张以方类证；以尤在泾、钱天来等为代表的医家主张以法类证；以陈修园、包诚等为代表的医家主张分经审证；以王肯堂、沈金鳌等为代表的医家主张以症类证。

1）以方名证，证从经分。以柯韵伯、徐灵胎为代表，柯韵伯认为："《伤寒》一书，自经王叔和编次后，仲景原篇已不可复见，虽章次混淆，犹得寻仲景面目，自方、喻辈各为更订，使距仲景原旨更远。"在编次上，既不赞成维护旧论流派"不敢增减一字，移换一节"的主张，又反对方、喻等错简重订、三纲鼎立之说。认为《伤寒论》的精神实质是辨证论治，不管王叔和编次之《伤寒论》是否符合仲景原貌，只要符合辨证论治精神，其真伪并不关键。于是他主张"以方名证，证从经分"，将《伤寒论》条文以方证重新编次，"分篇汇论，挈其大纲，详其细目，证因类聚，方随附之"，认为此种方法"虽非仲景编次，或不失仲景心法耳"。是书"起手先立总纲一篇，令人开卷便知伤寒家脉证得失之大局矣"，以六经为纲，以方证为目，以经聚方，以方论证，以证拟法，以法议药，脉络分明，纲举目张，条理井然，如在太阳病篇列桂枝汤证、麻黄汤证、葛根汤证、大青龙汤证等十一类，并于每类详列相关条文、方药等。将六经理法、病机有机结合，阐释方义，类比分析，形成了仲景方证体系。叶天士称赞说："有如是注疏，实阐先圣不传之秘，堪为后学指南。"

徐灵胎认为："方之治病有定，而病之变迁无定，知其一定之治，随其病之千变万化，而应用不爽。"亦遵循不类经而类方，以临床实用为目的，脱离六经之束缚，单纯以方类证，"不论从何经来，从何经去，而见证施治，与仲景意，无不吻合"，乃至便之法。在编次方面，采用类方相聚和方统条文的方法，将仲景113方分为桂枝汤类、麻黄汤类、葛根汤类、柴胡汤类等12类，每类先定主方，同类方附于后，并分析主方之方证，以及相应的治疗大法。在注释方法方面，擅长用类比法，如轻重方剂的类比、药物组成相同而剂量不同方剂的类比、类似方剂的类比研究等。

2）以法类证，提纲挈领。以尤在泾为代表，尤氏著《伤寒贯珠集》，认为："振衣者必挈其领，整网者必提其纲，不知出此，而徒事区别，纵极清楚，亦何适于用哉？"尤氏十分重视用"以法类证"的方法来研究《伤寒论》，对于三阳经病证，治疗其主证为正治法，与正治法有关的为权变法或明辨法，救误的为斡旋法或救逆法，治疗与本经关系不大的证候为类病法、杂治法、刺法。于六经之下，以法为纲，统率证候和用方，太阳经包括正治法、权变法、斡旋法、救逆法、类病法等五法；阳明经有正治法、明辨法、杂治法；少阳经有正治法、权变法、刺法等。尤氏将《伤寒论》条文重新编排，自谓："可令千头万绪，总归一贯，比于百八轮珠，个个在手矣。"朱陶性序中，亦盛称其"汇诸家之学，悟仲景之志。遂能提其纲挈其领，不愧轮珠在手"。尤氏还立足辨证，驳三纲鼎立学说："按伤寒分立三纲……以愚观之，桂枝主风伤卫则是，麻黄主寒伤营则非，盖有卫病而营不病者矣，未有营病而卫不病者也。至于大青龙证，其辨不在营卫两病，而在烦躁一证。"指出了三纲学说的牵强之处。

3）以症类证，设求治法。以王肯堂为代表，所著《伤寒证治准绳》，编次大多先示经文，次记王氏的注文，再摘引先贤之精华，后录方药。"为因证检书而求治法者设也"，重在类症研究，对87种主要症状进行研究，将症状分为主症、兼症、变症，首先抓住六经病证之主症，认为太阳病是外邪袭表，营卫功能失常，包括发热、恶寒、恶风等六个主症；阳明病是胃家的实证、热证为主，包括胃实不大便、不得卧等九个主症等。其次，对某些次症及误治变证，如喘、短气、身重、面赤、坏病等五十余症，则摒于六经之外，另立篇章，加以论述。王氏立"四时伤寒不同"一篇，补充了温病、暑病、湿温、时行疫病等多种外感热病，并详辨其病因病机、证候、辨治等的异同。补充了大量诊法内容，包括五色、目、鼻、口唇、耳、舌、身等，丰富了四诊所得，便于准确辨证。并以六经统症状，以八纲析症状，又从临证实践出发，补充50种症状，补充《伤寒论》之未备，具有较高的学术价值。

沈金鳌所著《伤寒论纲目》，采用柯韵伯六经分次法，以六经分症状归章节，以仲景原文为纲，以四十余位先贤所论之精华及自己见解为目，立足实践，编撰而成。除总论、六经主证、表里、传变及风伤卫、寒伤营等篇章外，均采用以症类证来排列，共计太阳病

86 症，阳明病 34 症，少阳病 9 症，太阴病 5 症，少阴病 21 症，厥阴病 19 症，是以症类证的典型代表医家。

4）分经审证，纵贯衍释。以陈修园为代表，所著《伤寒医诀串解》共六卷，自太阳篇始，至厥阴篇终，按六经排列，以《黄帝内经》标本中气、经络学说为基础，采用分经审证、提纲挈领的方法，把《伤寒论》条文根据内容分成若干段落，并综合分析，强调了条文之间的相互区别和联系，指出了辨证要点，充分体现了方证的联系及其传变、转归的机制，揭示了《伤寒论》六经辨证的精神实质，使学者能够融会贯通。诚如自序所述，是书"曩集伤寒浅注凡三百九十七法，依法条晰，期于明白易晓，而又虑学者，未能融会贯通而得其要旨也，不揣固陋，复为综贯衍释，名曰《伤寒医诀串解》"。

（2）**辨证论治，各有侧重**　辨证论治作为中医临床诊疗疾病的一大特色，具有十分重要的意义，是运用中医学理论来观察分析诊断疾病、治疗疾病的原则和方法。辨证，是以脏腑经络、病因、病机等基本理论为依据，通过对四诊（望、闻、问、切）所收集的症状、体征以及其他临床资料进行分析、综合，辨清疾病的原因、性质、部位、邪正关系，进而概括疾病证候；论治，是根据证候确立治法，并选方用药。二者在诊治疾病过程中相互联系、不可分割，是理法方药在临床上的具体运用。

该流派医家研究《伤寒论》的出发点都是学于临床，用于临床。其思维方式也基本相似，从临床实用出发，追求辨证论治的核心，其所用方法，不论是以方类证、以法类证、以症类证，还是分经审证，仅仅是看待问题、切入思考的角度不同，都是在全面、深入地剖析仲景之学，更好地理解辨证论治的精神实质，使之更好地用于临床。

2. 梅教授的认识与传承

梅教授认为,《伤寒论》的精髓是"观其脉证,知犯何逆,随证治之",也就是辨证论治。辨证论治流派各家学术特点在于辨证思维,以指导临床运用。因其辨证方法不同,也提示学者应从不同角度与方式来辨别证候,拟定治法,选方用药。

(1) **类方思维,拓展运用** 梅教授重视类方的比较与分析,如详述桂枝汤法及其变化,有因病证之兼夹,而兼用生津舒筋、生津解痉、降气定喘、益气养营、扶阳解表、健脾利水之法,有异病同治之判断,有表里缓急之选择,也有平冲降逆、祛风散寒除湿、建立中气、温经通脉、温肺化饮等活法。又如柴胡类方的加减运用,其中成方有小柴胡汤、柴胡桂枝汤等,又方后有七个或然证及其加减法,第101条有"但见一证便是,不必悉具"的提示,结合脏腑相关、经脉相连,把握少阳气郁、枢机不利的基本病机,参考其主证、病变部位等,灵活运用,可以拓展其运用范围。

(2) **类证比较,扩展思维** 梅教授亦重视运用类证方法来扩展思维,如痞证,有热痞、寒热错杂痞、水痞、痰气痞,还包括第138条小陷胸汤证"正在心下"的痰热痞,皆是中焦气机阻滞,然并非全是"但满而不痛",《说文解字》曰:"痞,痛也。"又清代叶天士《温热论》曰:"脘在腹上,其地位处于中,按之痛,或自痛,或痞胀,当用苦泄,以其入腹近也。"则轻者痞、胀,按之痛,甚者自痛,不可拘泥;又如厥证,有寒厥,也有热厥、气郁致厥、血虚致厥、水饮致厥、痰厥、冷结膀胱关元致厥等,抓住其"阴阳气不相顺接"的病机,则可见病知源,若湿邪、湿(痰)热、瘀血等阻遏气机,阴阳气不得顺接而致厥,可扩展思维,详其变化。

(3) **类经思考,贯穿联系** 梅教授重视运用经络"内属于脏腑，外络于肢节"的作用，将诸多病证联系起来，综合分析病机，往往可以执简驭繁。以少阳为例，少阳经脉之循行，起于目锐眦，经过头角、肩、胸膈、胁肋、下肢外侧等部位，联系了目、耳、肝、胆等官窍脏腑，联系范围广，足少阳病变有易气郁、易化火的特点；手少阳三焦为一身水火阴阳之道路，易水饮停滞。若手足少阳同病，则少阳枢机不利，三焦失和，病证变化多端。若把握其病变联系与特点，对辨别与少阳相关的复杂病证，有提纲挈领之效。治疗则常用通上、下津液、和胃气作用的小柴胡汤加减，与病机相符。

（五）寒温汇通流派

寒温汇通流派以俞根初、陶节庵、何秀山为代表，主要著作有《通俗伤寒论》《伤寒六书》《伤寒指掌》等。

1. 寒温汇通流派的学术特点

寒温汇通流派医家认为伤寒与温病存在源流关系，《难经·五十八难》曰："伤寒有五，有中风，有伤寒，有湿温，有热病，有温病。"广义伤寒实际上包括温病，况且《伤寒论》第6条论述太阳温病，以及误汗后的变证，若详加分析，实有卫气营血之变化。

（1）**六经钤病，寒温一统** 俞根初著《通俗伤寒论》，认为"王叔和，以断简残编，补方造论，混名曰《伤寒论》，而不名曰《四时感证论》。"强调《伤寒论》主要论述风寒致病，叶天士的《外感温热篇》、王孟英的《温热经纬》主要论述温（热）、湿致病，而只有六淫合论，才是四时外感病之全书。将四时外感热病分为风温伤寒、春温伤寒、湿温伤寒、秋温伤寒和冬温伤寒，认为"仲景以伤寒二字，统括四时六气外感证"，将伤寒分为本证、兼证、夹证、坏证、变证五类，实际书中"伤寒兼证"很多属于温病范畴，也为寒温一源提供了佐证。俞氏提出"伤寒，外感百病之总名"，而证候"寒热杂感，湿燥互见，虚实混淆，阴阳疑似"，不赞成将温病与伤寒对峙，是寒是热，总以脉证为基准；并崇尚六经，认为"百病不外六经"，以六经为支架，融会卫气营血辨证和三焦辨证，"以六经钤百病，为确定之总诀，以三焦赅疫证，为变通之捷径"，消除寒温之疆界，融六经、三焦为一体，创立了"寒温宜统论"，为绍派伤寒之始。

陶节庵著《伤寒六书》，有寒温并论的特色。该书以《伤寒论》为基础，结合其临床经验著成，既论述伤寒，也补充论述其他外感热病，注重寒温鉴别，强调伤寒之邪自外而入，因体质差异，其传变不同，或入于阴，或入于阳，无规律可循。"所发之时既异，治之则不可混也"，强调四时外感各有其特异性，要辨证准确，区别对待。陶氏根据《素问·阴阳应象大论》所载"冬伤于寒，春必病温"，认为温病是"冬时感受寒邪而未发，在人身中伏藏，历二三时之久，天道大变，寒化为热"，或因"伤寒汗下不愈而过经，其证尚在而不除者，亦温病也"，在治疗上，明确提出温病"不宜发汗"。

（2）**寒温一体，理法互参** 纵观医学发展历程，伤寒与温病存在明确的源流关系，因于时代、地域的不同，感邪、疾病的差别，而形成两个体系。《素问·热论》曰："今夫热病者，皆伤寒之类也。"是广义伤寒之滥觞，惜其所论过简，对复杂之临床问题，难以为继。《伤寒论》之"伤寒"亦源于此。其内容丰富多彩，有较多的温病内容，但未形成温病学体系，仍是详于寒而略于温。但是，《难经》又提出"伤寒有五"，明确了广义伤寒与狭义伤寒之界定，众多古籍将温病归入广义伤寒中，而长期以来狭义广义混用，难以辨别。至明清以后，对于外感病的认识已经逐渐超越了"伤于寒"，温病的概念也在"伏寒化温"伏气温病的基础上，逐渐提出了"新感温病"，"温邪"病因出现后，与"寒邪"性质相对而立，使"温病"成为有别于狭义"伤寒"的一类外感病,与之并列。自此,温病学说便自成体系,形成了一个独立而完整的学说。《伤寒论》的六经辨证,与温病学家提出的卫气营血辨证和三焦辨证,实质是辨证论治,若细究其差别,仅仅反映不同疾病的证候与辨证规律。若细看《伤寒论》第 6 条太阳温病及误汗后的证治,实则有卫气营血辨证的雏形;《伤寒论》第 221、222、223 条的阳明三清法,可视为三焦辨证之始。卫气营血辨证、三焦辨证,可以体现温病的证候、传变特征,也是对《伤寒论》在外感病治疗的完善,两者若相互借鉴,相互参考,相互补充,则使辨证方法更趋完善,可指导外感、内伤病证的治疗。

2. 梅教授的认识与传承

梅教授传承寒温汇通流派诸家思想,认为伤寒与温病有源流关系,具有时代性、相对性、统一性,始终在辨证论治的框架之下,在研究《伤寒论》的同时,也应当精研温病学各家著作。

(1) **寒温理法互参**　梅教授主张结合时代特征,把伤寒与温病之理法融为一体,以探求广义伤寒和内伤杂病的诊治方法,运用于现代临床。梅教授总结叶天士"益胃阴"之运用规律,提出以下几点:①泄邪热之有余即益胃阴之不足。②救胃液之枯涸即所以祛邪热。③泄湿浊之郁伏而寓益胃阴之意,滋燥兼行。④清养胃阴以化肺热,土来金生。⑤清养胃阴以制木横,分养胃阴以制厥阳和滋肝阴以充胃汁。⑥甘凉益胃以制龙相之火。⑦清润阳明以束骨而利机关。⑧益胃阴需看体质之宜忌。⑨益胃阴要察时令之机宜。与所论"存津液"诸法,实有异曲同工之妙。

(2) **寒温方剂演变**　梅教授认为,伤寒学与温病学的区别明显,究其根源,与地域不无关系,仲景所处南阳深居内地,气候干燥,物产贫瘠；而江南鱼米之乡，离海较近，物产丰饶，气候潮湿，故叶天士有"吾吴湿邪害人最广"的感叹，可见地理位置、气候环境、社会因素等对中医学术的发展有着重要影响。再者，各地民俗不同，也会带来差距，如鄂西、湘西、云南、贵州、四川等地，人们喜食辛辣，爱好旱烟，其体质与其他地域的人们亦有差别。

梅教授擅长运用柴胡类方，除《伤寒论》所载小柴胡汤、大柴胡汤、柴胡桂枝干姜汤、柴胡加龙牡汤等经方外，还多采用《重订通俗伤寒论》所载柴胡陷胸汤、柴胡四物汤，或以小柴胡汤合《三因极一病证方论》之温胆汤成柴胡温胆汤，小柴胡汤合蒿芩清胆汤成柴胡蒿芩汤，是寒温应时代转变，也表明其方剂变化之源流，符合当前湿热证候多发的时代特征。

（六）中西汇通流派

中西汇通流派，以唐容川、张锡纯、恽铁樵、曹颖甫、陆渊雷等为代表，主要著作有《中西医汇通五种》《医学衷中参西录》《伤寒金匮发微合刊》等。

1. 中西汇通流派的学术特点

西医学从明末传入我国，至清代已很兴盛。因受西医学理论的影响，不少医家运用西医学的解剖、生理、病理等知识解释中医学的基本理论，一些医家也试图从西医学寻找解释伤寒的突破点，在辨证论治时，主张中西汇通，以中、西医理阐释《伤寒论》。

（1）**发扬伤寒，各有见地**　中西汇通流派各医家所著的众多《伤寒论》注本，编次方法不一，恽铁樵的《伤寒论辑义按》、黄维翰的《伤寒论集注》、陆渊雷的《伤寒论今释》，都是维护旧论的代表。《伤寒论辑义按》引《伤寒类证辨惑》，认为："仲景之书，六经至劳复而已，其间具三百九十七法，一百一十二方，纤悉具备，有条而不紊也。"以《伤寒论》原文次序，未经移动、修改。《伤寒论集注》则重视各版本间的订正，"参考《玉函》《脉经》《千金》《外台》等书，辨其鱼鲁，补其脱缺，正其谬误，详其音义"。并将其增删移易，都详注于后。曹颖甫认为所存《伤寒论》谬误较多，所著的《伤寒发微》是错简编次。需说明一点，该流派的划分，则以其"中西汇通"的学术特点为依据，故虽编次特点各异，有以经释论、维护旧论、错简重订、辨证论治各流派之身影，仍划分为"中西汇通流派"。

（2）**衷中参西，取长补短** 唐容川认为中西医原理汇通，率先明确提出"中西医汇通"。采用的方式是以西医来印证中医，力图证明中医并非"不科学"，认为中西医各有所长，主张"参酌乎中外，以求尽善尽美之医学"。如唐氏对"三焦"的认识，有明显的中西汇通的韵味。《伤寒论浅注补正·序》曰："且其谈三焦，更能发人所未发，皆以西医之形迹印证中医之气化。"《伤寒论浅注补正·卷一上》云："近人不知三焦实有其物。焦，古作膲，即人身之油膜，西医名为连网，乃行水之路道……盖水之道路，全在三焦油膜之中。"其中有微丝管将水散出，走入油膜，又"凡水之在连网中，及由小肠而入连网者，皆被火蒸之而化为气，其化之不尽者，则渗入膀胱"。其油膜在外者，走肌肉，肥腠理，出皮毛；在内者，上为膈膜，中为膏肓，下系命门，联系着五脏六腑、血室气海，以生化运行精、津、气、血。总之，三焦"上中下无所不周……为脏腑周身内外之关键"。若以"油膜"和"微丝管"来论三焦，其贯通上下，为水、气、阴、阳运行的道路，则借用西医生理，且十分通俗。

张锡纯主张"西医新异之原理多在中医包括之中"，学者当精研中医，立足中医学的基础上，"采西人之所长，以补吾人之所短"，确立了"衷中参西"的原则。常以中西医理论相互阐释，如论述太阳病发热，认为是"因营分中之微丝血管原有自心传来之热，而有风以扰之，则更激其发热也"；黄疸"所现之黄色……因有胆汁妄行在其中也。此盖因肝胆阳分不振，其中气化不能宣通胆汁达于小肠化食，以致胆管闭塞，胆汁遂蓄积妄行，溢于血分而透黄色"。也常在中医治法的基础上，将中、西药物合用，如太阳表实证服麻黄汤后，汗不出者，加服阿司匹林以助发汗，也遵循中医治疗的法度，若仍无汗则再服，以汗出为度；对于桂枝证，不用桂枝汤，而屡用怀山药煎汤，送服阿司匹林，得汗则愈，较桂枝汤简便。

2. 梅教授的认识与传承

梅教授认为，中西汇通流派各家处在中西学术激烈的碰撞时期，能够西为中用，接受西医学的部分观点和认识生理病理的方式，以阐释中医学知识，纵然有很多牵强附会之处，已属不易。中西医的文化背景、理论体系、思维方式、对疾病的认识、诊疗方法、防治体系不同，属于两个完全不同的体系，不可汇通，只可取长补短，互为补充。

（1）**辨证为主，辨病为辅** 梅教授传承仲景及各流派学术特点，主张辨证论治，灵活运用经方。故常同病异治，异病同治，证同则治同，证异则治异。仲景学术中，除强调辨证外，《金匮要略》有痉湿暍、百合狐惑阴阳毒、胸痹、疟病、中风历节等各篇，均以病名篇，说明辨病也有助于诊断治疗，但篇中仍然是因其证候不同，而立法处方，究其终法，仍然是辨证，故而辨证为主，随证治之，才是活法。而眼下常说之病名，多以西医学病名为主，如冠心病、胃炎、肺炎等。中医学的对象是人，西医学的对象是病；中医重整体与宏观，西医重局部与微观；中医重辨证，西医重辨病；中医重视四诊所得，西医重视检验所获；西医在外科急救优于中医，中医在功能恢复、调和阴阳则是西医所不及。所以，知己知彼，师夷长技以为己用，"不唯中，不唯西，但唯实"，临证之际，辨证为主，结合辨病，可指导临床。

（2）**结合现代研究选用药物**　梅教授常结合现代病理、药理、病理生理研究结果选用药物。现代病理研究从微观揭示病理本质，如对于冠状动脉粥样硬化的病理改变，多从痰瘀考虑，选用化痰开窍、活血化瘀的药物治疗，如石菖蒲、远志、胆南星、竹茹、土鳖虫、红花、当归、川芎、生蒲黄、五灵脂等；对于癌症或增生性疾病，多从痰、瘀、毒论治，选用化痰、活血、解毒散结的药物治疗，如胆南星、竹茹、当归、川芎、壁虎、半枝莲、白花蛇舌草、白英、龙葵等药；现代研究表明，苦参有抗心律失常的作用，可用于心悸等病证。

（3）**深入开展中医证候研究**　梅教授对《伤寒论》六经病证之病理生理实质等进行了广泛而深入的研究，其中"太阴阳虚与少阴阳虚证治及其关系实验研究"的模型，用寒湿方法成功地建立了太阴阳虚及少阴阳虚的动物模型，揭示了两证的相互关系及病理生理的异同变化，客观地证明了六经传变理论的客观性。又进一步探讨三阴病证的病理特征，及其与三阳病证之间的关系，完成了太阴、少阴阳虚证阴证转阳的客观化研究等，均是其根据中医学理论，而借用西医学知识来客观验证中医证候的实例。

三、梅教授对伤寒学术流派的整体认识

梅教授研究并传承各伤寒学术流派的学术观点，认为各流派学术之间有同有异，其根本是辨证论治，要求同存异，学会扬弃；也要在继承的基础上，结合临床实践，结合时代特征，发扬创新。

（一）学术特点不同，辨证乃其根本

《伤寒论》成书并刊行之后，经成无己注释，采用"以经释论"的方法，遵循中医学基础理论，阐释伤寒学术。随着医界对《伤寒论》的重视，研究者增多，又研究方法与学术观点不一，或以经释论注伤寒，或错简重订立三纲，或维护旧论重气化，或辨证论治勤临床，或寒温汇通应时代，或衷中参西纳新学，其辨证论治流派又从方、法、经、症等方面体现类证思维，呈现百家争鸣的盛况，极大地发展了伤寒学术。到明清时期，温（湿）热病证渐多，在伤寒学术的基础上，温病学得到了极大的发展，寒温汇通的研究得到发扬；随着西医学的传入与壮大，中西医学的碰撞已然不可避免，部分医家开始了解西医，接受西医部分生理病理知识，并借以阐释中医，进入了衷中参西的初级阶段。梅教授认为，纵然流派众多，其学术思想的精神实质始终不离辨证论治，只是切入点与侧重点不一样，否则就脱离仲景学术思想，所以，整体而言，所有学术流派都属于辨证论治派。

（二）诸家观点各异，扬弃方为良法

梅教授指出，伤寒学术流派的形成有必然性与相对性，对于各学术流派的传承要有辨识性与选择性。

在《伤寒论》1800多年的传承发展史中，历经朝代更迭、战乱饥荒、转抄秘传、私相授受，散佚后经王叔和整理，林亿等校正，赵开美复刻，始大行于世。研究者对于前人所整理的《伤寒论》，有不同态度，故形成众多的伤寒学术流派，有其必然性。学术流派的划分是以该流派各医家的最主要学术观点为依据，其观点可能有相似之处，并无绝对界线，具有相对性。

前人的观点并不一定完全正确，或者并不适应当下的实际情况，后世学者要学会去粗存精，有所取舍，也要有所变通，师古而不泥于古，对前人学术的传承也要有辨识性与选择性，学会扬弃。如错简重订流派的"三纲鼎立"说，以风伤卫、寒伤营、风寒两伤营卫为纲，倡导麻、桂、青龙三方证治，过于武断，有失仲景本意。从另一角度看，其中包含了不同邪气，致病特点不一，治法各异，邪气亦可兼夹，要灵活看待。

（三）学术不断发展，创新当属正道

梅教授指出，任何学术体系，如果"各承家技，终始顺旧"，便停滞不前，就不可能有发展与创新；在继承中发扬，在发扬中创新，才是正道。纵观中医发展史，自岐黄论道、神农尝百草以来，历经沧桑，才有了后来的盛世局面。若以当下的中医学谈创新，在以下几点：其一，西医学认识疾病的观念与中医大相径庭，但可以互补，借鉴西医从微观认识疾病的方式，从某种程度上可以补充中医学的不足，但不可被其误导。此说受到衷中参西流派的影响，但又超出其局限性，有所创新。其二，对于寒温汇通，其理法不离辨证论治的框架，若相互借鉴，用于时下内伤杂病的辨治，尤其是内生湿（痰）热病的辨治，十分受用。此说受寒温汇通派的启示，但又超出其局限于外感寒邪与外感温热之邪的争论，有创新性与实用性。其三，由于时代变迁和文化差异，对于古籍所载内容难以准确理解，要在众多古籍中反复考证，既可以厘定证候，又可以解答临床过程中遇到的一些疑惑。其四，要根据时代发展和社会环境的变化，灵活用方，辨证施治，也可视为是一种创新。

总之，伤寒学术流派的形成与发展与其历史环境有紧密联系，在此基础上形成伤寒学术发展的独特脉络，对其形成百家争鸣、百花齐放的学术盛况有决定与促进作用。梅教授的学术思想以伤寒学构架为主，其伤寒学术在传承仲景学说之余，对各学术流派的学术特点有继承，并在反复的琢磨与实践中，形成了诸多与时俱进的观点。

伤寒学术特点及治伤寒学术方法

研究伤寒学术的发展，分析各伤寒流派的学术特点，对比梅教授的伤寒学术思想，梳理其伤寒学术渊源与学术思想的脉络，研究其学术特点，并归纳其研究伤寒学术的方法。本研究对传承其伤寒学术思想，推广其研究伤寒学术的方法，提高临床工作者学用《伤寒论》，活用经方以辨治各科病证的能力，具有重要的意义。

一、梅教授伤寒学术特点

梅教授强调，中医学术传承有序，学术发展务必重视学术的传承。其伤寒学术，是在《黄帝内经》《难经》的理论基础上，精研伤寒学术，阐发六经实质及六经辨证思想，并广泛涉猎诸家学说，取长补短，完善思维构架，并反复运用于临床实践而形成的。

（一）法《黄帝内经》《难经》，夯实理论基础

梅教授指出，其中医学理论基础均来自《黄帝内经》《难经》等。仲景"勤求古训，博采众方，撰用《素问》《九卷》《八十一难》《阴阳大论》《胎胪药录》，并平脉辨证"，著成《伤寒杂病论》，形成以整体观念为主导思想，以精气、阴阳、五行等学说为哲学基

础和思维方法，以脏腑经络、气血津液为生理病理学基础，以辨证论治为诊疗特点的医学理论体系，是集理、法、方、药于一体的综合性医学典籍。

1. 发扬整体观念

梅教授指出，《黄帝内经》《难经》对整体观念的论述颇为详尽，如"形神合一""人与天地相参，与日月相应"等。重视对于整体观念的阐述，人体以五脏为中心，通过经络"内属于脏腑，外络于肢节"的作用，把脏腑形体官窍、四肢百骸联系起来，并通过精、气、血、津液的作用，完成其统一的功能活动。脏腑分工协作，如《素问·灵兰秘典论》曰："主明则下安……主不明则十二官危。""凡此十二官者，不得相失也。"病理上，脏腑间有表里、五行关系，又有经脉联系，可相互影响，如《难经·七十七难》曰："见肝之病，则知肝当传之与脾。"诊治方面，《灵枢·本脏》曰："视其外应，以知其内藏，则知所病矣。"是基于整体的相互联系，是一种司外揣内的方法。《素问·疏五过论》曰："圣人之治病也，必知天地阴阳，四时经纪，五脏六腑，雌雄表里……审于分部，知病本始，八正九候，诊必副矣。"意在表明，凡诊治之法，必晓天地阴阳、四时经纪、脏腑的相互关系、患者差异等，才可全面把握。从患者与疾病来讲，其病变经脉、脏腑，证候病机之间的相互关系，可能发生的变化等，可从整体观念来建立；从医者诊治的角度来说，要立足于整体，从宏观上全面把握，才能够准确辨证施治，获得疗效。如梅教授在论述四逆汤时，提出"温阳必定祛寒，而祛寒也意味着回阳，但有偏重不同。阳气久虚，只宜缓温，可用熟附；阴寒骤盛，应当急除，唯用生附。先天后天，相互充养，温肾不忘脾，温脾顾及肾，即整体观的体现"。

2. 强调治病求本

梅教授强调治病求本，就是抓病机，纷繁之病证如颗颗细珠，病机则是串珠之线，有提纲挈领之功，执简驭繁之效。《素问·阴阳应象大论》曰："治病必求于本。"要在错综复杂的临床表现中探求疾病的病机。《素问·至真要大论》曰："谨守病机，各司其属，有者求之，无者求之，盛者责之，虚者责之。"即论述病机的重要性，但"本"有明显易见者，有隐幽难明者，故探求其病机，就显得尤为重要。

如梅教授论述苓桂术甘汤之用法，此方为温阳健脾、利水化饮之名方，仲景用以治疗脾阳虚弱、水饮内停、痰饮及微饮等证。又本怪病多痰之说，而可用于治疗多种疑难病证，含盖上、中、下三焦。究其原理，一是脾虚与痰饮，互为因果。如脾阳受损，则运化失职，水饮（痰）内停，停饮作为新的病因，更伤脾阳，循环往复，为患无穷，故紧扣病机，方能驾驭病证。二是痰饮水气，随气机之升降，无所不至。三是痰饮之流注经隧者，隐匿难察。如有病证明显，而痰饮难征者，不仔细推求，难得"怪病多痰"之真谛。四是温阳健脾、利水化饮法，仲景概括言之曰"病痰饮者，当以温药和之"，教人理解其精髓，则灵思妙用，变化无穷。

3. 重视调整阴阳

梅教授指出，万物皆分阴阳，是对立统一的整体。六经病证的病理变化，大体说来，责之于阴阳的偏盛偏衰，阴阳二气失去平衡。《素问·生气通天论》曰："阴平阳秘，精神乃治，阴阳离决，精气乃绝。"强调阴阳平衡的重要性。《易经系传别讲》曰："一阴一阳之谓道。"偏盛偏衰之谓疾，实言阴阳失衡为疾病发生的根本。对于治疗法则，《素问·至真要大论》曰："谨察阴阳所在而调之，以平为期。"根据机体阴阳失衡的具体情况，采用相应的治疗，使之恢复相应的协调平衡。其一，损其偏盛，《素问·阴阳应象大论》曰："阳胜则阴病，阴胜则阳病。"那么治疗时，要损其有余，从而恢复阴阳平衡。其二，补其偏衰，对于阴阳一方偏衰，则另一方必然相对亢盛，则采用"益火之源，以消阴翳"和"壮水之主，以制阳光"的治法。其三，损益兼用，阴阳是一个动态变化的、相对的概念，在阴阳偏盛偏衰的病变过程中，往往会引起另一方的变化，在治疗时，要兼顾其变化，损其有余，补其不足，以平为期。如《素问·阴阳应象大论》所言："审其阴阳，以别柔刚，阳病治阴，阴病治阳，定其血气，各守其乡。"

（二）遵伤寒，详析六经辨证

梅教授认为，《伤寒论》根据脏腑经络、气血阴阳、精神津液等生理功能及其运动变化情况，以及六淫致病后的各种病态关联，时刻关注邪正盛衰，动态观察病情变化，以明疾病之所在，证候之进退，预后之吉凶，从而拟定正确的治疗措施。其辨证，必辨阴阳、表里、寒热、虚实、真假、气血、标本主次、经络脏腑及其相互转化，处处体现了统一法则和整体恒动观。其论治，必因证立法，因法设方，因方用药，法度严谨。《伤寒论》中载药不过92味，而组成113方（缺一方），实际运用了汗、吐、下、和、温、清、消、补等法，施之于临床，则外感热病的辨治有规律可循。

1. 阐发六经实质

梅教授认为，《伤寒论》的六经，既是辨证的纲领，又是论治的法则。宋代朱肱《类证活人书》正式将三阴三阳称为六经："古人治伤寒有法，非杂病之比，五种不同，六经各异。"北宋庞安时《伤寒总病论》明确以六经分证立论。关于六经实质，有经络说、脏腑说、气化说等多种学说，因为脏腑是人体功能活动的核心，经络是内属于脏腑，外络于肢节，网络周身，运行气血阴阳的重要组成部分，气化则是对人体功能活动的概括，故六经的研究，不能离开脏腑、经络、气血阴阳及其功能活动，否则就是无本之木，难以从整体上把握，完整体现其精神实质。故《伤寒论》所论"六经"，并非只包含六条经脉，而是联系脏腑、经脉等人身整体的概称，是一个变化的功能整体，也概括疾病发展的几个阶段。

2. 详析六经辨证

梅教授遵从《伤寒论》的六经辨证，认为《伤寒论》的六经理论是在深刻汲取《黄帝内经》阴阳理论的基础上，加以反复临床运用，并总结与发挥而形成的。"阴阳者，天地之道也，万物之纲纪，变化之父母，生杀之本始，神明之府也"。阴阳学说重点体现事物的对立统一属性，如《诗经·公刘》云："相其阴阳。"《道德经·四十二章》曰："道生一，一生二，二生三，三生万物。"世间万物负阴抱阳，冲气为和。又《周易·系辞》有云："刚柔相推而生变化。"阳为刚，阴为柔，阴阳对立制约，互为消长，产生变化。此理若用于医道，则阴阳为二，阴阳又各分为三，合为六经，统领百病。如柯韵伯所言："岂知仲景约法能合百病，兼赅于六经，而不能逃六经之外，只在六经上求根本，不在诸病名目上寻枝叶。"又谓："六经之为病，不是六经之伤寒，乃是六经分司诸病之提纲，非专为伤寒一病立法也。"也明确表述以三阴三阳为纲，实为统领百病之大法。

若将《伤寒论》联系《素问·热论》与《灵枢·经脉》，则三阴三阳的整体思维、生理关系、病机实质昭然若揭，如太阳经证不解，循经入腑，出现太阳腑证，是脏腑经络之间的络属关系在病变时的具体体现，也是病变由表及里发展的一个重要依据。由此可见，六经辨证是以六经所系的脏腑经络、气血阴阳、精神津液的生理功能和病理变化为基础，结合人体正气强弱、病因属性、病势进退等，动态地体现疾病变化的过程与本质，为辨证论治提供依据。

3. 强调表里先后缓急

梅教授认为，从临床思维来看，表里先后与标本缓急是治疗外感热病的基本法则。在疾病发生发展过程中，表里证候经常同时出现，须根据表里证候之轻重缓急决定治法。临证之际，依据主要矛盾与次要矛盾的关系，遵循先主后次、先急后缓的原则。在适当的时候，也可以主次兼顾，缓急同治。又有病位深浅不一，病情轻重有别，病势进退出入各异，故兼夹证候甚多，其中表里相兼者亦为多见。然表里之间，又有由表及里、由里及表，表里相兼，以及表里证候多少、轻重、缓急之别，还有表里难辨之假象。对于复杂多变之病情，必在辨明表里、排除疑似的前提下，明确表里缓急主次，进而拟定恰当的治法。先表后里，是常法，多用于表里同病，以表证为主，如葛根汤治疗太阳表实兼下利；桃核承气汤证"其外不解者，尚未可攻，当先解其外，外解矣，但少腹急结者，乃可攻之"。先里后表，是变法，用于表里同病，以里证为重为急的病情。此时里证的发展，决定病势的发展，故须急先治里，里证解除之后，再视表证轻重，相机治表，如少阴病，下利清谷，兼表证时，先予四逆汤救里，后予桂枝汤解表。表里同治，是表里证同时治疗。若表里证相对均衡，单治其表，则里证不除；只治其里，则表证难解，故表里同治以兼顾表里。如柴胡桂枝汤治少阳兼太阳证，太少相对均衡，小青龙汤治太阳病兼水饮咳喘。此法依病情偏重之不同，治法有所差异。如大青龙汤证，属表寒里热，其寒实于表，阳郁于里，以表证为主，故表里双解而偏于治表；又如桂枝人参汤证，属脾阳虚弱，兼表邪，以里虚为重，故解表温里，偏于治里。否则表里治法失当失序，轻重缓急颠倒，必致贻误病情，甚则祸及性命。

4. 重视扶阳气、存津液

梅教授阐发《伤寒论》"扶阳气""存津液"之微旨，有深刻的认识。认为仲景以伤寒立论，寒为阴邪，易伤阳气，则扶阳毋庸置疑，《伤寒论后条辨·辨伤寒论三》曰："仲景一部《伤寒论》，亦只有两字，曰扶阳而已。"此语并不全面，阴阳既对立又统一，《素问·生气通天论》曰："阴平阳秘，精神乃治，阴阳离决，精气乃绝。"纵观《伤寒论》，除详述"扶阳气"外，还重点论述"存津液"。陈修园曰："《伤寒论》一百一十三方，以存津液三字为主。"后世医家对此语的评论不一。近代又有冉雪峰曰："一部《伤寒论》，纯为救津液。"仲景《伤寒论》中"扶阳气"诸法，历历在目，在伤寒传变过程中，寒邪每易化火伤阴，而"存津液"之微旨，则隐含于字里行间，常为人所忽视，此语虽然有些偏颇，实有补偏救弊之功，警醒后学者不可忽视"存津液"之要旨，在治疗过程中，扶阳气，存津液，护胃气同样重要。

梅教授总结《伤寒论》"存津液"之法，有以下几种：其一，祛邪防伤津，寓存于防。汗、吐、下及利小便，是《伤寒论》常用祛邪之法，运用得当，中病即止，邪去正安，否则，损伤津液，易生变证，如服用桂枝汤，"以遍身漐漐，微似有汗者益佳"，不可过汗，"令如水流漓"；服大青龙汤，"取微似汗，汗出多者，温粉粉之"。其二，祛邪兼益阴，邪去津存。在伤寒发展的过程中，病有伤阴之势，在祛邪的基础上，仍须兼以益阴，以制阳邪，如太阳中风证，在解肌祛风的同时，有芍药、甘草、大枣益阴和营，资汗源。

其三，祛邪得当，旨在存阴。及时祛邪，即有效存阴，如阳明三急下，在阴液枯涸之前，釜底抽薪，可有效存阴。其四，养阴兼祛邪，阴复阳平。伤寒后期，每入三阴，以少阴为多见，若邪从火化，则易灼伤真阴，多以血肉有情之品，如阿胶等，以滋补真阴，或育阴的同时，辅以泻火、利水等法，如黄连阿胶汤、猪苓汤等。其五，寄存阴于扶阳，阳回阴生："阴在内，阳之守也；阳在外，阴之使也。"寒为阴邪，易伤阳气，伤寒后期多见亡阳之证，则阴液也易亡失，因此，扶阳气既是伤寒救逆的重点，也是存津液的一种方式。

（三）参诸家，融会寒温辨证

梅教授指出，仲景撰《伤寒杂病论》时，是在系统钻研《素问》《九卷》《八十一难》……《胎胪药录》，集众家之说，打下良好基础后，反复临床实践，平脉辨证，才撰成《伤寒杂病论》，体现了对《黄帝内经》《难经》等的继承与发扬，也蕴含了对其他各家学说的广泛参考。研究《伤寒论》，要在研究原著的基础上，参考各注家著作、温病各家学说、其他各家学术。

1. 参《伤寒论》注家

梅教授认为，伤寒学术流派的划分，多从文献整理的角度，如以经释论流派则以经释论，以论释论，以论证经，以理解仲景要旨为主。维护旧论流派和错简重订流派在编次的问题上，针锋相对，实为角度不一，看法各异。辨证论治流派自成一家，两不偏向，又各取其长，总以临证实用为目的，以辨证论治为核心，或以方类证，或以法类证，或以症类证，或分经审证，各有所取，然不无所偏。其后的寒温汇通流派认为，伤寒学与温病学并不对立，可以互通互用，以寒温统一为主要学术观点，中西汇通流派则借鉴西医学阐释中医，以衷中参西为主要学术观点。

梅教授认为，对于诸注家的学术观点，要察同存异，加强思考，并结合临床，反复思索，择善而从。如各注家对第242条"大便乍难乍易"认识不同，有注家解释为大便坚与不坚，其坚结者，则始终难下，为"乍难"；其未坚者，或有可通之时，为"乍易"。如汪苓友曰："盖大实大满之证，则前后便皆不通，大便为燥屎壅塞，其未坚结者，或有时并出，故乍易。"也有注家解释为热结旁流，如钱天来说："乍难，大便燥结也；乍易，旁流时出也。"

2. 参温病学诸家

梅教授在钻研伤寒的同时，也系统学习温病学各家著作，如叶天士的《温热论》《临证指南医案》，吴鞠通的《温病条辨》，王孟英的《温热经纬》，薛生白的《湿热论》等，对于温病学术有着深刻的认识。并提出寒温汇通的学术观点，认为结合伤寒与温病的方与法，治疗时下湿热渐多的内伤杂病，外感病证中内外合病的湿热兼表等，较单纯用伤寒方为宜。通过分析温病学术的理、法、方等，也明晰了由寒到温的演变，说明时代、环境对于疾病的种类、发生发展、变化等，具有决定作用，因此临证辨治疾病，应师古不泥，以辨证为主，以疗效是求的前提，可以完善辨治外感及内伤病证的知识结构。

如梅教授论述第261条栀子柏皮汤证："伤寒身黄发热，栀子柏皮汤主之。"仅以"身黄发热"简述其症，在其临床应用中指出，栀子柏皮汤清热利胆，兼以泄湿退黄，参考清代吴鞠通《温病条辨》"治阳明温病，不甚渴，腹不满，无汗，小便不利，心中懊恼，必发黄"等，对其适应脉症做出补充。

3. 参其他各家

梅教授提出以前人为师，以前医为鉴。以前人为师，可汲取不同观点，丰富见解，拓展思维；以前医为鉴，可以避开误区，避免重蹈覆辙。如对于"眩晕"，古籍记载较多，涉及肝、脾、肾等脏腑，与风、火、痰、瘀、虚关系密切。如《黄帝内经》有论"诸风掉眩，皆属于肝""髓海不足，则脑转耳鸣，胫酸眩冒"，张景岳认为"无虚不作眩，当以治虚为主"，朱丹溪认为"无痰不能作眩，当以治痰为主"，《伤寒论》中亦有论及，如苓桂术甘汤、真武汤证阳虚水停而致眩晕，如"伤寒，若吐若下后……起则头眩……苓桂术甘汤主之""太阳病发汗……心下悸，头眩……真武汤主之"；胆火上扰亦可见眩晕，如"少阳之为病，口苦，咽干，目眩"等，从多方面阐释了眩晕的病因病机，若详究众多学说，并知晓其辨证要点，则可完善对于眩晕辨治的思维构架。

（四）本临证，拓展经方应用

梅教授业医五十余载，结合其理论知识及丰富的临床经验，将《伤寒论》中主证、病机、经脉、部位等辨证要素灵活运用，形成了以病机为中心，充分结合主证、经脉、部位等因素的辨证论治思维，探索将经方灵活运用于辨治临床各科疾病，取得了丰硕的成果，全面地丰富和拓展了经方临床运用的途径，是传承辨证论治派以症类证、以法类证、分经审证、以方类证等各家特长的集中体现，是传承伤寒学术并验之于拓展经方运用之集大成者。

1. 反复推求主证病机

梅教授指出，其辨证论治及拓展运用经方的思维方式主要来源于《伤寒论》，仲景著作言辞古朴，教诲学习者认真体会《伤寒论》中言辞隐微之法，以小柴胡汤为例，既有第96条的"往来寒热，胸胁苦满，心烦喜呕，嘿嘿不欲饮食"，第263条的"口苦，咽干，目眩"等各主证，又有第101条"但见一证便是，不必悉具"之灵活；

既有方后或然证及其加减法之示例，又有病证兼夹，经方复用之柴胡桂枝汤诸方，亦有用于妇人中风，热入血室之证者。除此之外，尚有《伤寒论》记载小柴胡汤方药七次，然第394条方药剂量与其余六次记载不一之思考，虽有传抄错误之可能，亦或许顾虑伤寒瘥后，恐滋腻碍胃，酌情减少，期胃气自复，似为小柴胡汤又一加减法，引人深思。

仲景论述之中，病证描述客观具体，治法方药拟定详尽细致。又如《伤寒论》中记载"发热"的条文有第103条，具体描述有发热、潮热、往来寒热、微热、时发热、身热等，相同描述也有病机之不同，要结合其他症状鉴别，如往来寒热有邪入少阳之往来寒热（第96条）、外感疟邪之往来寒热、热入血室之往来寒热（第144条），以及《金匮要略》肝郁奔豚之往来寒热等，需要详细鉴别，也是古代哲学中辩证法的一个体现。

在临床应用中，桂枝汤的主证为"汗出恶风"，在外可用于太阳中风证，还可用于内伤杂病之营卫不和，如《伤寒论》第53条、第54条。梅教授指出，辨主证固然重要，辨病机也必不可少，例如桂枝汤之主证为"汗出恶风"，其舌象多为苔薄白，舌质正常，根据情况，可合玉屏风散同用，加强益气固表作用；若舌苔白厚，湿邪内蕴，阻遏营卫运行者，可合温胆汤等化痰湿之法；若舌质红绛，苔白厚腻，汗出不畅而黏，是湿热内蕴之象，纵然影响营卫运行，其主要矛盾不同，则不用此法，要仔细辨别。

2. 灵活复用经方时方

梅教授认为，仲景用方，严谨精妙，大多方剂只一两味药物之差别，或者某些药量有别而另立新方，与某些方证，如真武汤（第316条）、四逆散（第318条）、小柴胡汤（第96条）等后面的加减法有别，值得思考。又《伤寒论》中多处运用合方，如麻桂各半汤、桂二越一汤、桂二麻一汤、柴胡桂枝汤等，实则启示后学者，若遇兼夹之证，视病情需要，可将方剂复用，非但可以灵活调整药物，亦可灵活调整药量，其妙全在一个"活"字。

梅教授擅长合用经方，但不拘泥于经方复用，也有经方与时方同用者。以柴胡类方为例，其中经方复用者，如柴胡陷胸汤是小柴胡汤合小陷胸汤、柴胡葛根芩连汤是小柴胡汤合葛根芩连汤等；亦有经方与时方同用的，如柴胡四物汤是小柴胡汤合四物汤、柴胡蒿芩汤是小柴胡汤合蒿芩清胆汤、柴胡温胆汤是小柴胡汤合温胆汤、柴平汤是小柴胡汤合平胃散、柴胡达原饮是小柴胡汤合达原饮、桂枝温胆汤是桂枝汤合温胆汤等。又如合大黄黄连泻心汤、小陷胸汤、桔梗汤治疗肺热痰盛，兼阳明燥热；真武汤合五苓散治疗慢性肾炎水肿有尿毒症者，并用大黄附子细辛汤灌肠；真武汤合麻杏甘石汤治疗肺源性心脏病属下焦阳虚，上焦痰热。还有部分药味少的方剂，如左金丸、失笑散、金铃子散、香连丸、枳术丸、黛蛤散等，适当之时，也常与前方合用，疗效甚好，如此运用，对于病机较复杂的证候，可极大地扩大方剂的运用范围。

3. 拓展经方临床运用

《伤寒论》言辞古朴，义理幽微，论述详尽，明确提出了辨证论治的思想，教人"观其脉证，知犯何逆，随证治之"之大法。《伤寒论》在六经的统领之下，三百九十七法，一百一十三方（佚一方），切实涵盖了六经的深刻含义，完整地体现了辨证论治的整个过程，生动地描述了仲景的辨证思维方式，隐约展现了古代哲学思想在中医学中的切实运用。如清代徐灵胎曰："医者之学问，全在明伤寒之理，则万病皆通。"学习者务必从正面、从反面、从侧面琢磨其原文含义，理解条文间的关系，解读条文外的条文。如"病痰饮者，当以温药和之""当温之，宜服四逆辈"（第277条），言法不言方，既示人以规矩，又留下根据病情灵活选方的空间；如半夏泻心汤之辛开苦降、斡旋中焦，为治疗中焦寒热虚实错杂之经典方剂，然据病情不同，《伤寒论》中尚有生姜泻心汤、甘草泻心汤之变化，故对于中焦寒热错杂者，临证组方时，但以寒热平调、攻补兼施、恢复升降、平衡中焦为法，并不拘泥于其方药组成，师法而不泥方。

在此基础上，梅教授于《论扩大<伤寒论>方临床运用途径》一文中提出拓展经方临床运用的八大途径：①突出主证，参以病机。②谨守病机，不拘证候。③根据部位，参以病机。④循其经脉，参以病机。⑤斟今酌古，灵活变通。⑥厘定证候，重新认识。⑦复用经方，便是新法。⑧但师其法，不泥其方。以上对拓展经方的临床运用具有较强的指导意义。

综上所述，梅教授钻研仲景学术，传承各伤寒学术流派的学术观点，反复实践，逐渐形成其伤寒学术特点：其一，法《黄帝内经》《难经》，从发扬整体观念、强调治病求本、重视调整阴阳等方面，夯实理论基础。其二，遵从仲景学术，阐发六经及六经辨证实质，重视病证之表里、先后、缓急，并强调扶阳气与存津液之法。其三，参考伤寒注家、温病学诸家及其他各家之学说，融会寒温辨证之理法。其四，基于临床实践，强调反复推求主证病机，灵活复用经方，并师法不泥方，探索拓展经方的临床运用之途径。其以《黄帝内经》《难经》为基础，重点研究仲景学术，并广泛涉猎诸家学说，反复运用于临床实践的伤寒学术特点，对后学者学用《伤寒论》具有指导意义。

二、梅教授治伤寒学术方法

梅教授传承仲景学术，深入钻研，阐发微旨，并结合时代特征，有所创新，逐步形成其独特的伤寒学术特点和研究伤寒学术的方法。其伤寒学术以《黄帝内经》《难经》夯实基础，立足伤寒，结合时代，勤于临证的特点，其研究伤寒学术的方法主要有：详论整体恒动观；活用唯物辩证法；融会寒温理法；旁参诸家，广征博引；斟今酌古，厘定证候等。

（一）详论整体恒动观

梅教授认为，整体恒动观，即在整体观念的基础上融入了变化的观念。《周易·系辞上》曰："变化者，进退之象也。"认为万事万物无时无刻不在运动、发展、变化。要从整体上把握变化，知晓变化，才能运筹帷幄，于不变中应万变。《伤寒论》本身及辨证论治的过程，均体现了整体恒动观。

1. 六经辨证，拓展运用

梅教授指出，《伤寒论》行文之中，只言"某经之为病"，不讲"某经之伤寒"，括百病于六经，而不离其范围，在六经上求根本，突出了六经辨证的特点。六经病之本质，不离正邪斗争、进退的动态变化，然而因正气强弱，感邪轻重，治疗及时得当与否，则有传经与不传的区别。传变与否，不以《黄帝内经》之计日传经为依据，以脉症为凭，如"伤寒一日，太阳受之，脉若静者，为不传；颇欲吐，若躁烦，脉数急者，为传也。伤寒二三日，阳明、少阳证不见者，为不传也"。其传经形式，可分为三类：①一般传经，如太阳可传阳明、少阳。②表里传经，如太阳内传少阴、少阳内传厥阴。③越经传，为不循一般次序传变，如太阳之邪，不传阳明与少阳，而传于太阴等。若素体虚弱，感受外邪，无三阳病证，而直犯三阴者，为直中。皆表明六经病证会时刻发生变化，有其普遍规律，为常；也有因正邪关系或误治，而有不循一般规律之诸多变化，为常中之变。

梅教授认为，仲景以六经立论，它是张仲景在《黄帝内经》经脉理论、整体恒动观的基础之上，在实践中不断应用和发展，所产生的一个高度抽象的概念。六经是生理结构、生理功能、天人相应、病理表现等内容的高度概括，也是脏腑、经络和气化的统一体，六经是一个宏观恒动的整体，可根据人体的结构、功能及其关系，分为三阴三阳，即太阳、阳明、少阳、太阴、少阴、厥阴等子系统，它们既相互独立，又彼此联系。其生理、病理、经脉循行，均联系多脏腑、多系统功能，则《伤寒论》中治脏腑病证之方，与治疗经络病证之法，常可相互借鉴、互为参考。以调治脏腑经络为手段，使气血阴阳恢复平和。抑或治在气血阴阳，而其效则归于脏腑经络，故扩大《伤寒论》方之临床运用，可于整体恒动中加以揣摩，为整体恒动观提供了坚实的理论依据。石寿棠谓："汉张太守著《伤寒》一书，立一百一十三方，三百九十七法，随病之变迁用之，千变万化。灵妙无穷，万病皆当仿之为法，不可仅作伤寒书读也。""万病"，言其多；"仿之为法"，是仿效、灵活变通之意，是师其法不泥其方，仿其法而灵活变通。《伤寒论》所载，大多为外感热病立法，对于杂病也有论述，而辨证论治之原理互通，所以治"伤寒"之方，可疗杂病；疗杂病之方，酌情变化，亦可治"伤寒"。医者须穷其理、达其变，触类旁通，举一反三。

2. 脏腑经脉，整体把握

梅教授认为，病机相符，外感热病方可用以治疗内伤杂病，脏腑病立法可以治疗经脉病证，对于经脉所过处之病证，可借鉴其治法。以梅教授拓展葛根黄芩黄连汤证治为例，此方出自《伤寒论·辨太阳病脉证并治中》第34条："太阳病，桂枝证，医反下之，利遂不止，脉促者，表未解也；喘而汗出者，葛根黄芩黄连汤主之。"是阳明肠热内迫大肠，而成热利之主方。《灵枢·海论》云："夫十二经脉者，内属于脏腑，外络于肢节。"则手足阳明经脉，胃肠之腑，必作整体来看，方得其全貌。如胃足阳明之脉，"起于鼻，交頞中，旁约太阳之脉，下循鼻外，上入齿中，还出夹口环唇，下交承浆……属胃络脾"，功能有燥湿相调之妙；大肠手阳明之脉，起于示指外侧，循指外侧，循臂上颈，贯颊，入下齿中，环口，至鼻孔外侧，与足阳明之脉相交。其脉属大肠，络于肺，有清燥爕和之美。而经脉之病证，可借鉴脏腑之治法，由此可见，头面部疾患，病机属热属实者，如齿痛、面痛、头痛、目赤、鼻干等，可酌情选用本方，此即"循其经脉，参以病机"。

　　又经络联系脏腑，网络全身，有循行交叉，经气互通之处。如手少阳三焦经"其支者……系耳后，直上出耳上角，以屈下颊至頔，其支者，从耳后入耳中，出走耳前，过客主人前，交颊，至目锐眦"；足少阳胆经"其支者，从耳后，入耳中，出走耳前，至目锐眦后，其支者，别锐眦，下大迎，合于手少阳，抵于頔，下加颊车"，前述阳明经脉之循行，关乎头面、口齿、颊部，说明阳明与少阳经脉在耳前、面颊均有交汇，故病机可以相互影响，可出现少阳阳明经脉同病之候，可合小柴胡汤治疗，此即"复用经方，便是新法"之旨。梅教授用葛根芩连汤（若病兼少阳则合用小柴胡汤）治疗阳明经脉所过之处，且病机相符之齿龈肿痛、头痛、痤疮、三叉神经痛、鼻咽癌放化疗后诸症、下颌关节炎等，疗效颇佳。

　　梅教授根据临床所见脏腑同病者多见，以及脏腑相关、经脉相连的生理病理联系，提出心系相关脏腑的同病理论：其一，胆心同病，痰瘀互结，可影响胆腑功能，导致经脉不利，累及心脏，抑或心为痰热瘀血阻痹，兼胆腑失和，则成胆心同病。《灵枢·经别》曰："足少阳……别者，入季胁之间……贯心。"可见此类病情，既有胆、心功能之相互影响，又有经脉的联系。其二，胃心同病，《灵枢·经别》曰："足阳明之正……上通于心。"《素问·平人气象论》曰："胃之大络，名曰虚里……出左乳下，其动应衣，脉宗气也。"说明胃之与心不仅功能相关，并且有直接经脉联系。治胃心同病之属痰热瘀血互结者，可用小陷胸汤加味。其三，颈心同病，《灵枢·经脉》曰："三焦手少阳之脉……布膻中，散络心包……足少阳胆经……循颈……心胁痛不能转侧……是主骨所生病者，头痛颔痛……缺盆中肿痛……手少阳之别……注胸中，合心主。"《灵枢·经别》曰："足少阳之正……上贯心。"此为少阳与颈、心的经脉联系，又膈以上至头部，概属上焦。故痰热上扰，侵犯头、项、颈部者，为临床常见之上焦症状，故颈心同病有据可查，且可用柴胡类方辨治。其四，肺心同病，心肺同居膈之上，心主血脉，肺主气、主治节，气血功能不可须臾相离，何况《灵枢·经脉》曰："心手少阴之脉……复从心系却上肺。"表明心、肺有经脉联系，临床上有肺病及心、心病及肺者，可看作"肺心同病"。

　　脏腑同病理论是以中医脏腑经络等理论为基础，辨析不同疾病之间的内在联系，从而用于治疗两种或多种疾病的辨证论治方法。此法以脏腑整体恒动观为指导，综合分析，提炼病机，辨证施治，对于应对当今日益复杂之疾病，日益精细之分科，确属良法。

3. 病证多端，治随证变

　　梅教授指出，《伤寒论》所述疾病在发展过程中，因体质与治疗及时、得当与否，往往会表现出证候主次、兼夹的差异，或不同传变及方证演变。以太阳中风证为例，其病起于风寒之邪外袭，因体质差异而有证候偏重或产生不同变化，若经脉证候明显，出现"项背强几几"，汗出恶风，或发热者，为桂枝加葛根汤证（第14条）；肺系证候明显，出现咳、喘，为桂枝加厚朴杏子汤证（第18条）；或因误治而兼其他证候，如误汗伤阳，其汗"遂漏不止，其人恶风，小便难，四肢微急，难以屈伸"的桂枝加附子汤证（第20条）；误汗损伤营阴，致"身疼痛，脉沉迟"之桂枝新加汤证（第62条）；误下邪陷胸中，郁遏胸阳，"脉促胸满"之桂枝去芍药汤证（第21条）；甚则损伤胸阳，以致胸闷脉不促反微弱、恶寒者，为桂枝去芍药加附子汤证（第22条），此为定法，皆显而易见。还有桂枝汤之活法，如服桂枝汤而病不解反烦的，先刺风池、风府，针药同用；平冲降逆的桂枝加桂汤；温通心阳兼镇潜的桂甘龙牡汤；祛风散寒除湿的桂枝附子汤；建立中气的小建中汤；温补心阴阳气血的炙甘草汤等，皆为定法中的活法。又有太阳表证失治误治，阳郁于内而化热内传，进而向大青龙汤证、麻杏甘石汤证、白虎汤证、葛根芩连汤证等演变，既是动态变化，又有明晰的规律，外感热病的传变，多为由表入里，由寒化热，由上到下，是变中之常。

梅教授指出，《伤寒论》行文虽以某证，某方主之，然其方药并非一成不变，随病情的变化，法因证而设，方随法而变，药亦随症而加减。《伤寒论》中诸多方证都有或然证及加减法，如小青龙汤（第40条）、小柴胡汤（第96条）、真武汤（第316条）、通脉四逆汤（第317条）、四逆散（第318条）、理中丸汤（第386条）、枳实栀子豉汤（第393条）等证。也有某药多种功效，随方药的配伍而有偏重，如《本经疏证》曰桂枝："盖其用之之道有六，曰和营，曰通阳，曰利水，曰下气，曰行瘀，曰补中。"可用于营卫不和，如桂枝汤类；用于心阳不振，如桂枝甘草汤等；用于水道不利，如五苓散等；用于水气冲逆，如桂枝加桂汤等；用于瘀血与热邪结于下焦，如桃核承气汤等；用于中气虚损，如小建中汤等，是《伤寒论》用药精纯，多种功用随配伍而变的最佳体现。往往也有看似悖于常理之处，如第315条，本为阴盛阳衰，浮阳于上，谓之戴阳证，除用姜附等热药外，反加咸寒苦降之人尿、猪胆汁，意在引阳入阴，使热药不为阴寒所格拒，以引浮阳归返，是为反佐药，精妙之至。辨证处方用药，法因证立，方因法变，临床所遇之病证，不可能都完全符合麻黄汤证、桂枝汤证等，《伤寒论》中或然证及加减法，当可效仿。

（二）活用唯物辩证法

中医学的形成过程离不开古代哲学的影响，其中最具有代表性的是古代朴素的唯物辩证法。《墨辩·小取》曰："夫辩者，将以明是非之分，审治乱之纪，明同异之处，察名实之理，处利害，决嫌疑。"以之指导中医辨证思维的运用，可明六经病变的是非之分，别病证表象同异之处，察脉证并治名实之理，审病证变化治乱之纪，处六经八纲辨证之利害，决脏腑经络病证传变之嫌疑。

梅教授认为，《伤寒论》本身就体现了唯物辩证法，有阴阳、表里、寒热、虚实，体现对立统一规律；有六经传变、病证方药变化，体现质量互变规律；有病证的曲折、多样发展，体现否定之否定规律。

1. 对立统一，全面把握

梅教授指出，《伤寒论》六经辨证隐含了阴阳、表里、寒热、虚实等辨证要素，涵盖了邪正、标本、常变、急缓、主次等，无一不是对立统一的，都是辩证法的体现。如阴阳、表里、寒热是对立的，其对立是相对的，阴阳可以再分阴阳，表里、虚实、寒热之证也可相互转化，表证失治误治可入里，伤寒日久可化热，如《经方实验录》所言："麻黄汤证化热入里，为麻杏甘石汤证。桂枝汤证化热入里，为白虎汤证。葛根汤证化热入里，为葛根芩连汤证。"足以体现其化热、入里的传变规律。虚实证候之间也有相互转化、兼夹、真假的不同。标本、急缓之治法也不是一成不变的，急则治标，缓则治本，如桃核承气汤"其外不解者，尚未可攻，当先解其外，外解矣，但少腹急结者，乃可攻之"，是先表后里，因其蓄血证较缓；而抵当汤则无论表证有无，径直下血攻里，因其证以急；表病误下后，"续得下利，清谷不止"，若身疼痛，则先以四逆汤救里，若后身疼痛，圊便自调者，则先以桂枝汤解表，均是根据病情急缓而权衡的。在实际方药运用中，寒温并用，攻补兼施，滋燥并行，升降同用，宣肃同施，内外异法同治，无一不是对立统一的发扬。

梅教授认为，在内伤杂病的湿热病证中，湿邪日久会化热，热又易伤阴，若以辛散之法祛湿，有助热之嫌，以寒除热，则有遏湿之弊，是一对矛盾；又除湿则更伤阴液，滋阴则有助湿之弊端，是另一对矛盾，务必要权衡其利弊轻重，把握尺度，湿热同祛，滋燥并行。对内有虚寒，外有湿热之患者，梅教授常常采用内外同法、内外异法的思路，如内服温中散寒，外用清热燥湿之品，可并行不悖。

2. 识证唯物，辨证准确

梅教授指出，中医学是建立在循证医学基础之上的经验医学，所得出的证候与拟定的方药并非主观臆断，而是有明确的四诊所得资料支撑的，《素问·征四失论》云："诊病不问其始，忧患饮食之失节，起居之过度，或伤于毒，不先言此，卒持寸口，何病能中？"

《难经·六十一难》曰："望而知之者，望见五色，以知其病之所处也；闻而知之者，闻其五音，以别其病之所出也；问而知之者，问其所欲五味，以知其病之所起所在也；切脉而知之者，诊其寸口，视其虚实，以知其病在何脏腑也。"仲景在《伤寒杂病论·原序》中，以"省疾问病，务在口给，相对斯须，便处汤药。按寸不及尺，握手不及足，人迎、趺阳，三部不参，动数发息，不满五十。短期未知决诊，九候曾无仿佛，明堂阙庭，尽不见察，所谓窥管而已。夫欲视死别生，实为难矣。"警示后人，辨证论治的过程是客观的，是唯物的。正如仲景所言："观其脉证，知犯何逆，随证治之。"根据脉症而得出病机，从而拟定治法，根据治法选取方药，其脉络十分清晰，有理有据。

梅教授指出，通过四诊全面采集的信息，是最基础，也是最可靠的，根据这些信息所推断出的病机，才是最准确的。如干咳少痰患者，若无其他信息，不可断言其为阴虚，也有可能是燥咳、肺热等，再根据其他症状、舌脉等，综合判断，才可下结论。又如便溏，其病机也很多，可以是虚寒、湿热、肠热等，也要结合大便特点、舌脉等综合辨证，叶天士曰："伤寒大便溏为邪已尽，湿温病大便溏为邪未尽。"亦足以言明其病机的多样性。对于耳鸣，虽有"肾开窍于耳及二阴"，但不可凭此，在无肾虚表现的情况下，断言与肾相关。肾固然开窍于耳，然亦有"心在窍为耳"，况手足少阳经脉都"从耳后，入耳中，出耳前"，均与耳关系密切，须全面考虑。

3. 立足本质，发散思维

梅教授强调，要学会抓住本质，也就是病机，要举一反三，发散思维，如对于温阳与通阳之辨，其理论明晰，运用中并无鉴别难点，其难在于识证。"通阳"载于华佗《中藏经·论诸病治疗交错致于死候第四十七》，曰："灸则起阴通阳……当灸而不灸，则使人冷气重凝，阴毒内聚，厥气上冲，分遂不散，以致消减。"明确提出"冷气重凝，阴毒内聚"者，当用通阳之法治疗。然其理法尽在《伤寒论》中，如"厥"，第337条曰："凡厥者，阴阳气不相顺接，便为厥。厥者，手足逆冷者是也。"旨在说明手足厥冷，包括恶寒等一类征象，其病机之关键，在于阴阳气不相顺接。阴阳气何以不相顺接？并非只有阳虚寒盛一途，如气机郁结（第318条）、热邪深伏（第335条）、蛔虫内扰（第338条）、冷结膀胱关元（第340条）、血虚寒凝（第351条）、水饮内停（第356条）等，其邪气之实，亦足令阴阳气不相顺接。梅教授将此论发挥，用于内伤杂病中，阳气不通之因湿邪阻滞，或湿热胶结，或瘀血阻滞、痰瘀互结等，阻碍阴阳气机运行，其症类似阳虚者，当用化湿、清热利湿、活血化痰、活血行气等法治疗，以通其阳气，此即叶天士所言"通阳不在温，而在利小便"，其通阳不全在温，亦非尽在利其小便，但使邪有出路即可，并将其拓展至内伤杂病辨治。

　　梅教授指出，在辨治疾病的过程中，更方与守方是辩证统一的。更方与否，关键在疗效，根据具体情况又分以下几点：①效不更方。是收效良好，病势向愈，而病机不变者，仍然坚守原方与法。②效亦更方。有两种情况：其一，投方收效甚好，而病机已变，则法随证变，方亦随法更；其二，虽有些许疗效，但并不满意，详察病情及诊疗过程，是否有察而未备、遗漏之处，则相应地调整治法。③不效更方。看似通俗易懂，但其理深奥，收效不显，则反复思索辨证失当之处，调整思路，又有前医治疗之记录，也可作为参考。④不效守方。看似违背常理，但遇根深蒂固之顽疾，短期难以奏效，而患者难耐重剂之攻伐，则要坐镇从容，以待寸功。以上几点，不过寥寥十六字，但践行不易，若能融会贯通，对临床思维之构建将大有裨益。

（三）融会寒温理法

梅教授认为，所谓寒温，是矛盾与统一的结合体，而汇通之说，其可行之处，在于虽然寒与温的发病与病机、传变不一，但辨证论治的原理互通，寒与温是在辨证论治理法驾驭下，两个方面的临床实践虽有偏重，但无法超出其精神实质。随着社会进步，因饮食生活习惯的影响，内伤脾胃、生湿化热者逐渐增多，虽然《伤寒论》中发黄证阐明湿热证辨治，其理法在温病学中更为详尽。如梅教授善用之柴胡陷胸汤、柴胡四物汤等，皆源于俞根初之《通俗伤寒论》，也常参考叶天士、吴鞠通等的学术，主张结合时代特征，融合寒、温的理法方药，可用于辨治外感、内伤病证。

1. 学术有源，勤于实践

洪子云先生曾说："只读伤寒而不通温病者，只能做半个医生。"梅教授受洪老先生的影响，推崇寒温汇通之说，认为寒温之学均是外感热病，本承一脉，具有源流关系，其学术发展的先后是缘于时代、地域、气候、体质等因素，并非是一前一后两个孤立的学术体系。

梅教授认为，《伤寒论》第3条之后，转而论述太阳温病脉证，其深意有二：其一，明温病之大体属性。即其病因为热，病证亦为热。其二，首论寒邪致病之后，复言温病，表明《伤寒论》是为外感热病立法，其病因已尽寓六淫之邪，非独寒邪使然。又因地域、气候等局限性，《伤寒论》中有温病内容，既不丰富，也不成体系，宜与后世温病学互参。

《伤寒论》中略述之温病，在江南温暖、潮湿、富庶的外界环境下，温病发生较多，其学术得到了极大的发展，然辨证论治的原理互通，故可将伤寒之方与法，变通运用于温病之证，如叶天士《温热论》曰："伤寒热邪在里，劫灼津液，下之宜猛，此多湿邪内抟，下之宜轻。伤寒大便溏为邪已尽，不可再下，湿温大便溏为邪未尽，必大便硬，慎不可再攻也。"既言伤寒与温病下法的区别，又强调以大便溏硬与否辨病邪之情况。湿热病证不宜妄用峻猛攻下之法，而在病证需要时，酌情选用轻法频下，如枳实导滞汤；增液通下，如增液承气汤；清下并用，如白虎承气汤；攻下合扶正，如新加黄龙汤；攻下合宣肺，如宣白承气汤；攻下合清泻火腑，如导赤承气汤；攻下合开窍，如牛黄承气汤等。

2. 借鉴他法，以为己用

梅教授教诲，此言他法，以治法为主。梅教授常参考温病各家用法。如吴鞠通《温病条辨》小陷胸加枳实汤，梅教授认为其用法既言小陷胸汤证为痰热互结，又言其胶结之热，如油入于面，甚难解除，故加入枳实以行气消积，化痰除痞，则痰去热孤。

梅教授治疗杂病中的湿邪为患病证较多，对湿邪里结日久化热伤阴有较多体会，常以滋燥并行、扶正祛邪取得良好疗效，对于甘寒、咸寒、酸寒、酸甘、血肉有情之品等养阴之法，区分明确，运用得当等，均是其融会寒温的具体表现。

梅教授结合寒温之理法，论述手足少阳同病：《伤寒论》所论少阳以足少阳胆为主，其证以气郁、化火为特点。但少阳也包括手少阳三焦，是阴阳水火运行的道路，二者生理密切相关，病理相互影响。少阳枢机不利，在足少阳则易化火，在手少阳则易停饮，手足少阳同病，则湿热相合，狼狈为奸。湿热为患，反过来又阻碍气机、津液的输布，导致少阳枢机不利，手足少阳分传，但有偏重之不同，常以柴胡蒿芩汤加减治疗，手足少阳同治。如叶天士所言："邪留三焦，亦如《伤寒》中少阳病也，彼则和解表里之半，此则分消上下之势，随证变法。"

梅教授拓展通阳法之运用，主要来源于《伤寒论》第337条："凡厥者，阴阳气不相顺接，便为厥，厥者，手足逆冷者是也。"仲景旨在说明手足厥冷包括恶寒一类征象，其病机关键在于阴阳气不相顺接。阴阳气何以不相顺接？并非阳虚寒盛一途，如热邪深伏、水饮内停、蛔虫内扰、气机郁结、血虚寒凝等乃邪气之实，足以令阴阳气不相顺接。梅国强教授之发挥在于杂病中，阳气不通之病机属湿邪阻滞，或湿热胶结，阻碍阴阳气机，或瘀血阻滞、痰瘀互结等，阻碍气机运行，其症酷似阳虚之恶寒，或某局部恶寒者，当用化湿、清热化湿、活血行气、活血化痰等法以通其阳气。结合叶天士"通阳不在温，而在利小便"之旨，活看"不在温"、活看"利小便"，则治湿大法皆尽。而叶氏告诫"较之杂证，则有不同"，是指杂病中阴寒类、寒湿类疾患而言，不可拘守"利小便"，当观其脉证，随证选用温阳或温化寒湿之法。

（四）旁参诸家，广征博引

梅教授指出，纵观中医发展史，可谓百家争鸣、百花齐放，正因为如此，各家看待问题的角度不一，学术观点不尽相同，博览各家著作，采其所长，乃学习之捷径。

1. 融会新知，增长见解

梅教授指出，温热内伏膜原，可成厥热胜复：厥热胜复是多种外感热病过程中特有的病机阶段，不是一个独立证候。若热邪深伏，正邪相搏，则有气机暂通与未通之时，其暂通时，热势外张，则为热；其未通时，热势蛰伏，则为厥。《伤寒论》有厥热胜复，温病学亦有，如湿热内伏膜原，湿热胶结，最易阻滞气机，而成厥热胜复之势。吴又可曰："其始也，格阳于内，不及于表，故先凛凛恶寒，甚则四肢厥逆。阳气渐积，郁极而通，则厥回而中外皆热。"其表现以寒热交替，或寒热起伏，寒甚热微，胸闷呕恶，周身四肢困重，舌苔白腻垢浊，或厚如积粉为主，吴氏又提出开达膜原之法。如梅教授曾治一患者，女，24岁，寒热交替反复发作一月余，先憎寒后壮热，日晡热甚，发热时伴肢厥，头痛如破，身痛，胸脘痞闷，苔黄厚腻，脉濡数。似与《温疫论》所载湿热内伏膜原相符。遂以达原饮加减治疗，服药第2日体温正常，连续服药22日，其中20日体温均正常，疗效明显。后因汗出恶风，改桂枝汤加味治疗，病愈出院。

梅教授常言：世人评王清任之《医林改错》，是越改越错，此言过于片面，是书之脏腑改错云云，虽无可看之处，然有两点可赞。其一，王氏"因念及古人所以错论脏腑，皆由未尝亲见，遂不避污秽，每日清晨，赴其义冢，就群儿露脏者细视之"，此种治学精神，值得学习。其二，王氏对于气虚和瘀血的认识十分详尽。他认为血瘀是正气虚推动无力造成的，血瘀证多为虚实夹杂；认为阳气若有十成，则"分布周身，左右各得其半"，气虚及半时，则偏居一侧，患侧偏瘫，对此气虚血瘀证，创千古名方"补阳还五汤"，以桃仁、红花、当归尾、赤芍、地龙，以化血之瘀，重用黄芪以补半身气之虚，此即"还五"之由来。梅教授提出，王氏此论，不外气血二字，而又以气机为主导。对于偏瘫一证，要从大处着手，不可拘泥于王氏之气虚血瘀论，患侧半身无气为用，既可以是气虚不用，也可以是邪阻患侧，导致气血不通达，不为肢体所用，如时下常见的痰湿之邪与瘀血互结，阻滞气机，导致偏瘫，一虚一实，不可不辨。

梅教授强调，外感病与内伤杂病均要注重调整气机，以求"和"与"通"，或以祛邪而求之，或以扶正而求之，因势利导，各得其所。气机失调的原因不外虚实两端：正气虚则气机升降出入无力，壅滞不行；邪气实则直接阻滞气机，导致升降出入失常，气行不畅。并认为通过调整气机、补虚泻实而达到扶正祛邪之效。其理大略有三：一者，有助增强抗邪；二者，有利恢复脏腑功能；三者，有助运药。梅教授指出，外感病调整气机的重点在于因势利导，使气机条达，或寓调于通，或逆转枢机，或调理升降，皆以恢复气机为宗旨，具体方法可概括为如下四种：祛除实邪，寓调于通；开郁泄邪，法以辛通；通达表里，着眼枢机；调整升降，重在理中，对辨治杂症同样具有指导意义。

2. 重视舌诊，辅助辨证

梅教授以舌诊之法，运用于临床，辅助辨证选方。《伤寒论》虽有舌诊记载，然并不进行重点论述，而后世温病学家将其作为一个发扬的重点。如叶天士《温热论》仅四千余言，但对于舌诊之论述内容，几乎过半，足以体现温病学家对于舌诊的重视。舌诊为望诊内容，也是四诊合参之重要方面，不可忽视，前医有脉症之取舍，也有舌脉之取舍，遇难辨之病证，舌诊似可成为重要依据。梅教授强调基于人身整体，有其内必形诸外，舌诊在一定程度上可以客观体现体内的状况，故将其运用于外感、内伤杂病的辨治，常取得较好疗效。

如用舌诊指导"胸痹姊妹方"的运用。"胸痹姊妹方"指《伤寒论》的小陷胸汤和《金匮要略》的栝楼薤白半夏汤，二方均可治疗胸痹，就药物而言，瓜蒌实宽胸下气，涤痰开结；半夏化痰开结；栝楼薤白半夏汤用辛温之薤白，通阳散结；白酒性温通阳，共奏涤痰宽胸、通阳宣痹之功；小陷胸汤则用苦寒之黄连，燥湿除热，苦辛通痹，成清热化痰开结之效。二方比较，均有"半夏半升，瓜蒌实一枚"，区别在于前者有"薤白三两，白酒一斗"，以温化通痹为主；而小陷胸汤则于前方去薤白、白酒，加"黄连一两"，改瓜蒌实为大者一枚，以清化散结为主。梅教授指出，此二方用药微妙参差，而效距千里。临证所见，此二方所治胸痹之症状，如出一辙。就脉象而言，因一病可见多脉，其脉或弦或滑，或数或缓，或沉，二证均可出现，细观仲景脉法，不解自明。故其辨别要点，尽在舌象之差别，若苔白（略）厚，质淡或正常，当用栝楼薤白半夏汤；若苔白或黄（略）厚，舌质鲜红或绛，当用小陷胸汤，学者当用心体会。

又如梅教授参考舌诊指导柴胡陷胸汤之运用，不论外感还是内伤，须具备：其一，发热。其二，咳嗽、胸闷、胸痛、胁痛。其三，胃痛，或胸胁痛。其四，少阳经脉所过之处，在出现酸楚疼痛等症的同时，必须见舌象为舌红或绛，苔白薄或白厚，或黄薄、黄厚，才可使用，突出了舌诊在柴胡陷胸汤选用中的重要性。

（五）斟今酌古，厘定证候

梅教授认为，随着时间的推移，文字、文意有变化，医学体系也有变迁，要考察古今文字、医学，厘定证候，帮助理解，指导临床；要参考中西医学，借鉴其诊察方法，来开阔视野，补充四诊在微观层面的不足。

1. 考究古今，厘定证候

梅教授论"陷胸"与"结胸"的关系，拓展了小陷胸汤的运用范围。小陷胸汤出自《伤寒论·辨太阳病脉证并治下》第 138 条："小结胸病，正在心下，按之则痛，脉浮滑者，小陷胸汤主之。"从原文来看，此证多为表病误治失治，病邪入里，痰热壅盛，结于心下而成。梅教授在《仲景方治疗肺系疾病临证撮要》中指出："胃脘与胸，分居横膈上下，其病理常相互影响。"若"此方证确与胸膈无关，则何以'结胸'名证，'陷胸'名方"，故本方治疗肺系疾患之理，"尽在'结胸''陷胸'之中"，故而梅教授言：在内伤杂病中，凡痰热内结，在中上二焦者，均可酌情使用。

梅教授对五苓散证之"小便不利"之症有不同见解，《素问·灵兰秘典论》曰："膀胱者，州都之官，津液藏焉，气化则能出矣。"又曰"水泉不止者，是膀胱不藏也"，因膀胱气化实则依赖肾气的蒸腾气化，故参考肾气丸证之"男子消渴，小便反多"与"虚劳腰痛，少腹拘急，小便不利"，参考真武汤证"小便不利""或小便利"的论述，认为膀胱既主"藏"，又主"出"，是其气化正常的两种表现形式，其病理状态则包括"不藏"与"不出"，则五苓散之"小便不利"实际包含"小便难出"与"小便妄出"，故多次以五苓散治疗小便频数之证，取得满意疗效。

梅教授对于《伤寒论》中十枣汤证兼表证为何性质有个人体会，第152条曰："太阳中风，下利呕逆，表解者，乃可攻之，其人漐漐汗出，发作有时，头痛，心下痞硬满，引胁下痛，干呕短气，汗出不恶寒者，此表解里未和也，十枣汤主之。"通过临床观察，认为其兼表证难以解除，非一般所谓风寒、风热，根据其发热、恶寒、汗出、头痛等，是悬饮之表象，或外证，病机为"饮阻胸膈，三焦失和，枢机不运，风木渐欲化火"，宜"和解枢机，化饮散结，兼从阴分透邪之法"，多次运用柴胡桂枝干姜汤化裁治疗类似病证，不但悬饮之表象解除，未用攻逐之法，悬饮亦随之而解。

梅教授临床所见皮肌炎一病似与"赤白游"风相似，参《医宗金鉴·外科心法要诀》曰："发于肌肤，游走不定，起如云片，浮肿焮热，痛痒相兼，高累如粟，由脾肺燥热，而兼表虚腠理不密，风邪侵袭，与热相搏，化热益盛而成，初俱宜荆防败毒散疏解之。"据患者恶寒高热，汗多（右侧为甚），口不渴，脉浮数，舌淡苔白，辨为腠理不密，风邪侵袭，营卫失调，荆防败毒散似有不符，于是仿桂枝汤意处方治疗，其病痊愈。

梅教授曾治乙状结肠冗长症一例，《灵枢·本脏》曰："肺应皮。皮厚者大肠厚，皮薄者大肠薄，皮缓腹裹大者大肠大而长，皮急者大肠急而短，皮滑者大肠直，皮肉不相离者大肠结。"论述肺合皮毛、肺与大肠相表里的关系，记载了"大肠大而长"的病理现象。《难经·五十七难》有"泄凡有五……大瘕泄者，里急后重，数至圊而不能便，茎中痛"之说。据患者频频如厕，里急后重，多无粪便排出，况且似痢疾而无赤白，似泻泄而异常窘迫，似便秘而初硬后溏，反复思考，查阅文献，觉与"大瘕泄""大肠大而长"契合，其病机与肝郁相关，拟四逆散合五苓散治疗，取得意外之效。

2. 中西互参，开阔眼界

梅教授曾系统学习西医，辨治疾病以中医思维为主，但不排斥西医，熟知西医生理、病理、诊断、治疗等内容，认为他山之石可以攻玉，只要可以辅助临床辨证施治，均可借鉴，常将中、西医理相互比较，并辨其优劣，取长补短。中医学以宏观整体立论，西医偏于从微观局部角度分析生理、病理的变化，是中医所不及，故可借西医以观其形，是四诊的延伸，并以中医辨证方法施治，以愈其病，亦可取得出乎意料之结果。

梅教授借助现代技术手段辅助认识中医证候。如对于慢性心衰阳虚水停证，考虑少阴心肾，水火两脏之生理功能、病理变化，拟温阳活血利水法治疗，取得了良好疗效。以西医理论研究血虚寒凝证模型，以化痰活血方辨治高脂血症，探索环境、饮食条件等对湿热证造模的影响，对大柴胡汤与少阳腑证、胰腺炎的认识，并用寒湿方法成功地建立了太阴阳虚及少阴阳虚的动物模型，揭示了两证的相互关系及病理生理的异同变化，证明了六经传变理论的客观性。

梅教授结合西医学知识，对于"宁络"一法，有着不同见解。王冰曰："经行气，故色见常应于时；络主血，故受邪则变而不一矣。"其病证必然纷繁杂乱，《类证治裁·血证总论》详述其种类："为吐，为衄，为呕，为咯，为咳血唾血……为崩中，为漏下，为溺血，为便血，为肠风血痢。"亦有发斑是血虽离经，而留于肌腠，此皆肉眼可见之类。梅教授指出，以上各种证候均是肉眼可见，或患者可明确感受到，是宏观之所见，然随着现代医学检验技术的进步，可检查到微观指标，提示"未病"之病，实为四诊所不及，亦可借鉴为四诊之延伸。如西医慢性肾病或泌尿系疾患，有患者无症状，而因体检查出尿潜血者，为微观层面因血络不宁而血溢脉外的征象；又有血小板减少，有出血倾向而未出血者，亦属此类，可结合四诊，出现明显症状之前察之，并以"宁络"之法治之，常获较好疗效。

综上所述，梅教授治伤寒学术方法主要包括：把握整体恒动观与唯物辩证法，从整体角度把握伤寒学术的研究，从恒动的角度认识证治的变化，并运用唯物辩证的方法来认识事物，用于指导学术研究与辨证论治；并融会寒温理法，结合时代特征，发扬伤寒学术；参考各家学说，参考古今之学，准确理解证候，灵活变通治法的辨治思维特点，参考中西医学，借鉴其微观层面的诊察优势，为"治未病""治小病"提供依据，对后学者研究《伤寒论》有重要的理论和临床指导意义。

辨证审机立法遣方思路

　　《伤寒杂病论》被誉为"方书之祖"，所载方剂被称为"经方"。梅教授临证喜用经方，重视古方，不弃时方，在临床中也积累了一定的经验方、自拟方，善用药组、药对。就临证而言，梅教授酌古斟今，变通灵活，临床疗效显著。本部分旨在简要介绍梅教授的部分临证经验，从辨证、审机、立法、遣方用药几个方面总结其辨证思路和方法，梳理临证选方用药习惯和特色，供同道参详。

一、辨证

　　立法用药，首重辨证论治。《伤寒论》以六经辨证论治为纲，以八纲辨证为目，揭示了中医认识疾病的辨证思维方法，以八法论治，统辖诸病，形成了完备的辨治体系。梅教授治学严谨，深谙仲师主旨，"有是证，用是方"，立法用药，莫不重视辨证论治。除精研《伤寒论》之外，梅教授敏悟《黄帝内经》之旨，服膺景岳、天士、鞠通诸贤，对于六经辨证、脏腑辨证、八纲辨证、卫气营血辨证、三焦辨证等都有着深刻的体悟。经方所治疾病在《伤寒论》中虽为外感所设，但后世医家皆公认其兼涉内伤。纵观古今经方医家，用之临床，多灵活权变，早已超越原书所载适应证。为此，梅教授经过多年临床反复验证，归纳升华，总结出一套比较完整的经方辨证理论体系，将主证、病机、病位、经脉、体质，甚至主病等多因素有机结合，或突出主证，或谨守病机，或把握病位，厘定脏腑，兼顾经脉。总之，梅教授认为重视辨证论治自能适应病情需要，并能拓展经方运用范围。

例如辨体质诊疗，仲师早开先河，《伤寒论》中有关"桂枝""柴胡"体质的描述颇多。梅教授在临证时也多有兼顾，但他明确指出，内外因均要综合考虑，权衡轻重。简而言之，一个"桂枝"体质的患者，若感受严重的风寒，同样可出现"麻黄汤"的风寒表实证，断不可见皮肤白皙、体质柔弱之人，便死守桂枝类方。

二、审机

谨守病机，旨在治病求本。《素问·至真要大论》指出，治疗疾病，欲达"桴鼓相应"之效，关键在于"审察病机"。在中医学理论指导下，辨证审机后方能确立治法，进而甄选最佳方药。梅教授在临床辨证论治过程中，十分重视对病机的把握，强调"谨守病机"，认为证候是病情之表象，病机乃其实质，临床上有实质同而表象异者，有表象同而实质异者，谨守病机，选用经方，为扩大经方临床运用范围的重要途径之一。

以柴胡桂枝汤为例，梅教授常用其治疗外感发热性疾病属太少同病者，对于内伤杂病多参见"支节烦疼，微呕、心下支结"等症，并不强求是否有发热症状，他常将此方用于胃及十二指肠溃疡、更年期综合征、神经官能症等疾病的治疗，疗效显著。梅教授认为"心下支结"一症类同于心前区支结，或疼痛，或胸脘痞结胀闷，若主症及病机相合，即可用本方加减化裁治疗冠心病、心胃同病、胆心同病等。

三、立法

（一）明辨虚实，活看扶正祛邪

"至虚有盛候，大实有羸状"（宋代苏轼《求医诊脉说》）。梅教授认为临床病证或虚或实，或虚实夹杂，须详加辨析，切勿犯"虚虚实实"之戒。如《伤寒论》之阳明腑实证，里热与肠中积滞相结，症见潮热，谵语，腹胀满痛，大便秘结甚至大便不通，舌红苔黄燥等实象，但因热结于内，腑气不通，经气不利，气血周流不畅，阴阳之气不相顺接，故见神情默默，身寒肢冷，脉象沉迟等类似正气不足之虚羸症状。若仔细察辨，不难看出患者虽神情默默，但呼吸气粗，语声洪亮；虽身寒肢凉，但自觉发热口渴；虽见沉迟脉，但按之实而有力。由此可见，阳明腑实证，虽有身寒肢冷、脉象沉迟等虚羸假象，但热结为病之本质，属邪实正盛，仍应以祛邪为主，治当寒下。

仲师颇重视扶正，认为扶正方能鼓邪外出，有助祛邪的同时，又可防邪复犯或防邪内陷。若邪气壅盛，祛邪即是扶正。《伤寒论》第220条曰："二阳并病，太阳证罢，但发潮热，手足漐漐汗出，大便难而谵语者，下之则愈，宜大承气汤。"若热结不去，势必伤津，此时"下之""釜底抽薪""急下存阴"，津液不伤，便是扶正之法。而对于少阳证，患者若无体虚，尽可去小柴胡汤之党参、大枣之甘壅，以祛邪为要，故梅教授用小柴胡汤，取其方义，多以柴胡、黄芩、法半夏三药为基本方。柴胡苦、辛，微寒，外散少阳半表之邪，又兼疏理气机之功；黄芩苦，性寒，内清少阳半里之热，尤善清胸膈胆腑之热，两者合用，外透内清，和解少阳；法半夏燥湿化痰，兼辛散消痞散结，疏利水道；三药同用，散邪开结，以祛邪为主。

（二）和调阴阳，重视通畅三焦

中医学整体恒动观念认为，疾病是各种因素导致机体内部阴阳失衡，调整阴阳是一切疾病之治疗总则。经方不仅治疗外感病证，更广泛地应用于复杂多变的内伤杂病。在疾病发展过程中，阴阳不同程度的受损，都有可能造成阴阳失衡。阴阳不和，自当和解、调和。《伤寒论》之小柴胡汤乃和解第一方，有着畅达三焦的作用，服之后可令"上焦得通，津液得下，胃气因和"，三焦通畅，阴阳自和。揣度梅教授喜用柴胡类方的原因之一，应与此类方群属和解方之翘首有关，临床多种疾病在其发展过程中往往病情复杂，病机多端，但常不外乎阴阳失和、气血失调等，柴胡类方多可清利胆腑，通畅三焦，运转枢机，调达气机，使阴阳水火升降正常，邪祛正复则身体康健。如妇科相关疾病，梅教授颇重视调畅三焦，疏利肝胆以调和气血、阴阳。女子"经、带、胎、产、乳"等无不以气血为用，尤其是血，而肝主疏泄、藏血，凭借其特殊功能，在女子生理、病理变化中发挥着举足轻重的作用。经方中柴胡类方多能疏利肝胆、调畅气血，因而在妇科疾病的治疗中颇为常用。对于经行感冒、经行发热、月经不调、面部色斑等，与肝失疏泄、气血不调有关者，梅教授常用小柴胡汤、柴胡桂枝汤、柴胡四物汤等方化裁使用，疗效颇佳。

四、遣方用药

（一）熟谙汤头，活用经方时方

梅教授善用经方，除经方单用外，又提出"复用经方，便是新法"，用于治疗复杂病证，以提高疗效。其复用原则或上下病情歧异，或脏腑病变不同，或兼证明显，或表里寒热不一。符合上述条件者，即选择相应的经方复用。梅教授常用的经方复方甚多，仲师之柴胡桂枝汤即为小柴胡汤与桂枝汤各取其半而成。后世名方尚有柴陷汤（小柴胡汤合小陷胸汤）、柴苓汤（小柴胡汤合五苓散）等，都是梅教授的临证常用方。梅教授临床擅长治疗心血管疾病，对于冠心病稳定型心绞痛一病，他认为外感六淫、饮食不节、七情内伤及年老体衰等因素导致脏腑亏损，血脉瘀阻，均可诱发该病。近年来，湖北省冠心病患者尤以痰热血瘀型多见。梅教授提出"痰瘀相关"论，认为痰是瘀的初期阶段，瘀是痰的进一步发展。本病证候以气阴两虚为基础，痰浊（热）和血瘀并存、痰瘀互结等。基本治法为清热化痰，调和气血。常用方剂包括加减柴胡陷胸汤、加减柴胡温胆汤等。

梅教授虽重视经方，也不轻视时方。以失眠为例，梅教授常用时方有温胆汤、黄连温胆汤、十味温胆汤、血府逐瘀汤、归脾汤等。对于湿热痰浊病证，梅教授临证颇有心得。梅教授认为随着生活水平的改善，社会节奏加快，压力增大，缺乏运动等诸多原因，使得人体脏腑功能失调，津液输布代谢异常，进而形成各种"文明病""富贵病"，而多数病证与湿热痰浊的积蓄有关，因而临证时诸如三仁汤、甘露消毒丸、二妙散、三妙丸、四妙丸、二陈汤、温胆汤等时方，皆是梅教授熟稔的代表时方，可根据湿热痰浊的偏重、部位不同合理选择。

将经方与后世疗效卓著的时方合用，是梅教授常用法，也能发挥显效。常用方如小柴胡汤合温胆汤、小柴胡汤合平胃散、小柴胡汤合四物汤、小柴胡汤合二妙散等。

（二）临证更方，把握病证变化

梅教授教诲，临证之时，治因证设，方随治立，以辨病机之所在，贯穿其始终。"效不更方""不效更方"之理，医所共知，然则仍显不足。病证变化多端，法随证而变，方因法而立，更方亦为临证技巧之一，唯有巧由工出，方可有获。

1. 效不更方

"效不更方"，意为投方收效之后，病证虽轻，而病机依旧，遂守前方，或依症略事加减续投，至诸症悉除收功。如《伤寒论》第24条曰："初服桂枝汤，反烦不解者，先刺风池、风府，却与桂枝汤则愈。"《伤寒论》第152条十枣汤证下有"若下少，病不除者，明日更服"等。故临证之时，投药虽有收效，而病证未愈，病机不变，则坚守原方，略事加减，至病瘥而止。

如毛某，女，28岁，两年前曾因母亲强制其节食减肥，春节禁食半月，而至肝肾功能异常，身瘦如柴，食欲不振，月经数月不行而来诊，经治病愈，体态恢复正常。后因情绪剧烈波动，饥饱不均，以致"饮水后脘腹胀1个月"来诊，诉饮水后脘痞腹胀，进食后其脘胀反不显。渴而多饮，小便不利（尿常规、肾功能正常），午后下肢浮肿，恶心呕吐，时有头晕，大便数日一行，月经正常，脉缓，苔白薄。观其渴而多饮，小便不利，饮水后脘痞腹胀，当是气化不利，水饮内停，梅教授以五苓散合枳术丸治疗，药用：茯苓30g，猪苓10g，泽泻10g，焦白术10g，桂枝10g，生姜10g（自备），枳实25g，当归10g，川芎10g，黄连10g，吴茱萸6g，海螵蛸15g，虎杖15g，莱菔子15g。服药1周，浮肿消失，口渴、恶心及饮水后脘腹胀均减轻，大便3日一行，溏而不爽，脉缓，苔白厚，守原方，略事加减。续服两周，尿量增加至基本正常，饮水后脘腹痞胀甚轻，口渴减轻，恶心呕吐偶发，大便干结，3日一行，病减过半，似可更方，遂改陈平汤加减，曾病轻一时，其后病情反复，饮水后脘腹胀明显加重，甚则水入即吐，夜尿多而白天尿少，情绪低落，脉缓，苔白略厚，辨为"水逆"之证，始觉更方过早，故仍以五苓散加味，服药月余病愈。瘥后防复，遂改汤作丸相投，迄今未见复发。

2. 效亦更方

此言"效亦更方"，似与前者相互龃龉，然仔细斟酌，服药收效之后，不可盲目守方，若病机变化，治法当改，投方自异，如是推之，便有理可循。梅教授常道，投药之后，虽得效，亦须更方者有二：

其一，投方收效，诸症悉减，仍应观其脉证。若其病减轻，且病机有变者，亦应更方。否则得效之方，反为无效，或生他变。如《伤寒论》第29条，历论甘草干姜汤、芍药甘草汤、调胃承气汤之治法，虽属举例之论，然已昭示得效更方之微旨。如洪某，女，30岁，因"荨麻疹反复发作9个月，加重1周"来诊，见周身风团而痒，搔后色红，高于皮肤，纳可，二便正常，月经正常，脉缓，苔白略厚，质绛，有过敏性鼻炎病史。梅教授以为苔白略厚，质绛，显系湿热内伏，因风邪所激，而侵犯体表。何以袭于体表？梅教授引"腠者，是三焦通会元真之处，为血气所注；理者，是皮肤脏腑之纹理也""肾合膀胱三焦，三焦膀胱者，腠理毫毛其应"之旨，拟和解枢机、清热祛湿兼活血祛风之法，予柴胡温胆汤加减：柴胡10g，黄芩10g，法半夏10g，陈皮10g，茯苓30g，土茯苓30g，土牛膝10g，羊蹄（土大黄）20g，土贝母10g，当归10g，川芎10g，丹参30g，荆芥10g，防风10g，全蝎10g，蜈蚣两条。服药1周，荨麻疹发作次数及范围减小，瘙痒减轻，饮食及二便正常，脉缓，苔白薄。梅教授见舌苔由厚变薄，提示湿热之邪已去，病机变化，遂改柴胡四物汤加减，处方：柴胡10g，黄芩10g，法半夏10g，生地黄

10g，当归 10g，川芎 10g，赤芍 10g，白芍 10g，丹参 30g，土贝母 10g，土牛膝 10g，羊蹄（土大黄）20g，土茯苓 30g，全蝎 10g，蜈蚣两条。服药两周，病愈。

其二，病者服药虽有一定收效，但其功甚微，医者并不满意者，亦须更方。此时，当再详询其病史，细察其脉证，若察觉疏漏之处，证候方药未能尽合者，需改弦易辙。如汪某，男，54 岁，因"胃痛反复发作 1 年，加重 1 月"来诊。患者胃脘胀痛，餐后胀甚，伴反酸，嗳气，偶尔胸骨后隐痛，饮食尚可，大便 3 日一行，小便正常，脉缓，苔白厚，质绛。纤维胃镜提示：慢性浅表性胃炎，反流性食管炎。胃脘属"心下"范围，虽无"按之则痛"，然其胀痛，反酸，嗳气，苔白厚，质绛，均为痰热结于心下之证，故梅教授以小陷胸汤加味：法半夏 10g，全瓜蒌 10g，黄连 10g，吴茱萸 6g，海螵蛸 15g，延胡索 15g，郁金 10g，炒川楝子 10g，片姜黄 10g，当归 10g，川芎 10g，虎杖 25g。服药 1 周，症状虽有减轻，但梅教授感觉效果不甚满意，遂加柴胡 10g，黄芩 10g，九香虫 10g，而成柴胡陷胸汤之意，续服两周，症状基本消失。因其人为个体商户，饮食不规律，遂改为丸剂以善后，并嘱规律饮食，适当调整饮食结构。曾问有效而更方之故，梅教授答：其痰热之机并无争议，初拟小陷胸汤，虽有微效，并不满意，详察其脉证，因胸骨后痛，为足少阳所主，故改为柴胡陷胸汤更为稳妥，此举亦暗含病证兼夹之时，复用经方，便是新法之旨。观此，效亦更方之理，不解自明。

3. 不效守方

吴鞠通曰："治内伤如相，坐镇从容，神机默运，无功可言，无德可见。"说明在内伤杂病中，辨证用方，虽已详审，并确定无疑者，短期虽难奏效，然久必收功。治此类病如琢如磨，功到则成。

若治疗急性病，不效不可守方，与此无关，另当别论。

如张某，男，83 岁，因"右下肢冷痛 1 年余"来诊。患者右下肢冷痛，伴麻木，右股酸软，立夏之时犹穿棉裤方可忍受，夜间用"暖宝宝"才能入睡，行走困难，活动时症状加重，右下肢自膝内侧以下，痛而拒按，肤色青紫微肿，胸闷，饮食正常，大便溏，小便正常，脉弦数，苔白厚，舌质绛。彩超提示：①右下肢动脉粥样硬化。②右下肢动脉硬化闭塞症（伴多处管腔狭窄）。辨为下焦湿热与瘀血互结，梅教授以二妙散加味，药用：苍术 15g，黄柏 10g，薏苡仁 30g，土牛膝 10g，土贝母 10g，土茯苓 30g，羊蹄（土大黄）20g，当归 10g，川芎 10g，白芍 20g，土鳖虫 10g，红花 10g，全蝎 10g，蜈蚣两条，地龙 15g，酸枣仁 50g。初治之时，疼痛略轻，似效非效，梅教授曰效虽不显，而病机未变，治法不改，故守原法酌情加制川乌、制草乌、丹参、桂枝、制乳香、制没药、金刚藤、忍冬藤等品，用药月余，方觉下肢如虫行皮中状，冷痛渐减，可缓行 100 余米，疼痛范围缩小，续服前方以治。初治疗月余，因疗效较慢，而方药未改，曾问道于梅教授。梅教授曰：病久入深，痼留体内，本不易去，更有年迈体弱，欲速不达。胸中定见，不可擅改。治疗将近半年，上方未变，仅有少许加减。右下肢已无冷感，不痛，微肿消失，仅步行时略有胀感，压痛甚轻，从膝内侧至内踝肤色正常，踝以下肤色淡紫，目前仍在治疗之中。

4. 不效更方

"不效更方"虽在情理之中，然更方之时，亦应详察证候、起病及诊疗过程，而知其疏漏之处，于原方之中略加调整，似乎方药基本同前，实则变化暗藏其中，如桂枝加厚朴杏子汤之类，属此。再者，患者曾辗转多方求治，而收效甚微，接诊之时，详审前医之方药，以病历为师，结合脉证，回避旧路，另辟新法，多能疗效满意。

如陈某，女，45岁，因"失眠半年，加重两周"来诊。患者入睡困难，易醒，醒后难再入睡，多梦，偶尔心悸，月经正常，纳可，大便二三日一行，脉缓，苔白厚，质绛。此为痰热内扰，心神不宁，梅教授以温胆汤加减，药用：法半夏15g，陈皮10g，茯苓50g，竹茹10g，枳实25g，石菖蒲10g，远志10g，郁金10g，当归10g，川芎10g，土鳖虫10g，红花10g，合欢花20g，首乌藤30g，酸枣仁50g，虎杖25g。服药两周，略有加减，而病情如故。梅教授详问其病情，诉夜间易醒，且醒后心悸胸闷明显，此为痰热扰心，心神不安，遂于前方加黄连、全瓜蒌二味，看似治法未变，实则暗藏玄机。因原方加此二味，则以小陷胸汤为主方，较前方之分消走泄法，而变为以清涤中上二焦之痰热为主，开结宽胸之力尤胜，用以治疗痰热扰心，胸闷心悸而失眠者，最为相宜。服药两周，症状基本消失。观此，是投方不效时，详察病情，仔细思考，发现端倪，在方药细微改动之下，于不变之中求变。

梅教授常教诲，变化贯穿疾病始终，辨证之时把握变化，方可主导疾病向愈；治疗之中，常法不效，必思其变法。用药如用兵，沙场瞬息万变，病情亦诡秘难测，然有"三易"之理可遵：一者，变易——无论治与不治，正治与误治，病情始终是在变化的，不可一味泥旧而不晓变化。二者，简易——病证纷乱，病情复杂，若以病机为要，方可执简驭繁。三者，不易——观其脉证，知犯何逆，随证治之，此为辨证论治之不二法门。

（三）用药灵活，善用药组药对

用药上，梅教授仍以经方所载之药物为主，常用药不过几十味。而对于现今难以觅得之品，或业已证实有不良反应之品需用他药替代。如粳米或山药代秫米，磁石代铅丹、生铁落、朱砂等。药物用量基本遵循经方之旨，多数药常用剂量为6~20g，唯确信药性平和者可大量使用，如梅教授用茯苓（神）的常用量为30~60g，丹参、钩藤等多用至30g。对于某些有明显不良反应的药物，多视患者情况，从小量开始逐渐加量，如葶苈子，可从6g开始，逐渐加至25~30g。

药组是三味或三味以上的药物组合，药对多是两味药物的配伍。梅教授在长期的临床过程中，形成了自己的用药习惯，积累了丰富的用药经验。临床诊疗，多首定基本方，后视患者病情需要，以药组或药对的形式随证加减。例如，梅教授常将土茯苓与土贝母、羊蹄（土大黄）、土牛膝三药同用，并将此四药称为"四土汤"，此方清热解毒利湿，凉血活血消肿，对于湿热带下尤为适宜。现代研究证实，土茯苓可增加血尿酸的排泄，可用于痛风的防治，梅教授临证将其用于湿（痰）热所致的其他疾病，如高脂血症、湿疹等亦有良效。又如痤疮的治疗，梅教授常用梅花和月季花、玫瑰花这一药组。梅教授认为，痤疮的形成多与肝、胃、肺三脏密切相关，病因多责之于肺热、胃热、血热、热毒、湿热、血瘀等。梅花微酸、涩，性平，归肝、胃、肺经，本品一药入三经，疏肝和胃，理气化痰，《本草纲目》认为其尚有清热之功，用于治疗痤疮尤为合宜；月季花味甘，性温，入肝经，有活血调经、消肿解毒之功效，祛瘀、行气、止痛作用明显；痤疮一证，前医常妄加寒凉之品，梅教授多配以甘微苦、性温的玫瑰花，能增强理气解郁、活血散瘀的功效，有助于消肿止痛，十分契合痤疮的病因病机。

药对是梅教授临床用药的一大特色，常用药对不胜枚举。如黄连、紫苏叶药对，出自《温热经纬·薛生白湿热病》云："湿热证，呕恶不止，昼夜不差，欲死者，肺胃不和，胃热移肺，肺不受邪也。宜用川黄连三四分，苏叶二三分，两味煎汤，呷下即止。"黄连功善清热燥湿，泻火解毒，《本草新编》谓黄连"止吐利吞酸，解口渴，治火眼，安心，止梦遗，定狂躁，除痞满"，由此不难看出，黄连是治疗肝火呕吐的要药。紫苏叶辛温，有解表散寒、行气和中、安胎之功。《本草汇言》称紫苏叶："散寒气，清肺气，宽中气，安胎气，下结气，化痰气，乃治气之神药也。"紫苏叶与黄连同用，有助于佐金平木，临证治湿热之呕恶不止，对于肝气偏盛之妊娠恶阻、经行呕吐、放化疗呕吐等疗效显著，具有清热燥湿、和胃止呕之功。又如虎杖、莱菔子药对，虎杖具有利胆退黄、清热解毒、活血祛瘀及祛痰止咳之功效，多用于治疗湿热黄疸、淋浊带下、痈肿疮毒、血瘀经闭、跌打损伤及肺热咳嗽等，本品还兼泻下通便之功，可用于热结便秘。梅教授临证少用大黄，常以虎杖 15~25g 治疗便秘，若伴腹胀者，则合用莱菔子 10g。莱菔子能消食除胀，降气化痰，本品行气消胀，有助于虎杖推荡胃肠积滞，增其泻下之力。梅教授认为此二药合用，效力近于小承气汤之大黄与枳实、厚朴的配伍。

综观梅教授笔耕之"某方临证思辨录"，无不从实用出发，无论临证经验还是衍生之"手足少阳同病"等理论，都十分切合临床实际，对于临床运用，足资参考。

中篇 运用思路

柴胡类方拓展运用思路

柴胡类方是以《伤寒论》小柴胡汤为主，经过加减化裁而形成的一个方剂系列。小柴胡汤为柴胡类方之主方，具有和解少阳、运转枢机、宣通内外、运行气血之功，为"少阳枢机之剂，和解表里之总方"（《伤寒来苏集》），故其所治病证涉及外感、内伤，与气血、津液等方面相关，此外少阳病证还涉及肝胆、脾胃、血室、三焦等脏腑。《伤寒论》中柴胡类方共6首：小柴胡汤、大柴胡汤、柴胡桂枝汤、柴胡桂枝干姜汤、柴胡加芒硝汤、柴胡加龙骨牡蛎汤，而后世医家对本方应用更是极尽变化，颇多发挥，如柴平汤、柴苓汤、柴胡四物汤、柴胡温胆汤、柴胡陷胸汤等，均是传世名方，为临床运用柴胡类方广开了思路。

一、小柴胡汤

小柴胡汤在《伤寒论》中是治疗少阳病之主方，具有和解少阳、疏泄胆火、扶正祛邪的作用。本方广泛运用于临床各科，为后世所推崇，究其原因，梅教授总结如下四条：①第96条加减法有七种之多，再结合大柴胡汤等柴胡五方，各有法度，足以发人思考，可广开临床权变之门。②条文第101条曰："伤寒中风，有柴胡证，但见一证便是，不必悉具。"是于规矩中示人灵活。即第 96 条所载诸症及第 263 条"口苦，咽干，目眩"等，但见一症或部分症情，而病机属少阳者，均可使用。③第 230 条所论"上焦得通，津液得下，胃气因和，身濈然汗出而解"，足见其功效之广。④与他法配合，可衍生专方，既宗原方和解之旨，又具原方之未备。总之，本方寒温并用，攻补兼施，升降协调。外证得之，重在和解少阳，疏散邪热；内证得之，还有疏利三焦、条达上下、宣通内外、运转枢机之效。方中柴胡苦、辛、微寒，归肝、胆经，具有疏散邪热，疏肝解郁，调理肝胆、肝脾、肝胃等功效。本方既适用于外感病，又能治疗多种内伤杂病；既能治疗肝胆之病，也广泛适用于他脏之疾。

对于小柴胡汤的应用，外感病用之，重在和解少阳，疏散邪热；内证得之，重在疏利三焦，条达上下，宣通内外，运转枢机。故本方广泛应用于临床各科，涉及外感内伤诸多病证。临证之时，梅教授主张"有柴胡证，但见一证便是，不必悉具"，可用原方，也提倡灵活加减，虽沿袭系列柴胡类方，但多有变化，临床运用，圆机活法，使小柴胡汤的临床应用范围极大拓展，为经方治疗多种疾病提供了思路。

如李某，男，57 岁，患者出现带状疱疹（中医学称为"蛇串疮""缠腰火丹""火带疮""蛇丹"等）约 20 天，初起左胸胁部有向背部延伸之带状红肿，上有水疱，部分化脓，左胸胁剧痛。西医用抗病毒药物治疗，水疱虽已结痂，但疼痛仍重，低热恶风（体温 37.5℃），周身不适，脉弦缓，舌苔薄白。据其低热恶风，疱疹患病部位为足少阳胆经循行所过，故治宜和解少阳，行气活血，兼以解毒为法。处方：柴胡 10g，黄芩 10g，法半夏 10g，太子参 10g，枳实 15g，橘叶 10g，煅牡蛎 15g，延胡索 15g，郁金 10g，当归 10g，川芎 10g，忍冬藤 30g，大血藤 30g。7 剂之后，疱疹结痂自然脱落，红肿亦消，低热已退，唯胸胁疼痛未愈。是在表之热毒已尽，而在老年体弱者，经脉损伤难复，仍用原方略事加减，如痛重加白芍 30g，生甘草 6g，丹参 30g，土鳖虫 10g。痛缓时去此四味，加王不留行 20~25g。共服药 50 天左右，诸症若失，为巩固疗效，将原方作丸，以善其后。

二、其他柴胡剂

（一）柴胡桂枝汤

本方出自《伤寒论》第 146 条，用治太少同病。有"发热微恶寒，支节烦疼""微呕，心下支结"等症，前者示太阳表证未解，后者知少阳半表半里之证又现，但都较轻浅，故分别取小柴胡汤和桂枝汤原方分量之半，合为复方。治外感属太阳少阳同病者，《伤寒论》已有明训，不再赘述。治内伤杂病，不拘发热与否，根据主证"心下支结""支节烦疼"等，舌脉符合者，均可用之。

如郑某，女，48 岁，患者出现心悸数年，伴胸闷，喜叹息。时心烦，易惊惕，噩梦纷纭，胸背胀，目胀，左侧头痛，食后心下痞满。月经期小腹及腰痛，经色红，伴双乳胀痛而有结块，经后则消。脉弦缓，苔薄白。纵观此证，厥阴少阳气郁，显而易见；然心烦、易惊惕、噩梦、经色红，当是厥阴少阳逆气烦扰所致，于是疏肝解郁难制郁阳烦扰，故需厥阴少阳同治，以制亢害；调营卫者，旨在通经隧，以利瘀滞之畅达。方药：柴胡 10g，黄芩 10g，法半夏 10g，太子参 10g，桂枝 10g，白芍 10g，生姜 10g，炙甘草 6g，当归 10g，川芎 10g，郁金 10g，橘核 10g，海螵蛸 20g，茜草 10g。此为柴胡桂枝汤加橘核之类，是厥阴、少阳同治而制其厥阳。其中桂枝汤调和营卫，而当归、川芎亦调营卫，以增通利经脉之效。海螵蛸、茜草是仿四乌贼一蘆茹丸意（蘆茹未详，以茜草代之），功能凉肝活血。服药1周，头痛缓解，情绪紧张时，偶发心悸。服药期间，适逢月经来潮，未见乳房胀痛结块，亦无腰痛，唯存胸胀、不欲食、梦多。仍守前方加首乌藤30g，再服1周，诸症消失。

（二）柴胡桂枝干姜汤

本方出自《伤寒论》第147条，用治少阳枢机不利兼水饮内结之证。梅教授认为本方证实属手足少阳同病，"胸胁满微结"为饮阻上焦，不同于小柴胡汤证之"胸胁苦满"；"小便不利"为饮阻下焦，气化失常之象；饮阻三焦，但未涉及胃腑，故"渴而不呕"，三焦实为水火气机之通道，邪犯少阳，既可见胆气内郁化火，又可见三焦水饮内阻，由是观之，本方证或可谓之少阳经腑同病，故用柴胡桂枝干姜汤和解兼温化。梅教授曾用本方加减化裁，治疗悬饮病证、顽固性头痛属少阳火郁水停者，效果明显。

石某，女，22岁，2011年3月18日初诊。左侧头及颈项痛3年，有轻缓之际，难有不痛之时。月经周期正常，经期头痛必然加重，伴腰腹疼痛，乳房胀痛，失眠，恶寒，腹泻，无恶心呕吐，脉沉弦，舌苔白厚，质淡。此例头痛经期加重，伴乳房胀痛等，其病机已涉及手足少阳经脉，且枢机不利。恶寒，腹泻，结合舌脉分析，当属水饮。法宜和解温化，处方：柴胡10g，黄芩10g，法半夏10g，桂枝10g，干姜10g，煅牡蛎10g，泽泻10g，延胡索15g，郁金10g，炒川楝子10g，片姜黄10g，吴茱萸10g，蔓荆子10g，陈皮10g，茯苓30g。头痛重时加全蝎、蜈蚣。共服药28剂，诸症消失，改用柴胡温胆汤调理善后。

（三）柴胡加龙骨牡蛎汤

本方出自《伤寒论》第107条，专为少阳胆火上炎，三焦枢机不利，痰浊内生，痰热扰神之烦惊谵语而设。方中龙骨、牡蛎为临床重镇安神之常用药对，而柴胡、牡蛎的配伍亦为梅教授所喜用，认为二药一升一降，一疏一敛，可疏肝软坚，调畅气血，若另加泽泻，则有化痰散结之功。根据《伤寒论》中"胸满烦惊""谵语"，常用本方治疗心悸、失眠、癫狂等，证属西医学之神经衰弱、精神分裂症、抑郁症等，因方中铅丹有毒，梅教授常以磁石代之。

王某，女，49岁，患者17年前做子宫切除术后，经常失眠，大便干结，约1周一行，渐至气短，喜叹息，小便白天较少，夜间量多。后头部胀痛，头昏，甚则眩晕，面乍赤，乍汗，心烦，阵发心悸，幻觉幻听，易惊惕，腰膝酸软，脉弦缓，舌苔中心白而略厚。证属少阳枢机不利，相火内郁，扰乱心神，治宜和解枢机，柔肝泻火，化痰安神。处方：柴胡10g，黄芩10g，法半夏10g，太子参10g，桂枝10g，白芍10g，煅龙骨、煅牡蛎各15g，磁石10g，当归10g，川芎10g，郁金10g，石菖蒲10g，远志10g，生蒲黄10g。7剂，每日1剂。二诊：喜叹息、幻觉幻听好转，后头部胀痛消失，但头晕有所加重，睡眠差，脉弦缓，舌苔中心淡黄略厚。于上方去当归、川芎、生蒲黄，加胆南星10g，黄连10g，钩藤30g，幻觉幻听较重者加百合，再服药3周，效果尚满意。

三、柴胡复方

经方配伍简单，而力专效宏，因而有谓用经方需按经方之法，不得随意变更者。然梅教授认为经方以至今日，时移世易，虽酷爱经方，但不死守之，提出"复用经方，便是新法"，用于治疗复杂病证，以提高疗效。

（一）小柴胡汤与其他经方合方

梅教授常用的柴胡复方甚多，其中，柴胡桂枝汤即为小柴胡汤与桂枝汤各取其半而成，此乃仲景示范在先，后世名方尚有柴陷汤（小柴胡汤合小陷胸汤）等。《伤寒论》中已有小柴胡汤和小陷胸汤，后世医家（陶节庵、俞根初、徐荣斋）等历经推敲，将二方之合方定名为"柴陷汤"（药用柴胡、姜半夏、川黄连、桔梗、黄芩、瓜蒌仁、枳实、生姜汁），多用治外感病证。梅教授运用本方，常以小柴胡汤中去人参、大枣、炙甘草、生姜，小陷胸汤中除原方药物法半夏、全瓜蒌、黄连外，喜加用枳实，组成柴胡陷胸汤，多用治杂病。其临床使用标准如下：①发热，或恶寒发热，或往来寒热，或寒热起伏不定，或午后热甚，以其病有兼夹，故寒热无定势。②咳嗽、胸闷、胸痛、胁痛。③胃脘（或剑突偏右、偏左）痞结疼痛，或兼胸胁疼痛。④少阳或阳明经脉所过之处酸楚疼痛。⑤脉弦、缓、数等。⑥舌红或绛，苔白薄或白厚，或黄薄、黄厚。若属外感病，应具备第①条之某种热象，第⑥条之某种舌象，即可使用该方，若兼其他任何标准中的某一个症状，则更为确切。若属杂病，则应具备第②③条所述标准之一，与第⑥条之舌象相合，亦可使用该方。临证多用于治疗发热性疾病、呼吸系统疾病、消化系统疾病及心血管系统疾病，如感冒发热、咳嗽、慢性胃炎、胃及十二指肠溃疡、冠心病等，尤其对颈心综合征、心系疾病如冠心病合并胃肠道疾病，或胆系疾病者，确能提高疗效。

周某，女，48岁，有慢性胃炎、食管炎病史多年，胃脘及胸骨后灼热胀痛，反酸，纳少，全身关节酸痛，大便3~4日一行、干结，小便黄，苔白略厚，质红，脉缓。梅教授分析如下：胃脘灼热胀痛，反酸，纳少，乃痰热结于胃脘所致，与小结胸证较为吻合。大便3~4日一行、干结，为湿热里结阳明、腑气不通引起。小便黄，苔白略厚，质红，脉缓，亦为痰热之外象。全身关节酸痛，是少阳经气不利所致。又胸骨后灼热胀痛，从部位而论，与前述食管炎相合；从经脉而论，胃与胆之经脉，皆从缺盆，下胸中贯膈，与食管相近，故有内在联系。然少阳主胸胁，其关应更为密切，故辨为痰热中阻，少阳经脉不利，用柴胡陷胸汤加减。处方：柴胡 10g，黄芩 10g，法半夏 10g，全瓜蒌 10g，黄连 10g，吴茱萸 5g，枳实 20g，炒川楝子 10g，延胡索 10g，郁金 10g，片姜黄 10g，海螵蛸 15g，刘寄奴 25g，徐长卿 25g。服药两周。二诊：全身关节酸痛及反酸基本消失，胃脘及胸骨后灼热胀痛，苔中根部白厚，质红，脉缓。梅教授按照上方，将枳实用至 25g，另加藿香 10g，佩兰 10g，加强行气化湿之功，服药 14 剂。三诊：胸骨后疼痛减轻，大便干结，两日一行，苔白厚，脉缓。按二诊方去刘寄奴、徐长卿，加甘松 10g，以行气化湿，和胃止痛。共治疗两个月，患者症状基本消失。

（二）小柴胡汤与时方合方

梅教授在《伤寒论》研究方面，颇具功底。早在 20 世纪 90 年代，他曾撰写《论扩大<伤寒论>方临床运用途径》一文，在业内影响较大，文中所言，无不久经临床验证。梅教授重视经方，但也不轻视时方，将经方与时方合用，也能收到理想的疗效，常用方如小柴胡汤合温胆汤、小柴胡汤合平胃散、小柴胡汤合四物汤、小柴胡汤合二妙散等。

1. 小柴胡汤合温胆汤

温胆汤出自宋代陈无择之《三因极一病证方论》，由半夏、竹茹、枳实、陈皮、炙甘草、茯苓组成。本方清胆和胃，理气化痰，用治胆胃不和、痰热扰动之虚烦不寐、胸满、口苦、惊悸，或呕吐呃逆，以及癫痫等病证。梅教授将两方合用，基本药物如下：柴胡、黄芩、法半夏、陈皮、茯苓、竹茹、枳实。若呕恶者加生姜，因其少阳枢机不利，胆火内郁，更兼湿热阻滞，故去人参、大枣、炙甘草之甘壅。本方既能疏解气郁，又能清热化痰，对于气郁痰火所致的目眩、耳鸣、忧郁、失眠、心悸、癫痫、妇科湿热带下等，均有较好疗效。值得一提的是，梅教授针对柴陷汤与柴胡温胆汤，明确论及二方的异同：二者虽涉及枢机不利，湿（痰）热阻滞胸膈，并有胸痛，但前者多无神志症状，而后者神志症状较为突出，二者组成差别虽小，但适应证各有不同，可供同道参考。

在临床辨证时，梅教授还注意湿热的偏重，蒙上流下，外渍内熏之部位，发病之长短，病久入络，以及诸多的兼夹症，而加减变通。如中焦湿重，苔白厚者，常加藿香、佩兰；下腹胀者，加平胃散；嗳气者，加旋覆花、代赭石；反酸者，加黄连、吴茱萸、海螵蛸；食滞纳呆者，加焦山楂、焦神曲、焦麦芽、鸡内金、莱菔子；耳鸣耳胀者，加石菖蒲、郁金等；鼻窍不通者，加辛夷、苍耳子；视物模糊者，加谷精草、密蒙花；头晕头痛者，加白术、天麻、钩藤，或胆南星、蔓荆子等；血压高者，加钩藤、茺蔚子、地龙；胸闷气短，脘痞者，加小陷胸汤等；面色晦暗或痤疮者，加梅花、月季花、玫瑰花、冬瓜子；瘙痒者，加地肤子、白鲜皮；咽痒者，加射干、马勃；项强肢麻，关节痛者，加刘寄奴、徐长卿、老鹳草或四妙散等；咳嗽者，加桔梗、浙贝母、前胡、百部等；失眠者，加酸枣仁、首乌藤、合欢花；心烦急躁者，加栀子、豆豉等；表情呆滞者，加石菖蒲、远志、郁金、白芥子等；发热或汗出异常者，加青蒿、碧玉散、丝瓜络等；午热午汗者，加墨旱莲、女贞子；大便溏泄者，加木香、砂仁，或肉豆蔻；大便干结者，加虎杖、火麻仁；小便频涩不畅者，加土茯苓、萆薢；下肢浮肿者，加金钱草、海金沙、泽泻；若湿热化毒较甚者，加金刚藤、忍冬藤，或石上柏，或四土汤〔土茯苓、土牛膝、羊蹄（土大黄）、土贝母〕；若血脉不畅者，则加当归、川芎，或郁金、片姜黄；若久病入络者，加土鳖虫、红花，或全蝎、蜈蚣；若化毒壅结者，则加壁虎、石上柏、半枝莲，或配合四土汤。

李某，女，48 岁，2012 年 9 月 19 日初诊。患者失眠半年余，面乍赤，乍热乍汗，平素月经不调，月经已 5 个月未潮，见胸闷，心烦易怒，时有燥热感，腰部酸痛，尿频，夜尿 3 次，脉缓，舌苔白厚。诊断：围绝经期综合征，病机为枢机不利，三焦失和，胆火夹湿（痰）热上犯，血络瘀滞。处方：柴胡 10g，黄芩 10g，法半夏 10g，陈皮 10g，竹茹 10g，枳实 20g，炒栀子 10g，淡豆豉 10g，石菖蒲 10g，郁金 10g，茯苓 30g，墨旱莲 50g，女贞子 10g，当归 10g，川芎 10g，鸡冠花 10g，益母草 10g，7 剂，水煎服，每日 1 剂。9 月 27 日复诊，诉诸症好转，唯余尿频，夜尿仍多，脉缓，苔白略厚。守原方加萆薢 30g，乌药 10g，再服 7 剂，诸症基本消失。

2. 小柴胡汤合蒿芩清胆汤

蒿芩清胆汤出自俞根初《通俗伤寒论》，药用青蒿脑、淡竹茹、仙半夏、赤茯苓、青子芩、生枳壳、陈广皮、碧玉散。本方治疗少阳湿热痰浊之寒热如疟，口苦胸闷，吐酸苦水或呕吐黄涎而黏等。梅教授指出，在温病范畴中，有湿热之邪留于三焦气分，其轻者可用温胆汤，而重者宜用蒿芩清胆汤，故但凡胆胃不和、痰热内扰之重证，往往将小柴胡汤与蒿芩清胆汤合用，成柴胡蒿芩汤，基本方如下：柴胡、青蒿、黄芩、法半夏、陈皮、茯苓、竹茹、枳实、碧玉散等。临床治疗湿温发热性疾病效果甚好，与西医之诊断对照，有病毒感染、全身多种细菌性炎症、胃肠功能紊乱等多种疾病，以及不明原因的发热。

陈某，男，46 岁，2008 年 11 月 26 日初诊。患者发热两月余，经西医治疗 20 余天，发热未退，症见发热，体温为 37～39.4℃，汗出，全身肌肉及关节疼痛，上下嘴唇有不适感，口唇及舌运动不灵，致使发音不清，脉浮数，舌苔黄厚腻。治以和解枢机，清利三焦痰热，拟柴胡蒿芩汤加减。处方如下：柴胡10g，黄芩10g，法半夏10g，陈皮10g，茯苓30g，竹茹30g，枳实20g，青蒿25g，碧玉散10g，芦根10g，藿香10g，佩兰10g，僵蚕10g，蝉衣10g，白薇10g。7剂，每日1剂。服药1周，体温降至正常，诉面部肌肉强硬，运动失灵，二便正常，脉缓，舌苔白厚。拟温胆汤加减，处方如下：法半夏10g，陈皮10g，茯苓30g，竹茹10g，枳实15g，青蒿10g，碧玉散10g，丝瓜络10g，黄连6g，藿香10g，佩兰10g，全蝎10g，蜈蚣两条，当归10g，川芎10g。7剂，每日1剂。三诊时，体温正常，面部肌肉僵硬缓解。《湿热病篇》谓："湿热证，始恶寒，后但热不寒，汗出，胸痞，舌白，口渴不引饮。"为湿热证之总纲。患者持续发热，经西医治疗效果不显，以发热、汗出、胸脘痞闷、舌苔白（黄）厚为主症，属于湿热阻滞三焦、少阳枢机不利，以和解少阳枢机、清利三焦痰热为治，以柴胡蒿芩汤为主方，疗效显著。

3. 小柴胡汤合四物汤

四物汤出自《仙授理伤续断秘方》，药用当归、川芎、白芍、熟地黄。此有诸药皆入肝经，有补血养肝之功，治疗妇女血虚以致月经不调，头晕目眩，偏头作痛，脐腹疼痛，崩中漏下等。肝藏血，主疏泄，以血为体，以气为用。如果属于肝胆气郁、气郁生火的口苦胸满，则用小柴胡汤，小柴胡汤治在气分而不涉及血分；如果肝病由气及血，而出现阴血不足的手麻头晕，腰酸腿软，心烦少寐，下午低热，脉来弦细等症。梅教授每用小柴胡汤与四物汤（多改熟地黄为生地黄）合方，疏肝解郁，以顺木气之条达，补血柔肝以滋其体，且养肝体有助其用，每获良效。临床用于治疗经期感冒、月经不调属于肝郁血虚者效佳。同时，女子以血为用，而肝主藏血，肝郁血虚，不能上荣，易出现皮肤肤质改变，梅教授常用本方治疗黄褐斑、妊娠斑、痤疮、皮肌炎等，颇受好评。

陈某，女，48岁，2012年7月12日初诊。乍热乍汗，心烦，头痛，睡眠欠安，经前腰酸背痛，乳房胀痛。因常闭经，用"黄体酮"行人工周期治疗3年，伴腓肠肌拘急，脉缓，舌绛，苔白厚。处方：柴胡10g，黄芩10g，法半夏10g，陈皮10g，茯苓30g，竹茹10g，枳实20g，石菖蒲10g，远志10g，郁金10g，墨旱莲30g，女贞子10g，当归10g，川芎10g，梅花10g，月季花10g，玫瑰花10g，7剂，每日1剂，水煎服。8月10日二诊：乍热乍汗消失，偶有头昏痛，睡眠不安，二便调，脉缓，舌苔薄白，舌质红，血压140/90mmHg。处方：柴胡10g，黄芩10g，法半夏10g，生地黄10g，当归10g，川芎10g，白芍10g，钩藤30g，茺蔚子30g，枳实20g，蔓荆子10g，刘寄奴20g，徐长卿20g，墨旱莲30g，酸枣仁30g，茯苓30g，7剂，每日1剂，水煎服，疗效甚佳。患者乍热乍汗，心烦，为胆郁火旺之象，胆火上扰，故有头痛，心烦，睡眠不安。肝胆气郁，经脉不利，则乳房胀痛。舌质绛而苔白厚，显为痰湿阻滞。痰湿之邪下犯，则冲任失调，宗筋不利，故常有闭经，而腓肠肌拘急。治宜和解枢机，清热化痰，活血通络，以利冲任。服药7剂后，诸症缓解，舌苔变为薄白，舌质红，知痰热已化。患者唯存头痛，睡眠不安，当是枢机尚未完全调和，冲任之血尚属不利，观前述"胞脉属心而络于胞中"可知。梅教授言：临诊之际，效不更方，与得效后及时更方，是辨证的统一体。此例痰热化解后，若续用温胆汤之属，恐有化燥之忧，故淡然改投柴胡四物汤，以和解清降，理血而利冲任。梅教授常用之柴胡四物汤，乃刘完素《素问病机气宜保命集》所载之方，方中小柴胡汤和解枢机，宣通内外；四物汤补血凉血和血，调理冲任。钩藤、茺蔚子凉肝息风，且有一定的降压作用，枳实降气，蔓荆子止头痛，刘寄奴、徐长卿活血通络止痛，酸枣仁、茯苓养心安神，墨旱莲凉血滋阴，皆为兼治之法。

另有小柴胡汤合二妙散（《丹溪心法》）、三妙丸（《医学正传》）、四妙丸（《成方便读》）、四土汤（梅教授自拟方）等，治疗临床各科疾病，获良好效果。

葛根芩连汤拓展运用思路

葛根黄芩黄连汤出自《伤寒论·辨太阳病脉证并治中》第34条："太阳病，桂枝证，医反下之，利遂不止，脉促者，表未解也；喘而汗出者，葛根黄芩黄连汤主之。"本条宜分两方面理解：其一，从"太阳病，桂枝证"至"利遂不止，脉促者，表未解也"为一段，说明太阳表证误下后，不仅表证未解，且引邪深入，化为内热，逼迫津液下趋，大肠传导失司，而下利不止。此下利，应为肠热下利，兼有发热、恶寒、头痛等症。其二，"喘而汗出者，葛根芩连汤主之"，为承先启后的第二段，说明内热加重，不仅热利更重，而且热势鸱张，上逆于肺，蒸腾津液，故伴见喘而汗出。以理揆之，此时应无表证。可见上二证，用方虽一，而热利有轻重之分，表证有兼与不兼之别，可视为一方二法。另外，后世医家常用本方治热痢（痢疾），而此病多为湿热奔迫肠道，腐蒸气血所致，用此方何以有效？这是因为湿热痢之病机重心在于肠道受损，脓血杂下，故治疗重点在于苦寒直清里热，坚阴止痢。本方黄芩、黄连并用，大苦大寒，且能燥湿，正合其治。又配大剂葛根，清轻升发，生津止痢，透邪外出，故疗效佳。若谓拓展经方之临证运用，当以此为魁。

梅教授对葛根芩连汤证的病机认识，进一步归纳其要，不外以下两点：

1. 认为表证误下之后，其表未解，而热利已成，有称为协热下利者。如尤在泾《伤寒贯珠集》曰："本当桂枝解表，而反下之，里虚邪入，利遂不止，其脉则促，其证则喘而汗出。夫促为阳盛，脉促者，知表未解也，无汗而喘，为寒在表，喘而汗出，为热在里也，是其邪陷于里者十之七，留于表者十之三，其为表里并受之病，故其法亦宜表里两解之法。"又《医方集解》云："此足太阳、阳明药也，表证尚在，医反误下，邪入阳明之腑，其汗外越，气上奔则喘，下陷则利，故舍桂枝而用葛根，专治阳明之表，加芩连以清里热，甘草以调胃气，不治利而利自止，不治喘而喘自止矣。又太阳表里两解之变法也。"持此观点者，不无依据，因其证由太阳传来，既成之后，又伴见脉促、喘而汗出之象，况且初成之时，多有寒热，证之临床，确有其事。然则尤氏云"其邪陷入于里者，十之七，留于表者十之三"，乃临床已被证实之言。是以本方虽有表里双解之功，但以苦寒清热、坚阴止痢为主。而葛根虽有透表之效，但在本方中，总以起阴气而止痢见长。

2. 认为本证即阳明热盛下利证，如汪苓友《伤寒论辨证广注》在援引成无己注语之后，按曰："此非肠胃真虚证，乃胃有邪热，下通于肠，而作泻也。脉促者，《脉经》云：脉来数时一止复来曰促，此为阳独盛之脉也。脉促见阳，知表未解。但此言表，乃阳明经病，非犹太阳桂枝之表证也。喘而汗出者，亦阳明胃腑里热气所致，此非太阳风甚气壅之喘，亦非桂枝汤证之汗出也。"

以上二说，若从临床实际出发，可并存不悖，相互补充。

一、拓展运用思路

（一）脏腑经脉整体恒动观

《灵枢·海论》云："夫十二经脉者，内属于脏腑，外络于肢节。"此言拓展葛根芩连汤之证治范畴，则手足阳明经脉，胃肠之腑，必作整体观，方得全貌。如足阳明之脉，起于鼻，上行至鼻梁凹陷处之两侧，然后夹口环唇，循行于面部。然后循胸腹下行，直达中趾外侧。其脉属胃络脾，功能有燥湿相调之妙，反此则病。手阳明之脉，起于示指外侧，循指外侧，循臂上颈，贯颊，入下齿中，环口，至鼻孔外侧，与足阳明之脉相交。其脉属大肠，络于肺。肺为清金，大肠属燥金，有清燥燮和之美，反此则病。由此可见，头面部疾患，病机属热（火）属实者，如齿痛、头痛、目赤、鼻干等，可酌情选用本方，此即"循其经脉，参以病机"之旨。

（二）主证病机，反复推求

临证之时，梅教授必遵"谨守病机，各司其属"之旨。就《伤寒论》中葛根芩连汤证而言，仅主治热利而已，又何有前述主治齿痛、头痛、目赤等病？答曰："阳明之上，燥气治之。"是必阳明多燥热偏胜之病。其燥热可偏盛于胃肠，《伤寒论》中白虎、承气之属，言之详明，毋庸赘言。有邪热扰于胸膈者，如栀子豉汤类；有燥热逼迫肠道而致热利者，如本方证，均属明晰。而临床所见，亦有燥热盛于阳明经脉循经部位的某些病证，则以本方能清热解毒，又能清轻升散，故可借用其方。因头痛、齿痛等部位在上，故热多兼风，而本方重用葛根，兼擅其长。《伤寒论》中虽未明言，然而以方测证，以证审因、求方，则义蕴俱全。上述诸证，有因湿热（或兼风）上壅阳明经脉所致者，本方亦在优选之列。如前所述，本方有苦寒直清里热、苦寒燥湿功效，与此相符，故可用之。况且此证湿热，不宜利湿，恐其伤阴故也。

（三）病有兼夹，方有复用

经络联系脏腑，网络全身，虽各自走行，仍有循行交叉、经气互通之处。如前述手阳明经脉之循行，关乎头面、口齿、颊部，而手少阳三焦经"其支者……系耳后，直上出耳上角，以屈下颊至颇，其支者，从耳后入耳中，出走耳前，过客主人前，交颊，至目锐眦"；足少阳胆经"其支者，从耳后，入耳中，出走耳前，至目锐眦后，其支者，别锐眦，下大迎，合于手少阳，抵于颇，下加颊车"。说明阳明与少阳经脉在耳前、面颊均有交汇，故病机有相互影响，可出现少阳阳明经脉同病之候，亦可指导经方运用，此即"复用经方，便是新法"之旨。

二、验案举隅

患者，男，25 岁，2013 年 5 月 8 日初诊。面部痤疮满布半年余，胸部亦有少许分布，瘙痒难忍，搔抓后部分化脓，饮食、睡眠、小便正常，大便干结，两日一行，脉缓，苔白薄，质绛。观其面部痤疮满布，瘙痒化脓，为湿热毒邪兼风，壅遏阳明经脉属部所致，故以清热燥湿疏风为法，拟葛根芩连汤合五味消毒饮加减，处方：葛根 10g，黄连 10g，黄芩 10g，甘草 6g，金银花 10g，野菊花 10g，蒲公英 30g，紫花地丁 30g，紫背天葵 10g，重楼 10g，虎杖 25g，木香 10g，枳实 20g。7 剂，每日 1 剂。

2013 年 5 月 15 日二诊：原有痤疮吸收良好，部分化脓者已结痂，有少许新发而痒，睡眠不安，心烦，大便偏干，两日一行，脉弦缓，苔白厚，质绛。守原方加酸枣仁 50g，炒栀子 10g，淡豆豉

10g，7剂，每日1剂。其后以上方略事加减，前后共服药两月余，2013年6月19日来诊时诉：化脓痤疮均已结痂脱落，皮损周边色红而微痒，其余痤疮吸收良好，未见新发，余无不适，续服原方两周，并嘱其勿使用化妆品，症状大减，疗效满意。

按语：拓展葛根芩连汤之运用范围，用于治疗杂病，当以阳明经脉循行、阳明胃肠及其表里相关脏腑间的整体恒动联系为基石，准确把握阳明经（腑）热证和湿热证的主证、病机，灵活加减；若遇病证兼夹者，可在辨证的基础上，复方以治，如兼少阳证，或其病变部位在阳明经脉与少阳经脉相交处者，可合用小柴胡汤加减等。如是，则理法井然，运用自如。梅教授常教诲，常法不效，或疗效不满意者，当思其变法，切不可"不念思求经旨，以演其所知，各承家技，终始顺旧"。

梅教授临床活用葛根芩连汤，指出要点有三：其一，在外感热病中，治阳明热盛下利，理法同前。其二，外感热病之肺热咳喘，本以麻杏甘石汤为主方，唯其肺热炽盛者，合用本方效果更佳，此为变法。以上两类治法，亦可移为杂病之用，如无发热恶寒之类证象，而下利灼热、尿赤、口渴、舌红等；咳喘较重，痰稠难出色白，或黄或绿，口渴，舌红，苔白或黄等，更属变法。此即梅教授在《论扩大<伤寒论>方临床运用途径》一文中所说的"依据主证，参以病机""依据病机，不拘证候"之具体体现。其三，"循其经脉，参以病机"之妙用，尤其值得后学者参详。考足阳明胃经之循行，"起于鼻，交頞中，旁约太阳之脉，下循鼻外，入上齿中，还出夹口环唇，下交承浆，却循颐后下廉，出大迎，循颊车，上耳前，过额主人，循发际，至额颅"（《灵枢·经脉》）。

观以上经脉循行部位，如额颅、发际、上下齿、唇、大迎、颊车等，均在头面部，且与三叉神经之分布，似有不谋而合处。阳明热证，虽以热盛于经、热结于腑、肠热下利为主，而火性炎上，故有阳明热盛，或兼风邪上扰者。此非臆说，观《素问·热论》"阳明主肉，其脉夹鼻络于目，故身热、目痛、鼻干、不得卧"可知。此论虽不及《伤寒论》对外感热病之探讨，但对阳明（风）热盛上扰证候，实为临床之滥觞。梅教授治疗由此而引起的眉棱骨痛、三叉神经痛、齿龈肿痛等，每有良效。

小陷胸汤拓展运用思路

小陷胸汤出自《伤寒论·辨太阳病脉证并治下》第138条："小结胸病，正在心下，按之则痛，脉浮滑者，小陷胸汤主之。"心下胃脘，按之则痛，表明痰热结聚。从原文出发，此证多为表病误治失治，病邪入里，痰热壅盛，结于心下而成。而在内科杂病中，但凡痰热结于中上二焦者，均可酌情使用本方。小陷胸汤由"黄连一两，半夏半升（洗），栝楼实大者一枚"组成。方中黄连苦寒，能燥湿除热；栝楼实甘寒滑利，清热涤痰开结；半夏辛温，化痰开结，三药配伍，辛开苦降，共奏清热化痰开结之功。

一、辨治常见病证

梅教授临证恪守"谨守病机，各司其属"之微旨，在《论扩大<伤寒论>方临床运用途径》一文中提出"突出主证，参以病机""谨守病机，不拘证候""根据部位，参以病机""循其经脉，参以病机""复用经方，便是新法"等运用思路，对拓展经方临证运用范围具有良好的指导意义。小陷胸汤为梅教授临床运用最多的方剂之一，用以治疗食管炎、胃脘痛、肺系疾病、冠心病等。以下谨就本方所治病证，应用小陷胸汤的常法，合方及配伍药对、药组做简要说明。

本方治疗胃脘痛、食管炎，是依据《伤寒论》第138条"正在心下，按之则痛"之训。然而其病有轻重，若属重者，不按亦痛。其病机为痰热中阻，不通则痛。症见胃脘胀痛，嗳气，反酸，或胃脘灼热感，纳少，便溏或便秘，治宜清热化痰开结，理气止痛，或加活血之品，用本方加味。若治食管炎或胃痛兼食管炎者，多有胸骨后灼热、灼痛、咽喉不适等，宜在所用方中加柴胡、黄芩，即成柴胡陷胸汤。以食管在胸，为少阳所主故也。

本方治疗肺系疾患，《伤寒论》第138条并未明言，梅教授在《仲景方治疗肺系疾病临证撮要》中指出："胃脘与胸，仅以横膈而相邻，其病机常可相互影响。"若"此方证确与胸膈无关，则何以'结胸'名证，'陷胸'名方"，故本方治疗肺系疾患之理，"尽在'结胸''陷胸'之中"。由是言之，本方所治肺系疾患，当属痰热壅肺，症见咳嗽，白稠痰或黄绿痰，胸闷或胸痛，或气喘等。治宜本方加味，以清热化痰，宣肺开结。

本方治疗心脏疾患，义理同上，亦"尽在'结胸''陷胸'之中"，如冠心病之类，属上焦痰热壅盛，心脉痹阻，宜用本方加活血化瘀通络之品。此与栝楼薤白半夏汤证之类，同中有异，彼为痰湿（浊）痹阻心脉，此为痰热痹阻心脉，可视为姊妹方，然则治有宜忌，不可不分。

以上三类疾病，其脉可数、弦、缓、涩，在冠心病者，其脉亦可结代或促。其舌苔可白或黄厚，或灰厚，舌质可绛，或鲜红，或紫暗；若薄白苔而舌绛，或薄白苔而舌质鲜红者，仍属痰热之象。

叶天士《外感温热篇》有"白苔（未言厚薄）绛底者，湿遏热伏也"之论，梅教授更言白薄苔，舌质鲜红者，仍属此类。

二、运用合方经验

小陷胸汤全方仅瓜蒌、半夏、黄连三味药，应对复杂病证，难免势单力薄。梅教授应用此方，常以原方加枳实为基本方。《温病条辨》中吴鞠通用本方加枳实为小陷胸加枳实汤，主治阳明暑温，水结在胸，症见面赤身热，头晕，不恶寒，但恶热，舌上黄滑苔，渴欲凉饮，饮不解渴，得水则呕，按之胸下痛，小便短，大便闭者。考虑小陷胸汤主治结胸病证，非枳实不能增其宽胸之力；加之患者多病情复杂，故临证少见单用该方，梅教授应用小陷胸汤时，均根据病情需要使用合方，常用合方如下。

（一）合疏肝理气类方

小陷胸汤用治痰热结胸证，痰属阴邪，易阻遏气机，有碍肝之疏泄，故常合行气疏肝类方。《金镜内台方议·卷五》谓小陷胸汤不但能疗"按之则痛"的小结胸证，亦可疗"心下结痛，气喘而闷"的痰热互结于胸膈证，而胸膈（胁）是气机升降的主要场所，痰热结于胸膈多兼气郁。《医学入门·卷四》之柴陷汤，即本方与小柴胡汤合用，主治结胸痞气初起，以及水结、痰结、热结之证。《重订通俗伤寒论·卷二》同样将本方与小柴胡汤加减化裁而成柴胡陷胸汤，具和解清热、涤痰宽胸之功，治疗邪陷少阳、痰热结胸而见往来寒热，胸胁痞满，呕恶不食，口苦而黏，目眩，或咳嗽痰稠，苔黄腻，脉弦滑数者。由上可知，与行气疏肝类方合用是自古以来常用的临证经验。梅教授常将金铃子散、小柴胡汤、四逆散等与小陷胸汤合方，若肝郁化火犯胃，见吞酸吐苦者，则合用左金丸等。

（二）合化痰止咳类方

小陷胸汤痰热并治，方中瓜蒌、半夏以治痰收功，若欲增其祛痰之力，唯有在此基础上合用化痰类方。《医学入门》以本方加甘草、生姜，名小调中汤，善调脾胃，治一切痰水及百般怪病神效。《温热经纬》以本方和温胆汤治胸胁胀痛之胆胃郁热证。梅教授认为，当下生活条件改善，工作压力较大，肥甘厚腻的食物吃得过多，又缺乏必要的运动，湿热或痰热体质的人群较多，若单用小陷胸汤化痰，尚嫌药力不足，故多合用二陈、温胆之类。

若痰湿犯肺，亦可见咳嗽。《张氏医通》认为："凡咳嗽面赤，胸腹胁常热，唯手足有凉时，其脉洪者，热痰在膈上也，小陷胸汤主之。"可见本方所主病证虽定位于膈上，然痰阻气郁，其症状却可波及肺、胸腹胁及手足，肺气上逆则咳；气郁化火则胸腹胁常热；阳气内郁，阴阳之气不相顺接则手足凉。梅教授辨治痰热咳嗽，常以小陷胸汤合止嗽散、三拗汤、麻杏甘石汤等。

（三）合活血通络类方

小陷胸汤痰热证的病理机转可见气郁，久则必致血瘀；反之，血液流动减缓甚至停滞，又为痰湿（浊）之源头。《诸病源候论·诸痰候》云："诸痰者，此由血脉壅滞，饮水积聚而不消散，故成痰也。"《金匮要略·水气病脉证并治》曰："血不利则为水。"唐容川《血证论》更是直言："血瘀积久，亦能化为痰水。"梅教授颇重视痰瘀理论，认为两者实则互为因果，当视其轻重偏颇而分别处置。故临证中多合用佛手散、失笑散等方，若日久络脉受累，则合用止痉散中虫类药。临证另有虚实关系须辨别，如痰瘀为邪气盛，属实；人体正气因病而损，属虚。若实象明显，攻实为主；虚象明显，大法补虚，兼以祛实。

（四）合清利湿热类方

痰与湿皆为机体津液运行障碍所致，二者既是病理产物，又可成为致病因素。湿聚为痰，痰阻气郁，加重津液敷布障碍，从而生湿生痰，以致痰湿互为因果，循环往复，相因不止。故梅教授清热化痰之时，常合二妙、三妙、四妙类方及蒿芩清胆汤等，有时也使用自拟四土汤〔土茯苓、土牛膝、羊蹄（土大黄）、土贝母〕。

三、常用药对药组

（一）常用药对

观梅教授所用含小陷胸汤的方剂中，以药对形式出现的方剂颇多，如前所述之佛手散（当归-川芎）、金铃子散（延胡索-川楝子）、左金丸（黄连-吴茱萸）、远志散（石菖蒲-远志）、止痉散（全蝎-蜈蚣）、二妙散（苍术-黄柏）等，除这些方剂外，梅教授常用的药对还有土鳖虫-红花、浙贝母-桔梗、藿香-佩兰、百部-前胡、木香-砂仁、徐长卿-刘寄奴、金钱草-海金沙、甘松-九香虫、旋覆花-代赭石、赤芍-白芍、紫菀-款冬花、茯苓-酸枣仁等。

以土鳖虫-红花药对为例，多认为土鳖虫属破血药，但梅教授经过长期临床研究认为，其与红花同用未有破血耗气之弊，两药配伍多用于心系疾病见有瘀滞者。又如茯苓-酸枣仁，梅教授认为茯苓属平和甘淡之品，可重用以增宁心安神之功；酸枣仁养血安神，欲增效亦应增量、打碎使用，茯苓可用至 30~60g，酸枣仁常用至 30~50g。

（二）常用药组

除药对外，梅教授临证也常将三味到四味药同用，更具个人特色。其常用药组除三拗汤、麻杏甘石汤、四逆散、三妙散、四妙散等成方外，频次最高的是延胡索-炒川楝子-郁金-片姜黄药组，其次有土鳖虫-红花-地龙、浙贝母-桔梗-白英、金钱草-海金沙-益母草、射干-鱼腥草-败酱草、全蝎-蜈蚣-钩藤、土茯苓-土贝母-土牛膝、徐长卿-刘寄奴-水蛭等。

四、验案举隅

（一）痰热中阻，胃脘疼痛

胃脘属心下范畴。叶天士在《温热论》中云："脘在腹上，其地位处于中，按之痛，或自痛，或痞胀，当用苦泄，以其入腹近也。"其中"当用苦泄"四字，与小陷胸汤义十分相合，故痰热中阻之胃痛，得引为良方。若兼木郁不达，气机阻滞，可兼用金铃子散；或有木郁化火，吞酸嗳腐者，兼用左金丸。

喻某，男，40岁，2011年10月19日初诊。诉胃脘胀痛，嗳气，无明显反酸，进食后呕吐，大便溏薄，日行1~2次，睡眠不安，精神不振，难以正常工作，患者形体较壮实，胀痛处柔软，脉缓，舌苔白而略厚，质红。《素问·至真要大论》曰："诸胀腹大，皆属于热。""诸呕吐酸，皆属于热。"患者胃脘胀痛，苔白而略厚，舌质红，为痰热互结于心下，不通则痛，而大便溏亦可作为痰热之佐证；又胃不和，则卧不安，卧不安则精神难振，治宜清热化痰开结，行气解郁止痛。梅教授拟方如下：法半夏10g，全瓜蒌10g，黄连10g，枳实25g，陈皮10g，茯苓30g，生姜10g（自备），竹茹10g，海螵蛸15g，延胡索15g，郁金10g，炒川楝子10g，片姜黄10g，甘松10g。7剂。1周后复诊，患者胃脘胀痛明显减轻，嗳气好转，尿不畅，脉弦缓，苔中根部白而略厚，质红。守上方加土茯苓50g，荔枝核 10g，兼以解毒除湿，化气通淋。其后断续服药约两个月，至 12 月 14 日来诊时诉：胃脘胀痛已不明显，大便成形，饮食、精神好转，可正常工作。

（二）痰热互结，痹阻心脉

痰热上扰于胸，痹阻心脉，气血运行不畅，致出现心悸、胸闷、胸痛、气短等，当属"心痛""胸痹"范畴。其病多因嗜好烟酒、肥甘厚味，情志不调，年老体虚而成。心藏神，为君主之官，心为五脏六腑之大主，故痰热上扰者，心神难安，则伴见心烦易怒、心神不宁、睡眠不安等。

杨某，男，74 岁，患者于两年前被诊断为冠心病三支病变。来诊时心悸、胸闷、气短，胸痛以绞痛为主，活动后尤甚，不敢外出行走，饮食尚可，二便正常，精神欠佳，肢软乏力，睡眠不安。脉弦数，舌苔中根部淡黄而厚腻，舌质绛。血压 135/60mmHg。综观以上脉证，当属痰热互结，痹阻心脉，血行不利，故心绞痛频发。治当清热化痰，活血化瘀。梅教授拟下方：法半夏 10g，全瓜蒌 10g，黄连 10g，枳实 20g，石菖蒲 10g，远志 10g，郁金 10g，当归 10g，川芎 10g，土鳖虫 10g，红花 10g，水蛭 6g，生蒲黄 10g，五灵脂 10g。7 剂。服后诸症明显减轻，可外出散步，其后仍以此方加减，共服药约 80 剂，症状基本消失，随访 1 年未曾复发。

（三）痰热互结，胃心同病

《灵枢·经别》曰："足阳明之正……上通于心，上循咽，出于口。"《素问·平人气象论》曰："胃之大络，名曰虚里，贯膈络肺，出于左乳下，其动应衣，脉宗气也。"可见胃与心有经脉联系，故胃心同病有据可循。

胡某，男，74 岁，患者 2011 年 1 月 4 日出院诊断为：冠心病三支病变，急性非 ST 段抬高型心梗，高血压，2 型糖尿病，冠状动脉前降支肌桥，行支架术后 8 个月。目前胸闷、胸痛、左肩臂酸痛，胃脘胀，饮食尚可，而食后胀甚，二便正常。脉弦缓，舌苔白而略厚，舌质绛。病机当属痰热阻滞，心胃同病，病涉中上二焦；治宜清热化痰，活血化瘀。梅教授拟下方：法半夏 10g，全瓜蒌 10g，黄连 10g，枳实 25g，石菖蒲 10g，远志 10g，郁金 10g，当归 10g，川芎 10g，土鳖虫 10g，红花 10g，延胡索 15g，片姜黄 10g，生蒲黄 10g，五灵脂 10g。7 剂。复诊时胸闷、胸痛明显减轻，胃胀不明显，仅左肩臂酸痛较甚，故于原方加活血通络止痛之品，如徐长卿、刘寄奴、蜈蚣、全蝎等，收效良好。

（四）痰热互结，病在肺系

若痰热壅肺，肺失宣降者，出现咳嗽，气喘，唾白稠痰，或黄绿痰，咳引胸痛，胸闷，苔白或黄厚腻，脉弦数或滑数，治宜清热宣肺化痰，以小陷胸汤为代表方剂。若肺失宣降较重者，本方可兼仿麻杏甘石汤义（如麻黄、杏仁、白英、败酱草），而加强清热宣肺、化痰开结功效，相得益彰。

魏某，男，75 岁，患者有慢性肺系疾病病史 20 年。2001 年曾因肺系疾病住院，同年 4 月 19 日出院诊断：右上肺炎，慢性支气管炎，慢性阻塞性肺气肿。目前咳嗽，咳引胸痛，痰白稠，量少，不易咳出，胸闷胀，气短，饮食欠佳，大便 2~3 日一行。脉弦数，舌苔白而厚，舌质绛而胖。证属痰热壅肺，宣降失常。白稠痰，不易咳出，脉数，舌苔白厚而质绛等，均已露出肺有伏热之象。治宜清热化痰，宣肺降逆，梅教授拟小陷胸汤兼仿麻杏甘石汤义，处方：麻黄 10g，杏仁 10g，法半夏 10g，全瓜蒌 10g，黄连 10g，枳实 20g，浙贝母 10g，桔梗 10g，百部 10g，前胡 10g，紫菀 10g，款冬花 10g，白英 20g，败酱草 20g，鱼腥草 30g。7 剂。以上方略事加减，连续服药 5 周后，以上症状均不明显，可上五楼而不喘。

小陷胸汤加味或合方使用所主治病证较广，包括消化、呼吸、心血管、代谢及泌尿等多系统疾病，尤以前三者为多见，说明痰热证更多见于此，与梅教授之病案基本相符。梅教授应用本方，辨为痰热证是基本前提，痰热互结是基本病机，故在合方、药对、药组的选择上，皆围绕此证的病机变化。痰盛，辅以枳实、石菖蒲、远志、胆南星、竹茹、陈皮、茯苓等以化痰；湿重者，配苍术、黄柏、薏苡仁等二妙散类方；若痰浊为主，热象不显，常以薤白代黄连，成栝楼薤白半夏汤之义。梅教授提出"痰瘀相关"论，认为痰瘀互结证中，痰是瘀的初期阶段，瘀是痰的进一步发展。痰滞则血瘀，气顺则痰消，故配伍用药中必兼活血化瘀行气之品，四诊发现瘀血征象者用之；但未发现瘀血征象者，恒可用之，是谨守"病久入络"之训，唯妇女经期、孕期或有其他出血倾向者慎之，当归、川芎、土鳖虫、红花、丹参、蒲黄、五灵脂、延胡索、郁金、片姜黄等颇常用；久者、甚者或配以通络止痛之虫类药，如全蝎、蜈蚣、地龙、水蛭等。

二妙汤拓展运用思路

二妙汤原为二妙散，有清热利湿之功，主治湿热下注所致的痿证。其方名首见于元代朱丹溪所著《丹溪心法·卷四》："痛风……二妙散，治筋骨疼痛因湿热者。"但苍术、黄柏所组成的二妙散一方，最早见于元代危亦林的《世医得效方·卷九》的"脚气"门中，名为苍术散，"苍术散治一切风寒湿热，令足膝痛或亦肿，脚骨间作热痛"。此方具有清热燥湿之功，主治湿热下注证，方中黄柏为君，主入下焦，清热燥湿，尤善于祛下焦之湿热；苍术主入脾胃，既内燥脾湿，以杜生湿之源，又能外散湿邪，为臣药，故二药相合，标本兼治，湿热同除，中下两宣。梅教授临床善用本方加味治疗皮肤科、妇科、男科及痹证、痿证、淋证等疑难杂症（多改为汤剂，待病情稳定后改为丸剂），以巩固疗效。详述于下。

一、辨治皮肤疾病

李某，女，20 岁，2008 年 3 月 26 日初诊。诉双侧腘窝出现红疹，瘙痒，脱屑，面部亦有少许红疹，自觉燥热（体温未升高），颈项强痛，纳可，大便偏干，月经正常，白带稍多，脉缓，舌苔白而略厚。处方如下：苍术、黄柏、土贝母、白鲜皮、地肤子、乌梢蛇、当归、川芎各 10g，土牛膝 15g，羊蹄（土大黄）20g，土茯苓、丹参各 30g。7 剂，每日 1 剂，水煎服。4 月 25 日复诊，诉服药期间红疹消退，但停药后复发，面部燥热，舌苔白厚，脉缓。原方加蜂房 10g，土茯苓加至 60g，7 剂。随访 1 个月，病愈无复发。

按语：此病属"湿疮"范畴，因发于肘、膝弯曲部，故称为四弯风。《医宗金鉴》有云："由肝、脾二经湿热，外受风邪，袭于皮肤，郁于肺经，致遍身生疮。形如粟米，瘙痒无度，抓破时津脂水浸淫成片，令人烦躁、口渴、瘙痒，日轻夜甚。"指出本病的发生与心、肺、肝、脾四经有着密切的关系，故出现红疹、瘙痒、烦躁等症。梅教授拟以清热燥湿解毒、祛风止痒之法，以二妙散合用四土汤酌加祛风、调和气血之品，收效甚佳。方中乌梢蛇既可祛风止痒，又合当归、川芎、丹参活血通络止痛，缓解颈部不适。

二、辨治男科疾病

黄某，男，35岁，2008年1月16日初诊，诉尿频，夜尿2~4次，解前会阴部疼痛，淋沥不尽，性功能减退，遗精梦泄，右背胁部疼痛，口味淡，纳差，大便正常，舌苔白厚，脉弦缓。处方如下：苍术、黄柏、土贝母、广木香、砂仁各10g，土牛膝15g，土茯苓50g，羊蹄（土大黄）20g，琥珀末6g（另包），凤尾草、萆薢各30g。7剂，水煎服。1月30日复诊，诉精神、食欲均有所好转，尿道口刺痛减轻，右背胁部疼痛不明显，舌苔白厚，脉弦缓。守上方，加金刚藤30g，7剂。后经三诊、四诊，于3月9日五诊，诉诸症减轻，夜尿减少，性功能有所改善，舌苔白而略厚，脉弦缓。守1月16日方，加淫羊藿30g，7剂。继以丸剂善后。

按语：此患者乃是慢性前列腺炎，属中医学"淋证"范畴。乃湿热之邪蕴结下焦，肾与膀胱气化不利，日久损伤阴精，如《扫叶庄一瓢老人医案·遗精淋浊尿血》所说："浊病乃湿热下注，久而失治，变为精浊，不易速愈。"其右背胁部疼痛，为湿热之邪阻滞经脉，不通则痛；湿热壅脾，脾失健运，则口味淡、纳差；舌脉亦支持其湿热蕴结的病机。故梅教授处方以二妙散合四土汤加味，以清除中下焦湿热毒邪，兼以利尿通淋。方中广木香、砂仁可醒脾开胃化湿；土茯苓不仅有渗利下导、利水通淋之功，而且能清热解毒杀虫，祛除秽浊，凡尿频、尿急、尿痛、夜尿多、外阴瘙痒、湿疹、疮疖痈肿等症，皆可使用，剂量为30~60g。琥珀末可加强本方利尿通淋之效。切不可一见患者尿频、夜尿多、遗精、性功能差、精神欠佳，则辨为是肾虚所致，而采用补肾之法，必须运用整体观，结合舌脉诸症辨证，方能处方，否则便是犯了"头痛医头，脚痛医脚"的错误，最终只会贻误病情。

三、辨治妇科疾病

刘某，女，22岁，2006年6月30日初诊，诉白带多两月余，有异味，阴部瘙痒，小便黄，解时无不适感，精神不振，纳差，大便干结，舌苔白厚，脉缓，尿检：潜血微量，蛋白（++）；白带常规：发现霉菌、滴虫。处方如下：①内服方。苍术、土牛膝各15g、黄柏、乌药、小茴香、土贝母各10g，羊蹄（土大黄）、槟榔各20g、土茯苓、忍冬藤、金刚藤、鸡血藤、凤尾草各30g，7剂，每日1剂，水煎服。②外洗方。白头翁、生大黄、苦参、蛇床子各30g，黄柏、秦皮、明矾各15g。7剂，每日1剂，水煎，坐浴，分两次用。于8月23日复诊，诉白带减少，仍瘙痒，小便黄，食欲差，大便正常，舌苔白薄，脉弦缓。处方：①内服方。守原方，去羊蹄（土大黄），加黄芪30g，金樱子10g，7剂。②外洗方。守原方，7剂。后经三诊、四诊，于第五诊时症状已经大减，诉白带检查滴虫和霉菌已消失，目前白带量稍多，色偏黄，舌苔白薄，脉缓。处方如下：①汤剂。苍术、土牛膝各15g，土贝母、乌药、黄柏各10g，土茯苓50g、羊蹄（土大黄）、槟榔、苦参各20g，忍冬藤、金刚藤、鸡血藤、凤尾草各30g。7剂。继以丸剂善后。②坐浴方同上，7剂。

按语：此案属带下过多，观此患者主症，结合舌脉及辅助检查乃知，其亦为湿热所致。湿热之邪下注于前阴，湿热熏蒸，毒邪侵蚀则瘙痒；湿浊秽浊下泻则带下量多，色质味异常。刘完素在《素问玄机原病式·附带下》中云："故下部任脉湿热甚者，津液涌溢而为带下。"《傅青主女科·带下》中亦有"夫带下俱是湿证"的论断。梅教授处方以内服和外用相结合，内服方为二妙汤中加入大量清热解毒利湿、祛除秽浊之品；外用方为白头翁汤加味，煎水坐浴，收效甚佳。此方对于滴虫、霉菌性阴道炎、宫颈炎、宫颈糜烂、湿疹、泌尿系感染及皮肤真菌感染，均有良好的疗效。

四、辨治痹证

李某，女，47岁，2006年7月12日初诊。诉双膝关节以下麻木疼痛1年，伴左侧臀部轻度麻木，恶寒，睡眠欠安，纳可，小便黄，舌红，苔黄略厚，脉弦缓。西医诊断为坐骨神经痛。处方：苍术、川牛膝、老鹳草各15g，薏苡仁30g，木瓜、当归、川芎、白芍、全蝎、黄柏各10g，槟榔20g，刘寄奴、徐长卿各25g，蜈蚣两条。7剂，日1剂，水煎分3次服。复诊诉药后双下肢麻木减轻，恶寒、睡眠好转，舌苔淡黄略厚，脉缓。守上方加威灵仙15g，7剂，服药后双膝关节麻木明显减轻，恶寒，舌苔白薄，脉缓。虑其病久痼结，守初诊方加制川乌、制草乌各10g，以增强止痛作用，7剂。服后诸症减轻，以原方变化善后。

按语：此案患有坐骨神经痛，属中医学"湿热痹"范畴，乃下焦湿热之邪留注筋骨经络之间，导致气血凝滞，运行受阻，不通则痛，不荣则麻。《丹溪心法》中云："手足木者，有湿痰死血。"故梅教授拟以清热利湿、活血通络之法，以四妙汤（即二妙汤中加入薏苡仁、牛膝）加味，苍术、黄柏、薏苡仁、木瓜、槟榔可祛除筋骨经络间湿热之邪，当归、川芎、白芍、全蝎、蜈蚣以行气活血，通络止痛，刘寄奴、徐长卿、老鹳草、威灵仙以祛风湿通络止痛。服14剂以后，患者舌苔已变薄，脉象变缓，说明湿热之邪已基本祛除，仍有双膝关节麻木疼痛，且恶寒，三诊时加入制川乌、制草乌以增强除湿止痛之功。

五、辨治痿证

卢某，男，44岁，2007年1月10日初诊。诉左下肢酸软乏力，僵硬，抬腿及屈膝困难，仅可跛行，恶寒，口干，大便不成形，舌红而胖，苔白而中根部略厚，脉缓。既往有帕金森病（早期），1型糖尿病，目前血糖控制良好。处方如下：苍术、黄柏、胆南星、法半夏、陈皮、竹茹、当归、川芎、土鳖虫、红花、全蝎各10g，茯苓、钩藤各30g，枳实20g，蜈蚣两条，7剂，日1剂，水煎分3次服。二诊诉双膝恶寒减轻，左下肢僵硬，抬腿及屈膝困难，舌质红而胖，舌苔白薄，脉沉缓。守上方，去竹茹，加黄芪40g，7剂。三诊诉下肢力量增加，行走虽跛行，但迈步较大，抬腿较前高，精神明显好转，大便溏，偶尔干结，舌红胖，边有齿印，舌苔中根部白而略厚，脉沉弦。守上方，黄芪加至50g，7剂。

按语：此乃湿热浸淫下肢成痿，湿热浸淫筋脉，气血不畅，筋脉肌肉弛纵不收，因而成痿。《素问·痿论》有云："有渐于湿，以水为事，若有所留，居处相湿，肌肉濡渍，痹而不仁，发为肉痿。"《素问·生气通天论》云："湿热不攘，大筋软短，小筋弛长，软短为拘，弛长为痿。"故梅教授处方以二妙汤为主方加味。一般见患者下肢恶寒，可能虑其阳虚不能温煦下肢，而加用附子、乌头之类，梅教授却用寒凉之品清利湿热，而使患者恶寒减轻，原因何在？原此乃湿热之邪浸淫下肢，"湿胜伤阳"故出现恶寒，湿邪稍减，恶寒便可减轻，这也体现了"治病必求于本"的原则。

"血不利则为水""久病入络"，土鳖虫、红花、全蝎、蜈蚣、地龙可活血通络，对于此类患者而言是必不可少的。湿热证患者大便多不成形，正如叶天士在《湿热论》中曰："湿温病大便溏为邪未尽，必大便硬，慎不可再攻也，以屎燥为无湿矣。"痿证属本虚标实的病证，故梅教授亦不忘补其虚。在二诊时，患者舌苔变薄，诉仍双下肢活动困难，乃湿热之邪日久伤气，故梅教授在处方中加入黄芪补气，以增强其下肢力量。三诊时患者诉下肢力量明显增加，精神亦有所好转。

六、辨治泌尿系疾病

余某，女，43 岁，2006 年 6 月 28 日初诊。诉尿频，尿急，尿痛，解时有胀感，经期腰腹疼痛，精神差，烦躁，纳可，大便调，苔白略厚，脉缓。处方如下：苍术、土牛膝各 15g，土茯苓 50g，羊蹄（土大黄）20g，小茴香、乌药、荔枝核、土贝母、黄柏各 10g，忍冬藤、凤尾草、萆薢各 30g，7 剂，日 1 剂，水煎分 3 次服。二诊诉尿频及尿痛、口干好转，舌质红，苔白薄，脉缓。守原方加金刚藤 30g，7 剂。后复诊诉诸症好转，目前仅咽痒，舌苔根部白略厚，脉缓。守原方加金刚藤 30g，射干、僵蚕各 10g，7 剂。

按语：此为"淋证"，病机为湿热客于下焦，膀胱气化失司，故梅教授治以清利湿热、利尿通淋之法。加小茴香、乌药、荔枝核化气散结，以舒缓解小便时胀感；凤尾草、萆薢可清热利湿化浊。患者服药 3 周后，症状基本消失。

综上，梅教授在使用本方时，其所宜之病机为湿（痰）热（毒）之邪阻滞（若上焦症状较明显，可用黄连易黄柏），病机相同，均可使用。此即梅教授《拓展<伤寒论>方临床运用之途径初探》中第二条途径"谨守病机，不拘证候"之寓意。基本组方以二妙汤为主，临证时可加用薏苡仁、川（怀）牛膝（即三妙汤、四妙汤），也常与土茯苓、土贝母、羊蹄（土大黄）、土牛膝合用（梅教授称其为"四土汤"），灵活地治疗多种病证。虽有上述之使用要点，但在临证运用时还应"观其脉证，知犯何逆，随证治之"。

四土汤拓展运用思路

四土汤为梅教授经验方，由土贝母、土牛膝、羊蹄（土大黄）、土茯苓组成。方中土贝母味苦、性平，能散痈毒、化脓行滞、解疮，又可除风湿、利痰（《百草镜》）；土牛膝味甘、性寒、微毒，有泄热化痰、破血解毒之功（《本草备要》），并有祛湿利尿作用；羊蹄（土大黄）味辛苦、性凉，能破瘀生新，清热杀虫解毒《本草纲目拾遗》），且有导滞之效；土茯苓甘淡，能祛湿热，补脾胃，治筋骨拘挛、杨梅疮毒（《本草备要》）。四药合用，具有清热利湿解毒、活血凉血散结之功。

一、辨治宫颈癌癌前病变

刘某，女，58岁。初诊日期：2010年6月18日。患者小腹疼痛不适、黄带半年，西医考虑宫颈癌癌前病变，建议手术切除；患者要求保守治疗，故求诊于梅教授。就诊时症见：形体胖，带下色黄而清稀，小腹不适，小便黄；舌略红，苔白厚腻，脉弦。证系湿热毒邪侵袭胞宫，痰瘀蕴结；拟清热解毒、利湿化痰逐瘀为法。处方：苍术10g，黄柏10g，土贝母10g，土牛膝10g，羊蹄（土大黄）20g，土茯苓30g，白英20g，龙葵15g，石上柏20g，半枝莲30g，白花蛇舌草30g，法半夏10g，陈皮10g，延胡索15g。每日1剂，水煎3次，餐后1小时服用。

患者服药35剂后黄带消失，服至49剂时腹痛愈；9月3日西医各项检查基本恢复正常。患者偶有腹痛复发、黄白带夹杂，续以前药加减巩固治疗。如兼腰、臀部疼痛，则酌加金刚藤、鸡血藤、忍冬藤；腰部胀痛、尿频，酌加粉草薢、金钱草、海金沙。

按语：癌肿多夹痰瘀湿毒，故用四土汤，并加陈皮、法半夏；又合二妙散，加强清下焦湿热和燥湿之功；用白英、龙葵、石上柏、半枝莲、白花蛇舌草、金钱草、海金沙等攻毒利尿，伍延胡索以行气活血止痛。梅教授于湿热型癌症者常用四土汤，并酌加壁虎、露蜂房、重楼、石见穿、土鳖虫、龙葵、白英、蜈蚣、全蝎、半枝莲、金刚藤、忍冬藤、石上柏、山慈菇、大血藤等攻毒散结通络；体虚者，加红景天、黄芪、生晒参、五味子、灵芝、九香虫、大枣、焦白术等。对于湿热型直肠癌术后者，梅教授常用此法再合四逆散为治。

二、辨治慢性皮疹

宋某，女，21岁。初诊日期：2009年9月9日。患者全身皮疹伴瘙痒1年4个月。西医诊断未明确，糖皮质激素治疗罔效。患者发病前曾于野外露营，就诊时症见：全身散在皮疹，面部皮疹密集，色鲜红；皮疹瘙痒明显，影响睡眠；夜尿2~3次，双膝怕冷、头晕；舌偏红，苔白厚，脉数。证系风湿热毒弥漫三焦，水道失司，脉络被血热所伤，乃湿遏热伏之象；治以清热利湿解毒，化痰逐瘀，祛风通络。处方：苍术10g，黄柏10g，薏苡仁30g，土贝母10g，土牛膝10g，羊蹄（土大黄）20g，土茯苓50g，丹参30g，地肤子10g，白鲜皮10g，牡丹皮10g，赤芍10g，全蝎10g，蜈蚣两条。每日1剂，水煎3次，餐后1小时服用。

服药1周后，皮疹明显消退，余症亦明显缓解，尿频消失。然停药后复发，再以上方为主方，间或用小柴胡汤、黄连温胆汤加减，加用凉血养血之法，治疗7个月痊愈。

按语：本案患者双膝怕冷，乃湿热之邪郁阻气机之象，故选方含有四妙散之意，并佐四土汤利湿解毒。余药多有凉血活血、祛风通络之功，且全蝎、蜈蚣攻毒祛风，活血通络之功强。梅教授常用此法治疗湿热痰瘀型皮肤病，如银屑病等，并酌加土鳖虫、红花、乌梢蛇、金钱白花蛇、白鲜皮、地肤子、当归、川芎、荆芥、防风等。

三、辨治皮肌炎

胡某，女，10 岁。初诊日期：2012 年 1 月 11 日。患者面部出现紫红色斑块、伴瘙痒已 5 年，诊断为幼年性皮肌炎，现服强的松 15mg/d。就诊时症见：满月脸，乏力，面部紫红色斑块，瘙痒；舌绛，苔白略厚，脉缓。证系风热湿毒流注面首，痰瘀互结，湿遏热伏；治拟清热化湿解毒、消痰逐瘀、祛风通络之法。处方：苍术 6g，黄柏 6g，薏苡仁 10g，土牛膝 6g，土贝母 6g，羊蹄（土大黄）8g，土茯苓 10g，荆芥 6g，防风 6g，石上柏 8g，全蝎 5g，白鲜皮 6g，地肤子 6g；隔日加入蜈蚣 1 条，与中药同煎。每日 1 剂，水煎 3 次，餐后 1 小时服用。

复诊时，仍用上方加减，颌下肿则加射干、马勃、白英，服药 1 周后，患者面部红斑渐退，乏力好转；服药 21 剂后，皮肤瘙痒消失；服药 3 个月后，面部红斑消退，无明显不适，强的松减为 6.25mg/d。

按语：本案用四土汤合四妙散、石上柏等，以清热化湿解毒、消痰瘀，余药祛风解毒通络。因蜈蚣有毒，故隔日 1 条，为中病即止之意。肺朝百脉，皮为肺之外候，如湿热上犯，出现眼热痒痛，或耳鸣，或头痛，或面舌肿痛等，梅教授常用此法治疗，多获良效。

四、辨治慢性肾小球肾炎

王某，男，4 岁 4 个月。初诊日期：2011 年 8 月 12 日。患者有慢性肾炎病史 1 年，见下肢浮肿，查尿蛋白阳性，现服强的松 5mg/d。8 月 9 日查尿蛋白（+++），就诊时症见：下肢浮肿，余无明显不适；舌淡红，苔白厚，脉缓。证系湿热邪毒侵犯下焦，痰阻气机；治以清热解毒利湿，化痰通络和血。处方：苍术 6g，黄柏 6g，土茯苓 10g，土贝母 6g，土牛膝 6g，羊蹄（土大黄）8g，忍冬藤 8g，金刚藤 8g，法半夏 6g，陈皮 6g，茯苓 10g，丝瓜络 10g，荷叶 10g，黄芪 10g，当归 6g，丹参 8g。每日 1 剂，水煎 3 次，餐后 1 小时服用。

二诊（8 月 31 日）：下肢浮肿消失，复查尿蛋白阴性，稍有盗汗，仍守上方加减。12 月 14 日就诊，已停服强的松，查尿蛋白阴性；再予 30 剂巩固，未再复诊。患者出现风热感冒，热退微咳，加板蓝根；盗汗，加白英、败酱草以助攻邪，并加川芎以达郁、通行气血。

按语：本案用四土汤合二妙散，伍忍冬藤、金刚藤、丝瓜络、荷叶等清热解毒化湿，利尿通络；余药可化痰益气、养血活血，以扶正助运。湿热毒邪流注下焦，热扰膀胱之尿频、尿急、尿痛，用清热利湿无效者，可佐用石上柏、白英、龙葵、金刚藤等药。梅教授临证治下肢怕冷而上身发热，或仅下半身或冷或热者，常合平胃散、佛手散，以祛湿热、通阳气。诸如梅毒、顽癣、狐惑病、强直性脊柱炎等病证属湿热痰瘀者，多因湿遏热伏，气机不畅，梅教授亦常用此法。

五、辨治不育症

陈某，男，29 岁。初诊日期：2011 年 4 月 15 日。患者婚后不育 4 年，两年间累服补阴壮阳药不效。精液检查示：精子总数 244 个，活动精子总数为 11 个；A 级（快速前向运动）0.41%，B 级（快速或呆滞前向运动）0.41%，C 级（非前向运动）3.69%。提示：精子活力低下。患者少年时有手淫史，就诊时无明显自觉症状；舌红，苔薄，脉弦有力。证系湿热邪毒流注肝经，痰瘀互结，阴阳虚遏；治以清热解毒，消痰化瘀，益阴和阳。处方：苍术 10g，黄柏 10g，土牛膝 10g，羊蹄（土大黄）20g，土茯苓 30g，土贝母 10g，凤尾草 30g，萆薢 30g，荔枝核 10g，覆盆子 10g，枸杞子 10g，菟丝子 10g，五味子 10g，车前子 10g，淫羊藿 30g，仙茅 15g，蛇床子 20g，当归 10g，川芎 10g，丹参 30g。每日 1 剂，水煎 3 次，三餐饭后 1 小时服用。

二诊（2011 年 9 月 14 日）：精液检查示精子总数 469 个、活动精子总数 130 个，其中 A 级 8.3%、B 级 19.5%。以上方制成丸剂缓图，后以六味地黄丸合五子衍宗丸加减。

三诊（2012 年 4 月 11 日）：无明显不适，阴茎勃起有力，精液量增多；舌红，苔薄白，脉缓。复查精子总数 665 个、活动精子总数 227 个，其中 A 级 11.9%、B 级 22.3%。仍以上方丸剂继续巩固疗效。

按语：此案以四土汤为主，清化湿热与温阳并行；更加淫羊藿、仙茅、蛇床子、五子衍宗丸等温肾助阳、益阴，酌合二妙散、凤尾草、萆薢、荔枝核等清热化湿解毒，佐余药行气解郁，活血利尿通络。攻补兼施，补而不滞。病有似阴虚者，实为痰瘀湿热久结，致阴阳功能受损，临证当明辨。

综上，梅教授认为方中土茯苓甘凉无毒，清热除湿功效显著，不仅能解毒，犹能排毒，如排出汞毒，故以之为君。羊蹄（土大黄）不仅能助土茯苓清热解毒之功，还能助其凉血活血止血、消肿散结之力，故辅之为臣。土贝母、土牛膝性味苦寒，功能活血祛瘀、泻火解毒、消肿散结、利尿通淋，于方中助君、臣药祛瘀、化痰、散结、通淋之功，共为佐药。四药共奏清热解毒、利湿泄浊通淋、消肿散结、凉血活血止血之功。

梅教授使用四土汤近 30 年，所涉病案以皮肤外科疾病（如湿疹、带状疱疹、皮肌炎、荨麻疹、神经性皮炎、下肢溃疡、外阴疖肿等）、泌尿生殖系统疾病（如慢性肾炎、前列腺炎、膀胱炎、盆腔炎、宫颈癌癌前病变等）、代谢疾病（如痛风等）居多，病机多责之湿（痰）热毒邪，凡湿热、痰瘀、毒邪互结者，均可酌用四土汤，清热燥湿解毒，在辨证过程中尤其强调舌诊，认为"舌苔必白而薄润、白厚而润、黄厚而润、灰薄或灰厚而润，必伴以鲜红或绛之舌质"，需引起重视。

梅教授临床应用四土汤时，单用较少，多与他方合用，如与经方小柴胡汤、肾气丸等合用，与时方二妙散、二陈汤等合用。梅教授认为，临证尚需视其湿（痰）、热、毒之偏颇，灵活权变。若湿热盛者，合用二妙散、三妙丸、四妙丸等；痰湿甚者，合用二陈汤、温胆汤、平胃散等；热毒重者，酌加大血藤、金刚藤、忍冬藤、败酱草等；湿、热、毒或凝滞成瘀，或壅盛成瘀，多配以活血的当归、川芎、丹参、郁金、片姜黄、乳香、没药等；久则入络，遂辅之以通络药如丝瓜络，以及虫类药如全蝎、蜈蚣、乌梢蛇、金钱白花蛇等；瘙痒甚者，酌加荆芥、防风、白鲜皮、地肤子等；癥肿者，伍以石上柏、壁虎、白英、龙葵等。

止痛对药拓展运用思路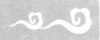

中医止痛药，是针对不同的病机状态，在辨证论治思想指导下，立法组方遣药，然后选用有较好止痛作用的药物进行配伍，从而更好地发挥治疗作用。梅教授临床善用止痛药对，辨证施治取得较好效果，现结合验案，共飨于同道。

一、当归配川芎

当归性温、味甘辛，功效补血活血，止痛调经，主治血虚血瘀兼寒凝所致的各种疼痛。川芎味辛性温，功效活血行气，祛风止痛，主治血瘀气滞多种疼痛，尤善治头痛和痹痛。二药配伍，名曰佛手散，又名芎归散，出自《普济本事方》，此对药临床应用广泛，大凡血虚、血瘀之疼痛，均可选用。

张某，女，75岁，患者头昏，头痛，行走不稳，腰痛，乏力，轻微咳嗽，见少许白色黏稠泡沫痰，饮食尚可，二便调，苔白略厚，舌质紫暗，脉弦数。乃痰浊上扰清阳，阻滞气血所致；治宜化痰降浊，活血行气。处方：法半夏10g，陈皮10g，茯苓30g，竹茹10g，枳实20g，石菖蒲10g，郁金10g，当归10g，川芎10g，土鳖虫10g，红花10g，丹参30g。服7剂，头昏、头痛及腰痛诸症明显减轻。此方化痰降浊，即是审因论治，痰浊得除，经脉自无阻碍，则止痛之潜力已寓其中。加当归、川芎活血行气止痛，其效必著，更用土鳖虫、红花、丹参之类，与当归、川芎相佐，其效相得益彰。

二、羌活配白芷

羌活辛苦温，功效解表散寒，除湿止痛，长于发散肌表风寒湿邪，主治太阳头痛，或夹湿之头项强痛，亦善治上半身风湿痹痛。白芷辛温，功效祛风散寒止痛，对风寒所致之阳明头痛尤为适宜，为治阳明头痛、头额疼痛、眉棱骨痛之要药。二药合用，对风寒所致之太阳、阳明头痛效佳。

徐某，男，53岁，患者头痛10余年，加重半个月。现头部刺痛，伴剑突右下方作胀，纳可，二便调，脉弦数，苔白薄。此例以头部刺痛为主，且持续不解，当与血瘀有关；胆区作胀，脉弦数，属少阳枢机不利，气郁化火，阴血被扰，脉络失和之象。治宜和解枢机，活血凉血，通络止痛。处方：柴胡10g，黄芩10g，法半夏10g，生地黄10g，当归10g，川芎10g，白芍10g，白芷10g，羌活10g，延胡索10g，金钱草10g，海金沙10g，丹参30g，全蝎10g，蜈蚣两条。服药1周，头部刺痛感明显减轻，胆区作胀及左下腹酸胀亦明显缓解。此案病涉少阳经、腑，木郁化火，上扰清空，火炎日久，阴血为之不安，既是此案之主要病机，亦是头痛之由来。方用柴胡四物汤和解枢机，清泻相火，凉血活血，未尝不是治头痛之先着。而羌活、白芷止痛效果固佳，但属辛温之品，似乎与病机相左，不过本方中有诸多凉药为伍，则止痛有功，而无辛燥之弊。又全蝎、蜈蚣祛风通络，更助其止痛之效。

三、全蝎配蜈蚣

全蝎与蜈蚣均为虫类药，虽属有毒之品，但炮制之后，又入煎剂，则毒性甚微，而走窜之力甚速。两药内走脏腑，外达经络，凡气血凝滞之处无所不达，故长于搜风通络止痛；顽固性偏正头痛、风湿痹痛等尤为适宜。蜈蚣止痛力量强于全蝎，二者相须为用为止痉散，常用于多种顽固性疼痛。

范某，男，54岁，患者有痛风病史10余年。刻下：右踝关节以下肿痛，皮肤青紫，局部发热。曾低热1周，现已退热。兼有下肢关节游走性疼痛，右踝关节以下肿痛、皮肤青紫、发热。苔白厚，脉弦数。证属湿热下注关节、肌肉、筋骨，经络气血悉受其累。治以清热利湿，祛风通络，活血止痛。处方：苍术15g，黄柏10g，薏苡仁30g，川牛膝15g，木瓜10g，槟榔15g，全蝎10g，蜈蚣两条，刘寄奴25g，徐长卿25g，金钱草30g，海金沙15g，益母草30g，威灵仙15g，老鹳草15g，忍冬藤30g。服上方7剂后，右踝关节以下仍肿，微热，但疼痛明显减轻。综观其证方，非清热利湿祛风，则难以制服其病邪；非活血通络，则止痛效果必微，故全蝎、蜈蚣与全方诸药相伍，有相得益彰之妙。

四、杜仲配续断

杜仲甘温，入肝肾经，功效补肝肾、强筋骨、止痛，为治肾虚腰痛之要药。《神农本草经》谓："主腰膝痛。"《本草汇言》谓："腰膝之痛，非杜仲不除。"《本草新编》称："治腰痛不能屈伸者神效。"续断甘温助阳，辛以散瘀，有补益肝肾、强筋健骨、通利血脉、止血之功，对肾虚血滞之腰痛尤为适宜。《本草经疏》誉续断为"理腰肾之要药"。以上二药均能补肝肾、强筋骨，临床常相须为用，以提高治疗腰痛之疗效。

卞某，女，28岁，人工流产后恶露不尽半月有余。来诊时仍有少许恶露，腰部酸痛，无腹痛，面色萎黄，精神不振，睡眠欠佳，饮食尚可，二便调，苔白略厚，舌质淡，脉缓弱。患者因人工流产后调护失宜，延误失治，恶露久延，以致气血两虚。有形之血难以骤生，无形之气尚可速复，故以益气生血为主，兼以活血止血，补益肝肾。处方：黄芪30g，生晒参6g（另包泡服），焦白术10g，炙甘草6g，茯苓30g，杜仲10g，续断10g，阿胶10g（另包烊化），艾叶炭10g，墨旱莲30g，三七粉10g（另包冲服），荆芥炭10g，山楂炭10g，当归10g，川芎10g。服上方7剂后，恶露已尽，腰部酸痛明显减轻，精神及睡眠改善。冲任二脉均起于胞宫，其功能与肝肾密切相关，因此兼补肝肾，即所以顾护冲任，护冲任即所以治腰痛。

五、玫瑰花配月季花

玫瑰花气味芳香，功善疏解肝郁，调经解郁，治肝郁气滞之月经不调，经期乳房胀痛。《本草再新》谓："疏肝胆之郁气。"月季花质轻升散，入肝经，既能活血调经，又能疏肝解郁，行气止痛，常用于肝气郁结、气滞血瘀之月经不调、痛经、闭经、胸胁胀痛。二者均归肝经，玫瑰花偏于行肝气，兼能活血；月季花强于活血化瘀，亦能疏肝解郁。二者相伍，则疏肝行气、活血化瘀力量倍增。临床多用治肝郁血瘀之月经不调，经期及其前后小腹疼痛、腰痛，以及乳房胀痛。

王某，女，32岁，患者有痛经病史多年，经期少腹痛、头痛较重，伴轻微腰痛，月经量少，心悸，恶心，口干，自觉胸脘烦热，睡眠差，纳可，二便调，苔白薄，舌质鲜红，脉弦。乃痰热阻滞三焦，奇经之脉阻滞，经气不利所致。故以和解枢机、清化痰热、行气活血、调经止痛为法。处方：柴胡10g，黄芩10g，法半夏10g，陈皮10g，茯苓30g，竹茹10g，枳实20g，莱菔子10g，当归10g，川芎10g，白芍10g，延胡索15g，郁金10g，片姜黄10g，蔓荆子10g，梅花10g，月季花10g，玫瑰花10g，益母草10g。服上方21剂后，月经来潮，头痛明显缓解，腹部仅轻微隐痛，余症皆减轻。可见痰热得以清化，枢机运转复常，即治疗本例之根本前提，而玫瑰花、月季花调经活血止痛，有其专效。

六、蒲黄配五灵脂

蒲黄味甘性平，能活血通经，消瘀止痛，凡跌打损伤、痛经、产后身痛、心腹疼痛等瘀血作痛者均可运用。五灵脂苦泄温通，专入肝经血分，善于活血化瘀止痛，为治瘀滞疼痛要药。二药均能活血止痛，常相须为用，即为失笑散（《太平惠民和剂局方》），则活血止痛作用更佳。

陈某，女，79岁，有心肌梗死病史多年。刻下：偶尔胸痛，无明显心慌、胸闷，饮食尚可，二便调，脉弦缓，苔白厚，舌质淡，部分紫暗间有瘀斑。揆其病情，舌质淡而苔白厚，显属痰浊之象，部分舌质紫暗而有瘀斑，当是瘀血之征，其脉弦，亦可主痰瘀互结。于是胸闷痛诸症则有治疗之法，治宜化痰降浊，活血化瘀，兼宽胸理气。方用栝楼薤白半夏汤加味，先用汤剂（药味与下列丸剂大体相同，而剂量有别），得效后，改为丸剂：法半夏200g，全瓜蒌200g，薤白200g，枳实300g，陈皮200g，茯苓200g，石菖蒲200g，远志200g，当归200g，川芎200g，赤芍200g，土鳖虫200g，红花200g，水蛭100g，延胡索200g，郁金200g，片姜黄200g，降香200g，生蒲黄200g，五灵脂200g。上药做成水蜜丸，每日服3次，每次10g。患者使用上述丸药4个月后，胸痛明显减轻，发作甚少。观其方，栝楼薤白半夏汤乃治疗痰浊阻滞、胸阳痹阻之经方，又仿二陈汤意投药，以增强化痰效果；当归、赤芍、土鳖虫之类，意在化除陈年顽固之瘀血，以破痰瘀互结之势，为治疗胸痹心痛打下了良好的基础。改汤为丸时，加蒲黄、五灵脂二味，则更有利于发挥活血止痛的效果，是为峻药缓图之法。

七、白芍配甘草

白芍酸苦微寒，入肝脾二经，能养肝血、敛肝阴、柔肝体而止痛，治疗阴血虚、肝脾不和之胸胁脘腹疼痛、四肢挛急疼痛。芍药之酸，还有酸泄功能，以为攻邪之用，观《神农本草经》云："主邪气腹痛，除血痹，破坚积。"《名医别录》云："通顺血脉……散恶血，逐贼血，去水气，利膀胱、大小肠。"炙甘草味甘微温，有补中益气等功效，又善于缓急止痛，对于脘腹疼痛、四肢挛急疼痛等，常配白芍同用，即芍药甘草汤（《伤寒论》）。

徐某，女，20岁，患者腰痛伴小腹疼痛20余天，西医诊断为输尿管下段结石，大小约为0.7cm×1.5cm，经西医碎石治疗效果不佳。刻下：腰痛，小腹痛，尿痛，尿不畅，少许尿血，饮食可，大便调，脉数，苔白薄，舌质红。患者小腹痛、尿痛，其部位当属足厥阴肝经。又因腰痛而结石部位与膀胱临近，故与足太阳经不无关系。因结石而尿血、疼痛，证属石淋、血淋之类，多因下焦伏热，灼液为石，伤及血脉所致。治宜疏肝理气，利水通淋，缓急止痛，略兼化气。处方：柴胡10g，郁金10g，枳实20g，白芍20g，炙甘草6g，金钱草30g，海金沙15g，猪苓10g，茯苓30g，泽泻10g，桂枝6g，焦白术10g，王不留行10g，忍冬藤30g。服用上方7剂后，腰痛、小腹痛及尿痛消失，排尿通畅。方中重用白芍至20g，配炙甘草，虽为缓急止痛而设，但暗含"利膀胱大小肠之意"。前言"下焦伏热"，而方中何以用桂枝？答曰：一则方中有五苓散，仅取小量桂枝有化气之效。二则少量桂枝配大量白芍，不仅不嫌其温，而且寓有桂枝加芍药汤意，是一物而二任之法。

八、川楝子配延胡索

川楝子归肝胃经，苦寒降泄，功能行气止痛，疏肝泄热，用于肝郁化火诸痛症。《本草纲目》云："为治心腹痛及疝气痛要药。"延胡索辛散温通，能活血行气止痛，被誉为"止痛第一要药"，无论何种疼痛，均可配伍应用。《本草纲目》云："能行血中气滞，气中血滞，专治一身上下诸痛，用之中的，妙不可言。"《雷公炮炙论》云："心痛欲死，速觅延胡。"二药常配伍使用，即金铃子散（《素问病机气宜保命集》），用于治疗肝郁气滞或肝郁化火胸腹诸痛、肝胃气痛。《本经逢原》云："以金铃子能降火逆，延胡索能散结血，功胜失笑散，而无腥秽伤中之患。"

高某，女，47岁，患者出现胃痛10余年，发作1周。刻下：胃痛，胃胀，反酸，嗳气，胃脘灼热感，大便每日1~2次，便溏，饮食尚可，小便正常，脉缓，苔白薄，舌质正常。此例从胃脘灼热拟法，似乎属热或痰热阻滞，果真如此，则舌质必鲜红或绛。而病者舌质正常，则属寒热错杂，痞结于胃脘，升降失常所致。治宜辛开苦降，兼理气活血止痛。处方：法半夏10g，干姜10g，黄连10g，黄芩10g，枳实25g，吴茱萸6g，海螵蛸15g，延胡索15g，炒川楝子10g，郁金10g，片姜黄10g，当归10g，川芎10g。服上药7剂，胃痛消失，胃胀、胃脘灼热、反酸及嗳气减轻，大便日1次，基本成形。方中寒温并用及理气活血之品，则为止痛之先机，再加川楝子、延胡索，其效必著。

九、刘寄奴配徐长卿

刘寄奴辛散苦泄，温散善走，功能破血疗伤，通经止痛，治疗跌打损伤、瘀肿疼痛，血瘀经闭、痛经，产后瘀滞腹痛等。徐长卿功善祛风湿止痛，治疗风湿痹痛、腰痛、胃痛、牙痛、跌打损伤疼痛等，尤善治腰痛。二药合用，主治腰痛、痹痛等，疗效肯定。

汤某，女，43岁，患者出现颈项强痛、腰痛、膝关节疼痛1月余，心悸，胸闷，气短，恶寒，月经先期，一般提前1周，经量少，纳可，二便调，脉沉缓，苔黑厚润，舌质红。患者以颈项、腰及膝关节疼痛，心悸，胸闷，气短为主，舌苔黑厚润，舌质红，为痰（湿）热内聚之象。上则阻碍心胸血脉，旁涉关节筋骨，故有诸症，其脉沉缓，说明湿性重着。治宜清热化痰（湿），调畅气机，活血止痛。处方：柴胡10g，黄芩10g，法半夏10g，陈皮10g，茯苓30g，苍术15g，当归10g，川芎10g，土鳖虫10g，丹参30g，藿香10g，佩兰10g，刘寄奴20g，徐长卿20g。服药1周，颈项强痛、腰痛及膝关节痛明显减轻，心慌、胸闷、气短好转。方中重用刘寄奴与徐长卿，与清热化痰（湿）等药同用，可突显其活血止痛效果。

十、川乌配草乌

川乌为乌头栽培品的块根，草乌为乌头的野生品或北乌头的干燥块根，二者性能、功效、应用基本相同。川乌辛散温通，散寒止痛之功显著，凡阴寒内盛之心腹冷痛、寒痹疼痛、跌打损伤等多种疼痛均可使用。《长沙药解》云："其性疏利迅速，开通关腠，驱逐寒湿之力甚捷。凡历节脚气、寒疝冷积、心腹疼痛之类，并有良功。"止痛效果及毒性，草乌胜于川乌。炮制后均可明显降低其毒性，而不影响疗效。二者作为对药使用，止痛作用更强。

余某，男，28岁，患者有强直性脊柱炎病史7年。刻下：髋关节疼痛，颈、腰及下颌关节强硬，张口困难，脉缓，苔白厚。结合症状，参以舌脉，辨证其病机为寒痰凝滞经脉气血。治宜温化寒痰，活血通经止痛。处方：茯苓30g，白芍10g，制川乌10g，制草乌

10g，干姜 10g，白芥子 10g，桂枝 10g，细辛 6g，莱菔子 10g，当归 10g，川芎 10g，黄芪 30g，老鹳草 15g，威灵仙 15g，野葡萄根 30g。服药 7 剂，髋关节疼痛明显缓解，颈、腰及下颌关节强硬减轻。方中制川乌、制草乌既可温化寒痰，又可止痛，显见其君药地位。反思前述诸对药，有属臣药地位者，有属佐使药地位者，妙在根据证候病机立法处方，不以对药在所处方中的地位而论其效果，只以其在方中与他药是有序配伍而观得失。

下篇　辨证论治

心系病证辨治

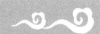

一、从六经辨治心系疾病

梅教授认为，六经辨证是以六经所系的脏腑经络、气血阴阳、津液的生理功能和病理变化为基础，结合人体抵抗力强弱、疾病病因属性、病势进退缓急等因素，对疾病进行整体分析和辨证的方法。具体而言，就是对外感疾病演变过程中所表现的各种病证，进行综合分析、辨证，归纳其病变部位、证候特点、传变特点、寒热趋向、邪正盛衰等，并进行相应诊断、治疗的辨证方法。

对于心系疾病的治疗，梅教授多以《伤寒论》太阳、少阴、少阳三篇理论作为基础进行阐明和发挥。在临床运用过程中，常结合外感内伤相因学说等理论进行综合分析，辨证论治心系疾病。梅教授在遣方用药方面，重视六经辨证理论的指导作用。

（一）对太阳与心之间关系的认识

太阳包括手太阳小肠经、足太阳膀胱经，以及两经相络属的小肠、膀胱。梅教授认为太阳篇营卫理论与心相关，心系疾病的证候表现也与《伤寒论》六经辨证有着密切关系。

1. 太阳司营卫与心相关

足太阳膀胱经外主皮毛，统摄营卫。营卫皆源于中焦，卫为阳，行于脉外，营为阴，行于脉中。卫行脉外，而敷布于表，司固外开阖之权；营行脉中，调和于五脏，洒陈于六腑。心主血，与营气相关，故太阳外统营卫之职，可影响及心。外邪侵袭人体，太阳首当其冲，常可出现外感风寒、营卫不调之证，《伤寒论》常以桂枝汤外散风寒、内调营卫之法治疗，方中桂枝、甘草等辛甘之品，具有化生阳气、温补心阳之功。梅教授常以此为依据，作为治疗外感疾病初发影响及心的理论基础。此外，《伤寒论》还对营卫理论进行了扩大论述，如第53条："病常自汗出者，此为荣气和，荣气和者，外不谐，以卫气不共荣气谐和故尔。以荣行脉中，卫行脉外，复发其汗，荣卫和则愈，属桂枝汤证。"第54条："病人脏无他病，时发热，自汗出而不愈者，此卫气不和也。先其时发汗则愈，属桂枝汤证。"此二条为其病在表者，从不同侧面提出杂病自汗的主要病机在于营卫不和，治以调和营卫，而不使病内传。故梅教授认为太阳外司营卫，故临证之中，又可以从杂病角度进行扩展，以营卫理论论治心系疾病。

2. 太阳病脉促与心相关

《伤寒论》第21条曰："太阳病，下之后，脉促胸满者，桂枝去芍药汤主之。"第22条曰："若微寒者，桂枝去芍药加附子汤主之。"梅教授认为，以上两条与心的相关性，可从以下四个方面进行深入分析：①病于太阳之表，则卫气首当其冲。卫气不固，则营阴不能内应而与之和谐，可间接受其影响。②表病之初即见促脉，非其常也。《伤寒论》中所云促脉者，数中一止，脉搏与心搏相应，脉搏之止，必因心搏之止，此即外邪犯营卫，内舍于血脉、心系之证据。

③胸满（闷），促脉发生时尤甚，乃少阴心阳虚衰，其脉于微弱之中仍兼中止之象，不唯胸满（闷），重者可恶寒征象。④桂枝去芍药汤，除具辛甘发散解除表邪之功外，还有温通心阳而复脉之效。桂枝去芍药加附子汤温养少阴，强心通脉之功更为显著。在临床中，梅教授以脉促、胸闷等证候作为依据，指导心系疾病的治疗，常以此二方辨证投药，随证加减，独具匠心。

3. 太阳病心悸之病位在心

心悸一证，其病位在心，所致原因较多。其一，心阳虚证。《伤寒论》中第64条："发汗过多，其人叉手自冒心，心下悸，欲得按者，桂枝甘草汤主之。"此条为过汗致心阳受损而发心悸之证。心阳不足，心神失于温养，空虚无主，故见心悸不宁，可用此方辛甘相合，温通心阳；其重者，第117条云："火逆下之，因烧针烦躁者，桂枝甘草龙骨牡蛎汤主之。"乃心阳受损更重，导致心神失养而浮越于外，故另加龙骨、牡蛎以重镇安神。第112条："伤寒脉浮，医以火迫劫之，亡阳，必惊狂，卧起不安者，桂枝去芍药加蜀漆牡蛎龙骨救逆汤主之。"此证心阳虚损更重，心神浮越外亡，复兼痰浊上扰心神。本条较前两证之心阳虚损更为严重，故加祛痰之蜀漆重镇潜敛，安定心神之龙骨、牡蛎，共奏温通心阳、镇惊安神、兼祛痰之功。梅教授认为，临床上对于心悸喜按、烦躁，兼见胸满、气短、乏力、惊狂、动惕不安等，属心阳虚损或兼夹痰浊者，均可以桂甘龙牡汤及救逆汤化裁治之。其二，阳虚水泛凌心证。太阳与手少阴心、足少阴肾互为表里，太阳失治误治可累及心肾。第82条云："太阳病发汗，汗出不解，其人仍发热，心下悸，头眩，身瞤动，振振欲擗地者，真武汤主之。"此为太阳病误治后内伤少阴阳气之证。肾主水而属少阴，少阴阳虚，不能化气行水，则水气不行。水气上凌于心，则心下悸；上逆蒙蔽清阳，则头晕目眩；阳虚不能温养肌肉，则时时跳动，身体震颤，站立不稳而欲倒地；虚阳外越于表则仍发热。故本条以肾阳虚水停为根本，水饮上逆而心悸，故其治疗以真武汤温阳利水而治其本，水去则心自宁。梅教授对于风湿性心脏病、肺源性心脏病等急慢性充血性心力衰竭，其临床表现见心悸、心慌、气短、夜不得卧、下肢水肿、尿少等辨为阳虚水停者，常以本方化裁治疗。其三，心阴阳气血虚衰证。《伤寒论》第 177 条曰："伤寒，脉结代，心动悸，炙甘草汤主之。"梅教授认为外感及杂病见结代之脉、动悸之证者，多与心阴阳气血受损相关。此外，梅教授还详细辨析了其临床证候特征。梅教授指出，脉结与代皆属阴类，临证之中可相间而见，即或结或代，无一定规律。其临床表现与一般心跳加快不同，病者每于心悸之余，欲止之际，觉一次心跳较为强烈，心前区有较强之冲击感，随即脉搏中止，则患者心前区又有突然之失落感，精神紧张，甚至恐惧。至于其治疗，梅教授认为此种心悸，病位在心，当针对其心阴心阳两虚之病机，常以炙甘草汤作为首选方剂。

（二）对少阴与心之间关系的认识

少阴包括手少阴心和足少阴肾。心为君主之官，主血脉，主神明；肾主藏精，内寓真阴真阳，为先天之本。心肾两经两脏关系着全身的阴阳气血，故少阴病多表现为全身性里虚证。由于致病因素和个体的差异，临证可表现为从阴化寒的寒化证和从阳化热的热化证。少阴病虽具寒热两证，但以寒化证多见。《伤寒论》第 323 条云："少阴病，脉沉者，急温之，宜四逆汤。"此为少阴阳虚寒盛的本质，用温补心肾、回阳救逆法治之。第 316 条云："少阴病，二三日不已，至四五日，腹痛，小便不利，四肢沉重疼痛，自下利者，此为有水气。其人或咳，或小便利，或下利，或呕者，真武汤主之。"此证与太阳篇第 82 条相类，均为少阴肾阳虚衰，水饮内停，上逆凌心所致，当以温阳化气利水之法治疗。在临床上出现心悸，气短，身目浮肿，小便不利或清长，其病机为少阴阳虚、水饮内停的慢性充血性心力衰竭等疾病，可用此方配合活血利水之药物心肾同治。上述心肾之间关系及其病理演变，形成少阴阳虚水停兼瘀血的证候，是梅教授以少阴理论为指导进行心系疾病的理论基础。

（三）少阳与心之间关系的认识

《伤寒论》少阳包括手少阳三焦和足少阳胆。《灵枢·经别》云："足少阳胆经……别者，入季胁之间，循胸里，属胆，散之肝，上贯心，以上夹咽。"手少阳三焦经脉起于小指次指之端，出臂上贯肘，上肩入缺盆，布膻中，散络心包，下膈，循属三焦。梅教授指出，足少阳胆经贯心，手少阳三焦经散络心包，故少阳与心之间存在着经脉联系。此外，《伤寒论》第 96 条云："伤寒五六日中风，往来寒热，胸胁苦满，嘿嘿不欲饮食，心烦喜呕，或胸中烦而不呕……或心下悸，小便不利……小柴胡汤主之。"此为少阳气郁、枢机不利，其中胸满、心烦、嘿嘿，以及或然证中心下悸等均与少阳气郁化火，上扰心神或少阳三焦不利，水饮内停密切相关，故治疗仍宗和解之法，以小柴胡汤治疗。少阳经脉与心在经脉上的相互联系、少阳所属脏腑功能影响及心，是梅教授从少阳论治心系疾病的理论基础。临床上出现胸满或闷，心烦心悸，口苦咽干，下肢浮肿，小便不利等症状，属少阳气郁，或兼痰热内阻，譬如胆心同病的胆心综合征等，可用小柴胡汤或合小陷胸汤化裁治疗。

二、从脏腑辨治心系疾病

中医学认为，人体各个脏腑是互相联系和影响的，心病可以影响他脏，他脏有病也可影响心，所以心的病变，常需辨有无其他脏腑兼证。梅教授认为脏腑辨证论治整体观是中医学理论的特点，深入研究心与其他脏腑之间的辨证论治关系，有助于更好地掌握心系疾病病变规律，提高其治疗效果。

（一）心与肺

梅教授临证在运用心肺关系治疗心系疾病时，主要治疗心肺气虚证和心肺阳虚证。如慢性肺源性心脏病常常在外感、饮食及劳累等因素的影响下急性发作，引起肺病及心，从而加重心阳虚衰，心病又影响肺导致肺气不利，痰饮内停，症见咳喘，张口抬肩，鼻翼扇动，不可平卧，胸闷，夜间尤甚，下肢浮肿，小便不利，大便反快，舌质淡或绛紫，苔白滑，脉沉等症。证属少阴寒化，肺气失宣。梅教授常常以真武汤为主方，温阳散寒，并加用活血利水药物，如泽兰、益母草、葶苈子、茯苓、泽泻、猪苓、金钱草、海金沙、土鳖虫、红花、水蛭等。若痰饮化热，上热下寒，上实下虚，则以真武汤合用小陷胸汤化裁；若兼痰热阻肺之胸闷喘促、痰黄发热等，则以真武汤合用麻杏甘石汤，以达温补少阴，又能清宣肺热之效。《灵枢·邪客》曰："宗气积于胸中，出于喉咙，以贯心肺而行呼吸焉。"是以心与肺，以气血相连，治肺可以治心，治心可以理肺。

（二）心与肝（胆）

梅教授认为，心与肝胆密切相关。若肝胆气郁，郁而化火，上扰心神，则会出现《伤寒论》第96条的"嘿嘿不欲饮食，心烦喜呕，或胸中烦而不呕……或心下悸"等症。对于此类病证的治疗，其多采用疏肝理气、疏肝降火之法，以小柴胡汤为基础方化裁，常常加用炒川楝子、郁金、延胡索等疏肝理气的药物。心烦者，可合用栀子豉汤或丹栀逍遥散；失眠者，或加用镇惊安神药如煅龙骨、煅牡蛎、珍珠母、磁石，或加用养心安神之酸枣仁、柏子仁、茯神等。

（三）心与肾

梅教授认为心肾同属少阴，心居上焦，属阳，主血，主火；肾居下焦，属阴，主水。一为火脏，一为水脏。正常情况下，心火下降于肾，使肾水不寒；肾水上济于心，使心火不亢，水火既济，阴阳平衡。若心阳虚衰，心火不能下温肾水或肾阳虚衰，气化无权，水气凌心，就会出现少阴寒化证。《伤寒论》第 82 条曰："心下悸，头眩，身瞤动，振振欲擗地者。"第 316 条曰："腹痛，小便不利，四肢沉重疼痛，自下利者，此为有水气。"第 323 条曰："少阴病，脉沉者，急温之，宜四逆汤。"对于此类病证，常用温阳活血利水之法，以真武汤为主方加用活血利水之品，如益母草、茯苓、泽泻、猪苓、金钱草、海金沙、土鳖虫、红花等，收效甚佳。

综上所述，"心为五脏六腑之大主"，心的功能是否正常，与其他脏腑的配合与联系密不可分。心与肝通过主血与藏血，在血液的循行过程中相互配合、相互为用，通过主疏泄与藏血的相辅相成作用，在心血的运行中起主要调节作用；心与肺则通过司呼吸与心主血功能相联系；心与肾则以心主血、肾藏精，心肾相交，二者协调平衡。故梅教授认为心系疾病的病理变化常涉及多个脏腑，在治疗上不可忽视脏腑辨证的重要性。

三、从气血津液辨治心系疾病

中医学认为，气、血、津液都是构成和维持人体生命活动的基本物质。生理上，三者之间相互渗透、相互依存、相互转化。在生理情况下，气、血、津液三者维持着相互依赖、相互转化的动态平衡关系，保证生命活动的正常进行。气血津液与人体五脏均有着密切关系，气血津液的正常运行，有赖于脏腑功能的正常发挥。心主血脉，心血的正常运行，有赖于心气的推动，行于周身，发挥濡养功能。心主血脉和肝主藏血，均与血液的正常运行有着密切关系。脾主受纳运化水谷，为气血生化之源，水液的正常运行、气血的盈亏与脾胃功能有着密切关系。同时，水液的正常运行，也有赖于脾之运化、肺之宣降、肾之气化功能的发挥。由此可见，其病理变化也是相互影响的。气血津液代谢障碍，则变生痰浊、瘀血等病理产物。痰浊湿邪偏盛，随气无处不至，阻塞心脉，常与瘀血互结而为病。

　　人体气血津液代谢主要涉及肺、脾、肾三脏，与心肝二脏也有着密切关系。当气血津液生成、输布等功能失调时，五脏皆可生痰。心生痰，可因心气虚，血行迟缓而生痰；心阴虚，心火亢盛，灼津液而生痰；心气、心阳虚，则津液停聚而为痰；心血虚，神却舍空而停痰；或由他脏痰湿乘虚而入。肝气郁结，津液停滞聚而为痰；肝气横逆，气血津液随之逆乱而生痰；肝失疏泄，气血津液失调而生痰。脾生痰，可因脾气虚，运化无力，津液积聚而生痰；脾胃的升清降浊功能失调而留滞为痰；湿气太重，脾的运化功能受损则滞而生痰。肺生痰，多因肺失其宣发肃降之功能，津液停聚而为痰；肺阴虚，虚火伤津而成痰；肺气郁结，化热化火，灼伤肺阴而成痰。肾生痰，常因肾之开阖不利，水湿停聚而为痰；命门火衰导致脾失健运津液聚而为痰；脾肾阳虚水泛，聚而成痰；肾中雷龙之火沸腾，灼精而成痰。五脏六腑之生理功能活动，既是相互促进，又是相互制约的，一脏或多脏协调失衡，则易变生痰患。

　　瘀血是病理产物，同时可以转变为致病因素。由于血行脉中，内而脏腑组织，外而皮里膜外，无处不在。所阻之处，则导致相应脏腑组织的病理改变，因此瘀血致病是广泛的。瘀血作为一个有形之邪，不仅可阻滞气机，还可妨碍津液代谢。《素问·调经论》曰："寒独留，则血凝泣，凝则脉不通。""孙络外溢，则经有留血。"说明瘀血的形成是由于气滞而导致血行受阻，或因气虚而致血运迟缓，或因痰浊阻于体内，形成瘀滞，按之有痞块，固定不移。从而产生疼痛、出血、经脉壅塞不通，内脏发生积块，以及"瘀血不去，新血不生"等不良后果。瘀血作为有形之邪，瘀阻部位不同，则产生不同见症，故其临床症状繁多。《素问·痹论》说："心痹者，脉不通。"即是指瘀血阻于心之脉络，而致心痹。此外，局部脉络瘀阻，可导致该脉络所濡养之脏腑失养，使功能减退或丧失。如瘀阻心脉，导致心脉痹阻，心失所养，轻则可时发胸痹，重者形成"真心痛"。

痰瘀作为由津血所化的病理产物，在整个病理过程中，除受外感六淫、内伤七情，以及饮食、外伤等因素的作用外，与气的病变更为相关。盖气为血之帅也，气行则血行，气滞则血滞，气温则血温，气虚则血寒，气有一息之不运，则血有一息之不行。血与津液的运行，全赖气的推动。若气机郁滞，则津液停滞而为痰为饮，血滞不行而成瘀血。气虚帅血无力，势必造成瘀血。而痰饮、瘀血形成之后，则又会阻碍气的流动。痰浊内阻，血脉不通，也可产生瘀血，故痰浊是瘀血产生的一个重要原因。同时，瘀血阻滞，血脉痹阻，气血津液代谢失常，水湿痰饮内生。痰浊和瘀血互为因果，相兼为患，形成痰瘀互结并停滞体内，久留不去，致使所患疾病的病理变化复杂、严重。痰阻则血难行，血瘀则痰难化。痰瘀相关为病，涉及广泛，如冠心病的发生与痰阻血瘀有着密切关系。此病多发于中老年人，素有痰瘀，若发于心胸，痰瘀互阻，血脉阻滞不通，阻遏胸阳，闭塞心络，痹而为病。

在气血津液为患所产生的痰饮、湿浊、水停、瘀血、气滞等病理变化中，梅教授更加侧重于痰瘀的辨证论治。梅教授认为，在病理状态下，如饮食失节，过食膏粱厚味之品；或好逸恶劳；或情志不畅，疏泄失职；或思虑过度，劳伤心脾；或脾胃本虚，失其健运，水反成湿，谷反成滞，均可使水谷精微失其正常输布，致生浊变，混于血脉之中，壅滞血脉，损伤脏腑，痰瘀由生。痰浊、瘀血的形成，是由于脏腑功能失调所致。津血同源，痰瘀相关，痰滞则阻碍血行，可致血瘀，故有心悸、胸闷、气短等；血瘀则水湿停滞，可聚为痰，致水道不利，而为水肿，理同《金匮要略·水气病脉证并治》"血不利则为水"。二者互为因果，相互转化。梅教授认为本病重点不在虚，而在过食膏粱厚味，精神紧张，劳逸失度，饮食不节，肠胃乃伤；或素体阳盛，肝阳偏亢，疏泄太过，化火灼津炼津为痰；日久阻塞脉络，由痰阻血瘀而致冠心病、原发性高血压。故常从痰瘀论治，多以小陷胸汤、温胆汤加活血化瘀之品治疗。

四、心系疾病临证述要

梅教授运用六经辨证、脏腑辨证、气血津液辨证论治心系疾病，总结出丰富的理论和临床运用经验。梅教授治学严谨，用药精纯，擅长运用经方辨治心系疾病，述要如下。

（一）心病之要，太少两经

梅教授遣方用药，注重六经理论指导作用。其谓六经乃经络脏腑之总源，而脏腑、经络各有生理、病理特性，各居其部位。《伤寒论》中治脏腑病证之方，常可移作经络病证之法；疗经络病证之法，也可易为脏腑病证之用。故运用经方论治杂病，当究脏腑经络。梅教授治心系疾病多从太阳少阳二经立论和遣方。如刘某，男，57岁，心悸半年，近来又出现早搏，5~10次/分钟，胸闷气短，心前区刺痛，持续 5~10 分钟。头晕而痛，以两侧为甚，精神不振，乏力，腰酸腿软，恶寒，脉结代，舌红而胖，边有齿印，苔薄白。辨证当属痰热痹阻，血脉不利，法宜清热化痰散结，活血通瘀止痛。处方：法半夏 10g，全瓜蒌 10g，黄连 6g，枳实 20g，焦白术 10g，藿香 10g，佩兰 10g，胆南星 10g，天竺黄 10g，土鳖虫 10g，苏木 10g，片姜黄 10g，九香虫 10g。服药 1 周，除早搏消失外，他症依然，更增四肢酸麻，下肢为重，恶寒转甚，心情抑郁而烦，易惊惕，脉缓，舌苔薄白。分析用药过程，前方当属有效，盖早搏消失，舌质不胖故也。痰热清化之后，何以心痛等症不减，更加四肢酸麻，心情抑郁而发？当是少阴血脉瘀滞尚未解除，而影响太阳少阳经脉所致。又析《伤寒论》第 146 条"支节烦疼""心下支结"，主以柴胡桂枝汤，而此证心前区痛，与"心下支结"同类而重，四肢酸麻，恶寒与"支节烦疼，外证未去"同类，是为二经同受影响明矣。故处方：柴胡 10g，黄芩 10g，生晒参 6g（另包），川芎 10g，酸枣仁 30g，柏子仁 20g，首乌藤 30g，合欢花 20g。共服两周，诸症渐失，而以调理之法收功，是调理太阳少阳之法在后也。

（二）邪伤营卫，内舍于心

病毒性心肌炎多有早搏，常起于外感之后，或发于当时，或移时发作，与中医学"心悸""怔忡"相似。梅教授认为，此证乃表病不已，内舍于心。可从营卫与心脏关系加以探讨，《素问·痹论》曰："脉痹不已，复感于邪，内舍于心。"另《伤寒论》第 21 条云："太阳病，下之后，脉促胸满者，桂枝去芍药汤主之。"第 22 条云："若微寒者，桂枝去芍药加附子汤主之。"以上两条虽未指心悸怔忡，但与其发病相近。理由有四：其一，病于太阳之表，则卫气首当其冲，卫气不固，则营阴不能内应而与之和谐，必间接受其影响。其二，表病之初即见促脉，非其常也。其三，胸满（闷），在病毒性心肌炎患者多见，当促脉发生时尤甚。其四，桂枝去芍药汤既不失辛甘发散之性，又有温通心脉之效。梅教授以此方加减，对病毒性心肌炎频发早搏者，每每获效。《伤寒论》第177条曰："伤寒，脉结代，心动悸，炙甘草汤主之。"外感以及本病而见结代之脉、动悸之证者，若以西医论断，则名目繁多，而病毒性心肌炎发生早搏者，自在其中。梅教授强调，脉结与代，当分为二脉，其相提并论者，一则皆属阴脉，再则可见于同一病，即或结或代，无一定规律。以证而论，云心动悸者，与一般心跳加快不同，病者每于心悸之余，欲止之际，觉一次心跳较强烈，心前区有较强之冲击感，随即脉搏中止，则患者心前区有突然失落感，精神紧张，甚至恐惧。病毒性心肌炎频发早搏，脉结代，心动悸，由心阴、心阳两虚所致者，炙甘草汤为首选方剂。另外，《温病条辨》之加减复脉汤，乃至一甲复脉汤、二甲复脉汤、三甲复脉汤，皆可据证投用，此与炙甘草汤寒、温异其性，对本病有异曲同工之妙。

（三）经腑合病，复用经方

梅教授认为，经方药味偏少，功效单纯，若病情相合，自然收效良佳。然经方以至今日，时移世易，古今之病难以相能，故提出须改变经方之用法，适应已变之疾病，复用经方便是梅教授经验之一。其复用原则大体如下：①上下病情歧异。②脏腑病变不同。③兼证明显。④表里寒热不一。若出现以上情况，则须选择相应之经方复用，此即为新法。其常以小柴胡汤与小陷胸汤合用，名柴胡陷胸汤，治疗心系疾病如冠心病合并胃肠道疾病、胆系疾病者，以真武汤合麻杏甘石汤治疗下焦阳虚水泛，上焦郁热之咳喘心悸者，确能提高疗效。

（四）新瘥防复，宿疾缓图

病有食复、劳复、复感等。因而心系疾病之新瘥防复，十分重要。如患者李某，男，50岁，机关干部。于1994年4月初诊，诉心悸胸闷气喘反复发作5年。患者于1989年即出现上述症状，因自觉症状尚轻，经休息后可自行缓解，故未做治疗。1992年因感冒发热，病情加重而住院，诊断为"风湿性心脏病""二尖瓣狭窄""心功能Ⅳ级"。内科治疗效果不明显，行二尖瓣球囊扩张术，术后1年心衰频发，医院建议再做手术治疗，患者拒绝，遂来本门诊部就医。诊时见心悸，脉来结代，舌苔薄白。以强心口服液（梅教授科研方）改为煎剂，经3周治疗，心衰状况改善，患者可缓步登楼，煎剂改作丸剂常服。随访7年未发，且能长途出差公干。此例为"风湿性心脏病"不能痊愈，而延为心衰，若处理得当，则可望较长时间不复发。

另外，对于心系疾病之宿疾，病久而致经络瘀闭，心脏亦损。就症状而言，常见心悸、怔忡，虚里搏动应手，并且惕惕不安，脉律不齐，因属心脏瓣膜病变，除少数可施行手术外，多数尚无根治之法。西医以强心剂维持，久服毒副作用明显，因而须从中医治疗中另辟蹊径。梅教授认为，此类病证部分属少阴真阳大衰，心肾俱损，应当以温阳化饮为法，然久病多瘀，故常以真武汤配合活血化瘀之品。心衰明显阶段，可用汤剂加以控制。俟病情稳定后，以原方为主，制成丸剂，长期服用，既可控制心衰发作，或延长发作间隔时间，又无毒副作用。

五、常见心系疾病辨治经验举隅

（一）病毒性心肌炎辨治思路

1. 病因与病机分析

病毒性心肌炎，属中医学"心悸""怔忡""胸痹"等范畴。多因素体虚弱，外感温热或湿热毒邪、滞而不散，延及脏腑，内舍于心而成。从发病时节来看，本病多见于冬末春初，或夏秋交接之时，正是温热毒邪开始活跃之季。其临床症状多为一派风热之候，且具有善行、传变迅速的特点。

梅教授认为病毒性心肌炎发病机制可从营卫与心脏关系加以探讨。营卫皆源于中焦，营为阴，行于脉中，卫为阳，行于脉外。卫气抵御外邪，为人身之藩篱，营气运行周身而为内应。营卫和调之时，虽有外邪侵袭而不能致病。只有当营卫气弱或失其和煦之时，虚邪贼风侵入机体而致病。梅教授认为，外感后是否可导致心悸，应有两个因素：首先是病邪的性质，其次是机体对病邪的抗病能力。机体的抗病能力对病邪而言，为内之所因。病邪侵入之初，卫表被遏，宣肃失司，于是卫气奋起抗争抵御外邪，此时若人体正气旺盛，则可拒邪于门外，所以并非外感者皆可并发心悸；若表卫不固，或肺气素虚，或营卫气弱，或禀赋不足等，外邪乘虚而入，热毒内盛，伤及肺卫，灼伤气阴，而后内攻于心，则可引起心肌病变。温热毒邪为阳热之邪，若热毒伤津，炼液为痰，导致痰浊内生。若热毒壅滞，灼伤阴血，血热互结而成瘀血，王清任指出"血受热煎熬成块"，如病程迁延日久，脏腑气阴亏虚，阴血不足，气不行血，血行不畅，心主血脉之功能失调，则易导致血行瘀滞，形成瘀血。因此，痰浊、瘀血是本病不可忽视的病理因素。

梅教授认为病毒性心肌炎病位在心，但与诸脏腑虚损相关。心者，五脏六腑之大主，心主血脉，以灌溉、营养四肢百骸，维持机体新陈代谢。心与肺同居上焦，肺朝百脉，肺气贯于心脉，故而肺受邪极易传于心；脾统血化血为后天之本，化生之血液源源不断供奉心脏，若心脾功能失调，气血生化乏源，可致心失所养；肝主藏血，肝为心之母脏，心肝血虚，则心脉失养，肝失疏泄，郁久化热，耗伤阴津，心阴被夺而起病变；心为君火之脏居上，肾为藏水之脏居下，心阳根于肾阳，肾阳充则升降平衡，水火既济，若肾阴不足，水无以上升，则心火独盛，心肾失交，则为病害。因此，病毒性心肌炎的病因病机为外邪侵袭、正气不足、痰浊、瘀血、脏气虚弱、心脏受损。

2. 证候分析

梅教授认为，从发病途径来看，本病多数先有肺及脾胃的损伤，继而出现心脏症状。其邪气多由皮毛、口鼻而入。如湿热毒邪从皮毛、口鼻而入，袭表侵肺，因此初期多表现出肺卫表证，如咽赤、咽痛、咽中不适、咳嗽、鼻塞流涕等，继则出现心悸、胸闷、气短等症，此因毒邪由肺逆犯心脏所致。外感湿热毒邪易从口而入，毒邪蕴阻脾胃，脾失健运，症见腹泻、头身困重、恶寒发热、恶心呕吐、腹痛等症，若湿热毒邪郁久不解，进一步侵及心脉，则出现心悸、胸闷、气短等症。

3. 辨证治疗

梅教授根据病毒性心肌炎的病因病机进行具体辨治，视其病情而定，亦察表证解与未解，未可一律。若表证未解，首重解表，若表证已解，当据心脏阴阳之盛衰，或温养少阴，或养阴清热，或根据脏腑相关理论而定治法。梅教授在临床中常以《伤寒论》桂枝去芍药汤、桂枝去芍药加附子汤、炙甘草汤、《温病条辨》复脉汤类等为主方，辨证加减治疗本病，每获良效。

4. 病案举例

王某，女，45岁，2009年7月3日初诊。主诉：胸闷、心悸10天。患者自诉5年前曾患感冒发热，伴心慌胸闷等不适，经住院给予抗生素等治疗数日后感冒痊愈（具体用药不详），但仍有心悸胸闷间断发作。当时西医诊断为病毒性心肌炎、频发房性早搏。10天前因患感冒后自觉胸闷、心悸症状加重，伴有气短，左侧头部胀痛，盗汗，夜寐差，食纳可，脉沉细或结代，苔薄白。此证属心气阴两虚，治以益气养阴之法。拟炙甘草汤合生脉散加减治疗，处方：炙甘草25g，桂枝10g，党参10g，阿胶10g（烊化），麦冬15g，大枣10g，制附片10g，干姜10g，五味子10g，黄芪30g，生晒参8g（另包，泡水饮用），煅龙骨、煅牡蛎各15g，茯苓60g。7剂，每日1剂，水煎分3次服。服药1周后复诊，患者诉心悸、胸闷减轻，头部胀痛、短气亦减轻，脉沉细，苔薄白。守方加减，服药至30余剂，病情明显好转，偶发胸闷，持续2~3分钟可自行缓解。

按语：本案病证辨为心之气阴两虚，兼瘀血内阻证。患者感受外邪后，心阳虚损，心失所养，瘀血阻滞，故见胸闷、心悸、气短。阴血不足，虚火内生，虚热内扰，故见夜寐差，盗汗。气血亏虚，虚火上扰清窍，故见头部胀痛。脉沉细或结代，苔薄白，均为气阴两虚、阴虚为主之证。因此选用炙甘草汤阴阳双补，加阴柔之品，合生脉散共奏益气养阴补心之功。方中炙甘草用至25g，多辅以茯苓60g，可制甘草肿满之弊，又可增宁心之功。

喻某，男，25岁。主诉：心悸反复发作半年，再发加重1周。患者近半年来无明显诱因出现心慌、心悸，持续数分钟可自行缓解，反复发作。曾就近做心电图提示：偶发室性早搏。1 周来症状加重，胸闷、心悸、心烦，夜寐差，纳可，偶尔便溏，脉结代，舌质红，苔白略厚。此属营阴亏虚、脉络瘀阻之证。治以养阴益气，温通经脉，理气通络；拟加减复脉汤之义治疗。处方：炙甘草 25g，西洋参 5g（另包，泡服），黄芪 30g，北沙参 30g，麦冬 20g，五味子 10g，法半夏 10g，阿胶 10g（烊化），牡丹皮 10g，丹参 30g，玉竹 10g，枸杞子 10g，生地黄 20g。7 剂，每日 1 剂，水煎分 3 次服。药后复诊，诉症状缓解，夜间睡眠好转。守方加减，服药 20 余剂，早搏现象明显减少。

按语：本案病证辨为营阴亏虚，脉络瘀阻。心之气阴耗伤，气虚运血无力，心失所养，故见心悸。气血亏虚，血脉痹阻，经脉不利，故见胸闷。阴血不足，心血亏虚，虚热内生，故见夜寐差、心烦；脉结代，舌质红乃阴血亏虚之象，舌苔白略厚乃兼痰湿征象。方中用炙甘草、黄芪益气补心脾。西洋参、麦冬、玉竹、北沙参、阿胶、生地黄甘润滋阴，养血补心。牡丹皮、丹参活血化瘀，因患者舌苔白略厚，故加半夏以燥湿化痰。诸药合用，通阳复脉与益气滋阴之药相配，即温而不燥，使气血流通，脉道通利，以奏其效。

（二）冠心病辨治思路

1. 病因及病机分析

冠心病是心血管疾病中较常见的一种疾病，它是由于冠状动脉粥样斑块形成，引起管腔狭窄或阻塞，或因冠状动脉功能性改变，导致心肌缺血或缺氧而引起的心脏病。患者以胸痛、胸闷、紧压感为主要症状。本病属中医学"厥心痛""真心痛""胸痹"等证范畴。临床上表现为胸痛、胸闷、紧压感、心悸、怔忡、气短、舌质紫暗或有瘀斑瘀点，脉律不整等。

外感六淫、饮食不节、七情内伤及年老体衰等因素，导致脏腑亏损、血脉瘀阻，可诱发本病。本病病位在心，但与肾、脾胃、肝胆、肺等脏腑密不可分。心为君主之官、主血脉，心气不足或心阳不振，则可出现气滞血瘀，凝津为痰，心脉气血运行受阻，闭塞不通。脾主运化为后天之本，脾气虚则后天生化乏源，运化失常，饮食不能化为精微物质而变为痰浊，痰浊黏滞，阻痹心阳，则气机不畅，心血瘀阻，发为心痛。七情内伤也可致病。"心为五脏六腑之大主"，情志内伤，不仅影响气机，导致气血津液输布功能发生紊乱而影响脉道，进而更影响心脏功能，使脉道更加不通。

"百病皆由痰作祟"。梅教授强调："痰浊内阻是冠心病产生的重要因素，情志失调、气机紊乱是冠心病发生的关键，脏腑功能衰退致气阴两虚，导致冠心病产生。"痰饮是因肺、脾、肾气化功能障碍或三焦水道失于通调，影响津液正常敷布与排泄，以致水湿停聚而形成。随着年龄的增长，肾气渐亏，气化功能日渐减弱；生活方式不良（如嗜好肥甘厚味和久坐少动等），又致脾气受困、运化水湿功能减弱；胸为清阳之府，浊阴不降，肺气宣肃功能失常……肺、脾、肾三脏气化功能失调，水津代谢输布失常，痰饮内生，阻滞脉道，则血行不利而致胸痹、脉痹。有实验研究证实，脂质代谢紊乱、氧化低密度脂蛋白入侵动脉内膜，是引起动脉粥样硬化、管壁阻塞、管腔变窄的直接因素。

中医学强调七情致病。"心藏神""任物者谓之心""心为五脏六腑之大主也"，情志内伤，不但影响气机，导致气血津液输布失常，影响脉道，而且影响心脏功能，使脉道更加不通。不良情志与冠心病发生发展密切相关。"怒伤肝""思伤脾"，伤肝则气机疏泄功能失常，脉道不利；伤脾则运化水湿功能失调，津液输布障碍，以致痰浊内生。冠心病虚证应以气阴两虚为主。男子以阳气为用，易致阴精竭于下，阳气衰于上。男子 40 岁后，冠心病发病人群显著增加，而女子绝经后冠心病发病率迅速上升，甚至超过男性，均说明冠心病虚证主要表现为气阴两虚。气虚血行无力，营阴亏虚则脉道涩滞、血行不利。冠心病与高脂血症呈高度相关性，亦说明气不化津、营阴亏虚、脉道失润是冠心病发病的重要因素。

梅教授在临床诊治过程中，紧扣冠心病痰阻血瘀、气阴两虚的病机，并进行个体化辨证论治，疗效显著，即可说明上述认识的客观性和科学性。

2. 辨证论治的原则

梅教授治疗冠心病，恪遵"观其脉证，知犯何逆，随证治之"和"谨守病机，各司其属，有者求之，无者求之，盛者责之，虚者责之，必先五胜，疏其血气，令其调达，而致和平"这一总治则。所谓"证"，即是机体在疾病发展过程某一阶段出现的各种症状的概括。梅教授临诊，非常重视了解患者的症状。如未亲自询问病情和望诊、切诊，从来不妄下证型诊断。梅教授常说，患者托付给我们的是生命健康，没有十足的把握，是不能想当然处方遣药的。对于冠心病，梅教授虽以脏腑辨证、气血辨证为主，但更多的是将六经辨证、三焦辨证等有机融合。例如，患者出现多种证型（痰瘀互结证、气阴两虚证、心脉瘀阻证、心阳不振证、痰热壅滞证、心肾不交证、肝脾不调证），均是梅教授采取多种辨证思维的结果。辨证是一个动态过程，"同病异治"和"异病同治"的根本原因，在于任何疾病在体内都有可能呈现出相同的病理变化，证同则治同。证型是不可能绝对固定的，任何一个思维、经验，只有切合患者的证候，才能显示出其科学价值。

梅教授强调临诊辨证，并不等于说冠心病诊治就没有规律，梅教授主张根据疾病的分期进行论治。冠心病的发生发展是一个相对长期的过程，在多种危险因素复合作用下，患者冠状动脉粥样硬化、心脏供血障碍和心功能减弱是客观存在的，只是程度轻重不同而已。在强调患者机体表现差异性的同时，注重寻找疾病共同规律，并使中医治疗从个体转向群体，是可行的、科学的。冠心病早期症状常不典型，甚至毫无症状，只有通过检查才能发现一些危险因素，如高血糖、高血脂、高血压，患者多有一些嗜烟、喜肥甘厚腻之品、久坐、工作压力大、肥胖、争强好胜的外在表现，舌质常略暗，舌体胖苔腻或黄或白，脉沉滑。此期患者多表现为痰浊内阻证，若能及时针对痰浊和兼夹邪（热、瘀）进行治疗，并嘱患者改变不良的生活方式，常可延缓冠心病进展，显著改善心功能状态。中期患者，血脉瘀阻已是必然表现，活血化瘀为法中之重。后期患者因为"久病必虚"，本虚（气阴两虚）表现突出，常有心功能明显减退、心慌、气短、口干乏力、腹胀、纳呆、便秘，活动后加重的表现，并出现舌淡、唇暗、面青之征，治以养阴益气为法。

3. 辨治要点

（1）**调气理血贯始终**　梅教授关注西医学研究的新动向，全面分析两种医学在冠心病认识上的同一性与差异性，从气血角度深刻揭示本病发生的主要因素，以及病变过程的动态观察，而求阶段性的病机关键。他认为，气者指元气，以促进心功能，亦指肝疏泄之气，以调节心功能；血者，心行之血与肝藏之血；经脉者，气血循环之路径。气、血、经脉三位一体，生理上协同一致，病理上互相影响。故冠心病之发生，诚为三者功能失调之综合反应。气病则气滞（气虚），气滞（气虚）则易致血瘀，血瘀则血脉不通，血不营心而反为害矣，故气滞（气虚）血瘀乃本病发生之基本病理环节。

针对这一环节，复用调气、理血、通脉之法治疗。调气者，或行气，或破气，或补气；理血者，或活血，或破血，或养血；通脉者，已寓调气、理血之中，或直接通行脉络。

于临床观之，本病瘀血在舌、脉上多无明显征象，医者不可断然否定，须详加审辨。若得是病，则患者多有胸闷，或胸痛之症，仲景先师有"病人胸满，唇痿舌青……为有瘀血"之明言；况其病程常多数月或数年之久，则"病久入络"实难排除。故本病自始至终均有不同程度之瘀血潜在，只是难以肉眼观察到而已。然其现代血液流变学检查，则每多异常。此虽与中医诊察方法相异，但又可视作四诊之延伸，非必出现舌紫瘀斑、脉涩、痛如针刺之后，方可施用活血之法，而当先其时用之。是故调理气血，应为本病治疗之中轴，勿论辨为气虚，或阴虚，或气阴两虚，或痰湿阻滞等，皆可将此法融于其中，不必瞻前顾后。行气，轻以柴胡、香附、延胡索、陈皮、川楝子等为主，重以枳实、青皮、降香等为要；补气，以黄芪、焦白术、红参（或生晒参、党参、太子参）等为主。活血，轻以赤芍、川芎、郁金、丹参、当归尾、益母草等为代表；重以桃仁、红花、生蒲黄、五灵脂、水蛭、泽兰、土鳖虫、王不留行等为主药。通脉者，地龙、橘络、丝瓜络、鸡血藤等为首选。在择药之时，梅教授十分强调运用气中血药（如香附、延胡索、川楝子等）、血中气药（如川芎、郁金等）与活血养血药（如丹参、当归、鸡血藤等）等具有双重效应之品，如是则方简而效捷。

据现代药理研究证实，桃仁、赤芍、丹参等可降低血小板聚集性、白细胞聚集率及全血黏度、血脂等，改善血液循环，可直接扩张冠状动脉，增加冠状动脉血流量，减轻冠状动脉粥样硬变，增强冠状动脉管壁顺应性。通过上述调气活血的复合作用，心肌缺血缺氧可得到明显改善，心肌细胞营养得到相继补充，则可延缓其衰老和死亡。因此，调气活血法治疗冠心病的疗效，无论是动物实验，还是临床观察，都已为医学界所肯定。

（2）**涤痰化瘀参机用**　梅教授认为，在总的基本原则指导下，尚应注重辨证，紧扣病机，各司其属，理法方药须一脉相承。指出冠心病之发生，非但气滞血瘀所为，亦有痰浊湿邪作祟，尤其是无形之痰、不明之湿，每被临证者遗漏。固然痰湿盛者，常体胖而多痰，苔腻而脉滑；临床上亦有痰湿征象不显，而却为痰湿所致者，不可等闲视之。然则，何为据？梅教授认为，一者患者血液流变学指标有升高趋势；二者血脂多超过正常；三者察得面色㿠白或萎黄，或虚浮而晦暗、形神倦怠等，亦湿（痰）困伤阳之体现；四者检索前所用方，似皆合理，而其效不佳者，抑或为潜伏之痰湿作祟，故改弦更张，试投祛痰化湿之剂，但得其效，则证明推断正确，此从治疗反馈得之，亦痰湿流行，难觅踪迹之故。综合以上四条，即可得到较为准确的推断。

痰湿乃阴凝之邪，其性黏滞胶着，与瘀血相并，实难化解，每致其病缠绵不愈。是故用药须为专而效强，法半夏、陈皮、竹茹（或竹沥）、天竺黄、制胆南星、全瓜蒌之属当为首用，其小陷胸、温胆、导痰诸方则得心应手；当芳化与清利并施，或藿香、佩兰之属，或滑石、薏苡仁之类，甚者茯苓（连皮）、金钱草之品。梅教授用药，常辛苦开降，寒温联用，如干姜与黄芩、法半夏与黄连、竹茹与南星、草果与知母等，取其相反相成之意。指出应辨证精当，用药中肯。至于化痰（湿）之中，兼用益气、行气、活血、养阴等，则视病情而定，变化灵妙，引人深思。

痰瘀相互影响，是基于中医学津血同源这一基本理论衍化而成。其与津血同源理论，既有联系，又有区别。如张景岳云："痰即人之津液，无非水谷所化，但化得其正，则形体强，营卫充。若化失其正，则脏腑病，津液败，而血气即化为痰矣。"说明痰湿可因津液气血停聚而生。《诸病源候论·诸痰候》云："诸痰者，此由血脉壅滞，饮水积聚而不消散，故成痰也。"《金匮要略·水气病脉证并治》曰："血不利则为水。"唐容川《血证论》云："血瘀积久，亦能化为痰水。"又云："瘀血化水，亦为水肿。""须知痰水之壅，由瘀血使然，但去瘀血，则痰水自消。"《明医杂著》云："津液者，血之余，行乎脉外，流通一身，如天之清露。若血浊气滞，则凝聚而为痰。"说明痰之来源除津液停聚外，还可因血浊气滞而成。综上所述，津停血浊，均是痰湿（浊）之源头。其见证本多，然其久聚不散，亦可化热，变证更为复杂。

清代程文囿《医述》谓："子知有痰夹瘀，不知有瘀血夹痰，如先因伤血，血逆则气滞，气滞则生痰，与血相聚，名曰瘀血夹痰。若素有郁痰，后因血滞，与痰相聚，名曰痰夹瘀血。"痰浊内阻，滞于血脉，亦为血瘀。《灵枢·血络论》描述了血瘀之状："血气俱盛而阴气多者，其血滑，刺之则射；阳气蓄积，久留而不泻者，其血黑以浊，故不能射。"气血俱盛而阴气多者，必然康平，其血不浊，故刺其血络，则血流较快。若血瘀已浊，郁而化热，阳气积蓄难通，必然血流不畅，刺其血络，则血流缓慢，故血黑以浊。这种现象，在对痰瘀互结患者抽血化验时，可以发现血液黏稠，难以抽出，色泽暗红等现象，与《灵枢》所论相似。

痰湿（浊）、瘀血是津液运行失常的病理产物。一旦形成并积渐增加之后，此病理产物转而伤害人体，亦成病因，阻碍津液运行，壅滞脉络，以致互为因果，循环往复，相因不止。从发病学角度来看，有较单纯痰湿（浊）为患者，有较单纯瘀血为患者，有痰瘀互结为患者，当视其轻重，或偏此偏彼之不同，而分别处置。另有虚实关系，亦当辨别，如痰瘀为邪气盛，属实；人体正气因病而损，属虚。若实象明显，攻实为主；虚象明显，大法补虚，兼以祛实。

（3）**养心调肝重脾肾** 梅教授认为，冠心病虽病位在胸，然与肝脾肾关系至密。肝藏血而主疏泄，佐心血运行及调节；脾统血而主运化，为心主化血之源泉；肾主藏精而有精血互生之妙。就其临床所见，本病纯实者有之，而虚实夹杂者恒多。是以其病程长而病势缠绵，正气每多亏损而出现本虚标实之象。血瘀、痰浊、湿邪之实是其标，气、血、阴、阳之偏胜偏衰是其本。气虚多心脾相兼，血虚多心肝脾俱受其累，阴虚多心肝肾互见，阳虚多心肾相连，以少阴本热标阴故也。然脏腑气血阴阳为有机整体，故见证单一者甚少，而复杂者为多，如气阴两虚，阴血并损，又夹痰湿或瘀血等。

益气者，红参（或生晒参、党参、太子参）、黄芪；养阴（血）者，五味子、麦冬、白芍、枸杞子、菟丝子、当归、生地黄、阿胶、制龟甲；温阳者，制附片、桂枝（肉桂）、仙茅、淫羊藿。尚须申言，本病常因心主神明之功失调，兼见失眠或多梦，或神怯等症，故养心镇惊安神亦为缓解其症状和预防复发之重要措施，可选煅龙骨、煅牡蛎、柏子仁、酸枣仁、首乌藤、珍珠母之品，以起佐助之意。

（4）**衷中参西法无穷** 梅教授依据中医学基本理论，合西医学病理、药理等研究成果，拓展经方，扩充运用，将自己临床心得融于一体，对冠心病的治疗形成了一套完整的理论体系，对临证实有指导意义。①柴胡生地黄法。主以小柴胡汤化裁，治因少阳疏泄失常而见胸闷、口苦之冠心病。以柴胡、黄芩、法半夏、生地黄、生晒参、赤芍、川芎等为主药。②生脉法。以生脉散加减，主治心肝肾气阴不足之冠心病，药以红参、麦冬、五味子、黄芪、炙甘草、当归、川芎、赤芍、白芍等为代表。③陷胸法。以小陷胸汤为主方，主治痰热阻滞胸膈之冠心病，药如法半夏、黄连、全瓜蒌、生蒲黄、五灵脂、桃仁、红花等。④四逆散法。以四逆散变通而成，主治厥阴肝气郁滞较甚之冠心病，药如柴胡、枳实、郁金、赤芍、白芍等。⑤导痰法。以二陈汤，或温胆汤、导痰汤、栝楼薤白半夏汤等加减而成，主治冠心病属痰浊甚者，药如法半夏、茯苓、陈皮、枳实、竹茹、制胆南星、天竺黄、泽兰、赤芍、桃仁、红花等。

上述所言大法仅举例而已，余者不一一略例，然已体现了益气养阴、温阳宣痹、疏气破气、活血通脉、涤痰化湿等法则，其宗旨在于灵活变通而不墨守一方一法。

4. 病案举例

刘某，男，64岁。主诉：反复胸痛3年，加重半月。患者自诉胸痛反复发作近3年，因发作不频繁，且能耐受，遂未做特殊处理。今年5月发作频繁，症状明显，即住院治疗。诊断：①冠心病（不稳定型心绞痛）；②高血压（3级）；③高脂血症。并给予药物治疗（具体药物不详），症状缓解后出院。后因胸痛于同年8月5日再次入院治疗。近来胸闷头晕，心前区阵发性疼痛，夜间发作较为频繁，伴有肢麻手胀，饮食可，二便正常，舌暗，苔灰黄厚腻，脉弦数。此证属痰浊内阻，瘀血阻滞。治以化痰降浊，活血化瘀；拟小陷胸汤加味治疗。处方：法半夏10g，全瓜蒌10g，黄连10g，枳实15g，胆南星10g，莱菔子10g，郁金10g，片姜黄10g，蒲黄10g，土鳖虫10g，红花10g。7剂，每日1剂，水煎分3次服。1周后复诊，胸闷头晕症状缓解，胸痛有所改善。效不更方，根据上方进行加减，服药月余，症状基本消失，偶发胸痛，每次持续2至3分钟，余无特殊不适。

按语：本案病证辨为痰浊内阻，瘀血阻滞。气血瘀阻，血行不畅，胸阳不振，故见胸闷、胸痛；夜为阴，阴血不足，痰浊内阻，脉道瘀滞，故夜间心前区阵发性疼痛频繁。气血虚衰，运行不畅，故见肢麻手胀。舌暗，苔灰黄厚腻，脉弦数，均属痰浊内阻、瘀血阻滞之象。方用法半夏、全瓜蒌、黄连祛痰化浊，宽胸散结；枳实、胆南星、莱菔子行气导痰；郁金、片姜黄理气活血；生蒲黄、土鳖虫、红花活血化瘀。

5. 小结

梅教授在临床中运用健脾燥湿法以杜生痰之源，用清热化痰法以防痰热弥漫，理血祛痰法以防痰瘀互结之象，此为诊治冠心病的关键，并根据疾病的分期进行论治。在治疗上，若能够及时针对痰浊和兼夹之邪（或热或瘀）进行辨治，同时患者能够改变其不良生活方式，如此多可延缓冠心病的进展，并可显著改善患者的心功能状态。

在用药过程中，梅教授主张"以和为贵"。善用经方和药对，并强调清化痰热、调和气血。常用的经方时方有小陷胸汤、小柴胡汤、柴陷汤、栝楼薤白半夏汤、四逆散、桃红四物汤、血府逐瘀汤、参麦饮、桂甘龙牡汤、平胃散、枳术丸等；常用的药对有：柴胡与黄芩，桂枝与白芍，当归与川芎，竹茹与枳实，黄连与半夏，瓜蒌与薤白，红参与麦冬，延胡索与郁金，柏子仁与酸枣仁，土鳖虫与水蛭，红花与丹参等。治法有辛开苦降、清化痰热、活血化瘀、和胃除痞、疏肝理气、温通心阳、益气养阴等。无论使用何方何药，一旦对证，则善于守方守法，以巩固疗效。

梅教授认为，痰浊内阻是冠心病的中心病理环节。因为现代生活方式易致痰浊内生，而痰郁日久易化热伤阴、阻滞脉道，故运用健脾燥湿法可杜生痰之源，用清热化痰法以防痰热弥漫，理血祛痰法以防痰瘀互结，是诊治冠心病的关键。在冠心病的治疗及用药过程中，梅教授善用经方、时方和药对，强调运用清热化痰、调和气血之法。

（三）慢性充血性心力衰竭辨治思路

1. 病因与病机分析

慢性充血性心力衰竭（下称"心衰"）是临床常见病和多发病之一，是指心肌收缩力下降，心排血量不足，器官、组织血液灌注不足，肺循环淤血和体循环淤血，心肌舒缩功能受损最后失代偿而出现的临床综合征，中医学将其归属于"心悸""喘证""痰饮""水肿""胸痹"等范畴。临床上表现为胸闷，心悸，动则气短，呼吸困难，甚则喘息不能平卧，颜面及四肢浮肿，颜面发绀，烦躁不安，脘痞腹胀，形寒肢冷，下肢水肿，大便溏泻，小便短少，舌质淡或淡暗，苔白脉沉细无力或结代等症。少阴心肾阳虚为本病的病理基础，血脉瘀滞、水饮内停、痰浊不化是其主要的病理环节。病变早期以心气虚、心气阴两虚为主，中晚期则累及于肾，以心肾阳虚为主，涉及肝、脾、肺。随着病情发展，由水饮而演变发展，导致少阴心阳心气不足，血行不畅而出现瘀血内阻；少阴肾阳虚衰，气化不利，则水饮停聚，停聚之水上逆犯肺，则又可导致痰浊不化。故本病在中晚期可表现为少阴阳虚水停，痰浊瘀血内停等。每因感受外邪、劳倦过度、情志所伤等诱发。由此可见，从少阴的生理病理特点来看，少阴寒化证与本病中晚期所表现的以心肾阳虚为主的病理特点相类似，故梅教授常以《伤寒论》少阴病辨证思想指导治疗本病，并在少阴病阳虚水停的基础上进行水、瘀、痰演变的深入分析，以指导本病的治疗。

2. 证候分析

少阴心肾阳虚，阳气衰微，无力鼓动血行，阴血不足，脉道不充，故脉微细。心肾阳虚，阴寒内盛，神失所养，则神疲、困倦、但欲寐。下焦阳气衰微，脾阳不温，寒邪上逆，清阳下陷，脾胃升降失常，则欲吐、心烦、下利清谷。心肾阳衰，不能制水，则出现小便清长而色白，或小便不利，或水肿等症。若阳虚阴盛，格阳于外，则出现真寒假热之证。心气、心阳虚，血液运行无力，瘀血阻滞，进一步影响肺、肾等脏，导致水气不化，水液代谢障碍。心气、心阳虚衰日久，血行无力，则可出现瘀血互结，则出现胁下痞块，颈部青筋暴露，口唇、爪甲紫暗等。头昏，乏力，嗜睡，肢端发凉、苍白，脉搏弱，乃少阴病心肾阳虚，运血无力，阳气不能温煦机体所致。少阴肾阳虚衰，温化不足，则尿少、水肿；心肾阳虚，肾不纳气，进一步影响及肺，可出现喘促、咳嗽，甚则不能平卧等症。若真阳衰微，阳气外越，则可致戴阳、格阳等证。总之，上述证候反映了少阴心肾阳虚，水饮内停，中晚期则演变为瘀血与痰浊内停之证。

3. 辨证治疗

本病以少阴寒化为主要病理变化，故温法当为其基本治法，《伤寒论》四逆汤和真武汤为其主要的代表方。随其证候发展与演变，梅教授在临证之际，常以温阳活血利水法为主，常多配伍活血之品，属心肾同治之法。尤以具有活血利水双重功效的药物最为合适，如泽兰、益母草、地龙、水蛭、蒲黄等。此外，病入少阴，常伴心之阴阳气血俱不足之证，故梅教授在临床中常合用生脉散治疗各型心衰，疗效确切。至于心衰并肺部感染者，临床既见心肾虚寒，水肿、心悸、尿少等，亦见痰热阻肺之胸闷、喘促、痰黄、发热等，此非真寒假热，实为上热下寒，宜寒热并用，梅教授则以本方合麻杏甘石汤，疗效显著。

4. 病案举例

张某，男，50岁。主诉：胸闷、心慌、气短反复发作10余年，再发加重5天，伴双下肢浮肿。患者于1999年确诊为风湿性心脏病，二尖瓣狭窄并关闭不全，心功能Ⅲ级。给予利尿、强心、抗凝、营养心肌等药物治疗（具体药物不详）。劳累后明显感到心慌、胸闷、气短严重，故于同年6月住院行二尖瓣置换术，术后病情稳定。前几日因不慎导致感冒，而出现诸症加重，现诉胸闷，心慌，气短，稍劳即发，尚可平卧，双下肢凹陷性浮肿，膝关节酸胀不适，舌质红紫，两边有瘀斑，苔白滑。证属心阳虚衰，瘀血阻滞，水湿内停，治宜温阳益气，活血化瘀，利水除湿。以真武汤为主方加味治疗，处方：黄芪30g，生晒参8g（另包，泡服），制附片10g，干姜10g，焦白术10g，茯苓60g，当归10g，川芎10g，桃仁10g，红花10g，赤芍20g，枳实10g，郁金10g，泽泻10g，金刚藤30g，老鹳草30g。于上方加减，服用30余剂后，自觉症状明显缓解，后根据上方加减炼蜜为丸，长期口服。追踪年余，病情稳定。

按语：本例病证辨为心阳虚衰，瘀血阻滞，水湿内停。病延日久，长期气血运行不畅，不能温养脏腑，心阳虚衰，心脏失养，瘀血阻滞，故见胸闷、心慌、气短，虚则稍劳即发。肾阳虚衰则水湿内停，故见双下肢凹陷性水肿。气血瘀滞，经脉不利，故见膝关节酸胀不适。舌质紫红，两边有瘀斑，苔白滑，均为瘀血阻滞、水湿内停之征。治疗上从《伤寒论》中少阴心肾相关理论出发，拟温阳利水、活血化瘀之真武汤为基础方治之。再加黄芪、生晒参以加强益气之作用。当归、川芎、桃仁、红花理气活血，金刚藤、老鹳草祛风解毒活血。诸药合用，以奏其效。

王某，男，65岁。主诉：反复胸闷气促1年，加重伴胸痛3天。

患者自诉 1 年前无明显诱因出现胸闷气促，不伴呼吸困难，心前区或胸骨后疼痛，多在劳累后发作，休息后可缓解，每次持续时间可达数小时。夜间可以平卧，时有夜间憋醒及端坐呼吸。发作严重时曾住院治疗，具体用药不详，症状好转出院，出院诊断为：①冠心病，慢性充血性心力衰竭，二尖瓣狭窄并关闭不全，心衰（Ⅱ度）。②高血压（3 级，极高危）。当时心电图示：左房增大、左房室肥厚伴劳损。心脏 B 超示：左房、左室大，二尖瓣轻中度反流。近 3 日来持续胸闷，气促，胸痛，夜间不能平卧，时伴背部疼痛。现症见胸闷，气促，咳黄黏痰，夜间不能平卧，乏力，睡眠差，纳差，口苦，小便量少，大便干结，双下肢轻度水肿，口唇发绀，舌质紫暗，苔白厚腻，脉虚数。证属阳气虚衰，上焦痰热，兼血瘀水阻。治以温阳利水，清热活血。拟真武汤合麻杏甘石汤化裁。处方：制附片 10g，茯苓 30g，白芍 10g，焦白术 10g，干姜 10g，麻黄 10g，杏仁 10g，甘草 5g，黄芩 20g，鱼腥草 30g，泽泻 10g，猪苓 10g，泽兰 10g，益母草 30g。7 剂，每日 1 剂，水煎分 3 次服用。1 周后复诊，诉症状较前缓解。故于上方加减，坚持服药月余，虽仍感胸闷气促，但已无胸痛，偶尔有咳嗽，夜间可平卧，下肢水肿消失。

按语：本案病证辨为阳气虚衰，上焦痰热，兼血瘀水阻。阳气虚微，胸阳不振，心气虚衰无以鼓动营血，心失所养，故见胸闷、气促。肺气不足，肃降失权，水气上犯，故夜间不能平卧。阳气不运，水湿内结，郁久化热，酿湿成痰，故有咳嗽黄黏痰。肾阳衰微，气不化水，水邪泛溢于肌肤，故可见下肢轻度水肿。口唇发绀，舌质紫暗，苔白厚腻，脉虚数，均为阳虚血瘀、水湿内停之征。以真武汤温阳化气利水，麻杏甘石汤清热化痰，因石膏为大寒而质地沉凝之品，量少则乏效，量多易冰伏热邪，故临床中梅教授多取清轻上浮之黄芩、鱼腥草代之，再加泽泻、猪苓加强利水之功，泽兰、益母草加强活血利水之效。

（四）原发性高血压辨治思路

1. 病因及病机分析

原发性高血压是常见的心脑血管疾病之一，是一种以动脉血压增高为主的临床综合征，易导致心、脑、肾血管等靶器官损害，是冠心病、脑卒中的主要危险因素。本病属中医学"头痛""眩晕"范畴。临床表现可为眩晕，头痛，胸闷，心悸心烦，失眠，健忘，舌质红或紫暗有瘀点、瘀斑，苔或白或黄或厚腻，脉弦数或弦滑。甚者可出现面红目赤，喉中痰鸣，神昏不语等高血压的重症表现。根据本病的临床表现，梅教授以少阳理论为指导论治本病。少阳位居半表半里，转运枢机而内寓相火。外邪侵之，每为胆火内郁，郁火上炎，三焦失畅，枢机不利之证。

2. 证候分析

少阳郁气，兼太阳寒水，上犯清阳，导致眩晕、头痛等症发生。足少阳经脉起于目锐眦，上抵头角，下耳后，循颈，行人身之侧。太阳经起于目内眦，上额交颠，下项，夹脊抵腰，至足。盖少阳属风木，主火，而胆为清净之府，存精汁而行氤氲之阳气，则清和无病；如少阳之疏泄失常，则可上犯清阳。太阳主寒水之气，需得真阳以温化，方能寒而不凝，温煦和畅；若寒邪侵袭，太阳寒水之气，必因而激越，上犯清阳。此二气协同上犯，或兼痰饮水湿，或兼瘀血，直犯清阳，故见眩晕、头痛等症。

少阳火郁，痰热内扰，也可上犯清阳，导致眩晕、头痛。痰热与相火，似乎难以并存，实则有之。因少阳三焦为决渎之官，主通调水道，为水火气机运行之道路，如果其通道失常，则水得停于内而不化，热得以聚之而不散，水热互结久，郁久化热，则会形成痰热之患。故痰热和相火常相互为因果，上犯清阳而发眩晕、头痛。

3. 辨证论治

梅教授在临床上治疗本病之要点为外疏少阳郁滞之胆火，内化三焦阻遏之湿痰饮邪。临证之时可通过运用经方，以达到治疗效果。邪侵少阳，胆火内郁，三焦不畅，枢机不利，导致气血阴阳失调，气机郁结，痰湿化热，上犯清阳。治则化痰除湿，选方用小陷胸汤、小柴胡汤、柴胡桂枝汤、温胆汤、泻心汤类以和解枢机，清泻湿热。痰瘀交结，互为因果。血瘀既是病理产物又是致病因素，痰瘀同为脏腑失调而形成的有形之邪，相兼为病。故临床上要重视痰瘀同治。治疗除用当归、川芎、桃仁、红花、苏木、益母草、丹参之类外，亦可用水蛭、地龙、全蝎等虫类药，加强活血通络之功。

4. 病案举例

李某，女，62 岁，患者主诉：反复头晕 6 年，再发头晕心悸 3 天。患者既往有高血压病史 6 年余，长期服用氨氯地平片等药物治疗，血压130/80mmHg。近 3 天来自觉头晕，心悸，偶尔胸闷闭塞不适，叹气则舒，晨起口苦，夜间双手臂麻木，纳可，二便调，舌质红，苔白略厚，脉沉弦。血压 150/90mmHg。证属痰瘀阻滞，清阳不升。治以祛痰活血化瘀，拟用小柴胡汤合温胆汤加味治之。处方：柴胡 10g，黄芩 10g，法半夏 10g，陈皮 10g，枳实 20g，竹茹 10g，莱菔子 10g，胆南星 10g，当归 10g，川芎 10g，土鳖虫 10g，红花 10g，茺蔚子 20g，地龙 10g。7 剂，每日 1 剂，水煎分 3 次服。两周后来复诊，诉服上药后自觉症状有所缓解，遂自行再服 7 服。现服用 14 剂后自觉症状明显改善，血压控制在正常范围，要求服用丸药治疗，故将上方加减制成蜜丸。

按语：本案病证辨为少阳邪郁，痰热阻滞，清阳不升所致。痰热互结，内扰心窍，经脉不利，上犯清阳，故头昏、心悸。少阳气机郁滞，痰热内阻，故见胸闷闭塞不适，叹气则舒。胆火上炎，其味上溢则口苦。少阳经脉不利，气血运行受阻，故见双手臂麻木。舌质红，苔白略厚，脉沉弦，均为痰热内阻之象。方中柴胡、黄芩、法半夏取小柴胡汤之义和解少阳，疏解气机；陈皮、竹茹、枳实、胆南星、莱菔子取温胆汤之义，以清热化痰散结；另用土鳖虫、红花、地龙、茺蔚子以活血通络；诸药合用，共奏行气活血、清热化痰之功。

（五）肺源性心脏病辨治思路

1. 病案实录

王某，女，77岁，2009年4月22日初诊。患者既往有支气管哮喘、高血压、糖尿病、慢性阻塞性肺疾病、冠心病不稳定型心绞痛及肺源性心脏病病史多年，曾经多次住院治疗，效果欠佳，遂慕名来诊。就诊时症见：形体消瘦，口唇发绀；动则气促，短气，语声低微，心悸胸闷；头昏胀，行走不稳；四肢关节疼痛，左小指僵硬，下肢浮肿，盗汗；舌绛，苔薄白，脉弦缓。辨证为心肺瘀阻，水饮凌心；治以活血祛瘀，行气利水。处方：生地黄10g，当归10g，川芎10g，赤芍10g，白芍10g，柴胡10g，郁金10g，枳实20g，土鳖虫10g，苏木10g，丹参30g，金钱草30g，海金沙15g，葶苈子15g，泽泻10g。7剂，每日1剂，水煎，早晚分服。

二诊（5月8日）：诸症明显减轻，原方继服。

三诊（5月22日）：心悸、胸闷、气短改善，咳嗽，喉中痰阻，嗳气，舌苔中部白厚。证属痰热蓄肺，气滞血瘀，治以清热化痰，活血化瘀。处方：法半夏10g，全瓜蒌10g，黄连10g，枳实10g，石菖蒲10g，远志10g，郁金10g，当归10g，川芎10g，土鳖虫10g，红花 10g，葶苈子 15g，泽泻 10g，浙贝母 10g，桔梗 10g。

四诊（6 月 5 日）：心悸、胸闷、气短几无，嗳气消失，仍咳，喉中痰阻减轻，舌苔中部白厚，脉弦缓。上方去石菖蒲、远志、郁金，加百部、紫菀、款冬花。

五诊（6 月 19 日）：诸症明显好转，偶尔咳少许黄痰。上方加白英 20g，以清热化痰。

六诊（7 月 3 日）：咳嗽胸闷无，稍头晕，舌苔中部白厚，脉弦缓。血压 170/80mmHg。上方加钩藤 30g，茺蔚子 20g，地龙 10g。

七诊（7 月 17 日）：胸闷气促又作，咳嗽，咳白痰，头晕，舌绛，苔白而少，脉弦。处方：南沙参 10g，麦冬 10g，玄参 10g，浙贝母 10g，桔梗 10g，法半夏 10g，百部 10g，前胡 10g，紫菀 10g，款冬花 10g，鱼腥草 10g，白英 20g，败酱草 20g，广木香 10g。

八诊（7 月 31 日）：咳痰带少许血丝，余症未变，舌红，苔中根部黄薄。予五诊方加败酱草 20g，以加重清热解毒之力。

九诊（8 月 14 日）：诸症均减轻；舌绛，苔中根白而略厚、前半部苔少，脉弦。考虑阴伤加重，予七诊方加百合 15g，生地黄 10g，丹参 30g，牡丹皮 10g。

十诊（8 月 28 日）：昨日咯鲜血两口；舌绛，苔薄白，脉弦缓。辨证为热伤肺络，治宜清热泻火，宁络止血。处方：黄连 10g，黄芩炭 20g，大黄炭 10g，枳实 15g，浙贝母 10g，桔梗 10g，百部 10g，前胡 10g，紫菀 10g，款冬花 10g，大青叶 10g，丹参 30g，墨旱莲 30g，栀子炭 10g。

此后，患者坚持治疗，日常生活已能自理，并可操持家务，来诊时语声洪亮；治疗期间，感冒次数减少，且较易治愈，亦未再住院治疗。梅教授嘱患者切勿过劳，作息规律，保持心情舒畅。

2. 辨证分析

肺源性心脏病多见本虚标实之证。该患者年老体弱，固有体虚之本，但导致患者诸症的直接原因为气血瘀阻。如胸闷、心悸、气短、活动后气喘，为心脉瘀阻、肺气不利所致；头部昏蒙、胀痛，行走不稳，四肢关节疼痛，左小指僵硬，是气血瘀阻经脉而成；口唇发绀，舌绛，脉弦缓，亦均为气血瘀阻之象。综上所述，首诊时辨证为心肺俱病，血脉瘀阻，治以活血祛瘀，行气利水。梅教授用血府逐瘀汤加减，《医林改错》言："心跳心慌，用归脾、安神等方不效，用此方百发百中。"

三诊时病机有变，痰热阻中，闭阻心脉，肺失宣降，导致心悸胸闷、气短、喉中有痰；痰热阻中，胃气上逆，故见嗳气；舌苔厚是痰热兼气血瘀阻之象。故治以清热化痰活血之法，以小陷胸汤为主方加减。《伤寒论》第138条："小结胸病，正在心下，按之则痛，脉浮滑者，小陷胸汤主之。""正在心下"是指胃脘部，何以治疗心肺疾病？梅教授谓："胃脘与胸，仅以横膈而相邻，其病机可相互影响。若此确与胸膈无关，则何以'结胸''陷胸'命名？治肺、心疾病之理，则尽在'结胸''陷胸'中。"临床中，梅教授常用小陷胸汤加减治疗多种心肺疾患，疗效良好。

四诊时患者心肺瘀阻之症状基本消失，其主要病机转为痰热壅肺之咳嗽。而若欲止咳，需先清化肺中之痰，故将善于清心经之痰的石菖蒲、远志、郁金，易为长于清肺经之痰的百部、紫菀、款冬花。六诊患者血压偏高，故加入钩藤、茺蔚子、地龙。此均为梅教授习用之降压中药。七诊时患者舌苔由中根部偏厚变为薄少，为肺阴耗伤之兆，故以滋阴润燥、化痰平喘之法，用沙参麦冬汤加减治疗。八诊时患者痰热之象重现，故改为小陷胸汤加减。九诊之所以加入百合地黄汤，乃因见舌前半部苔少，考虑为心肺阴虚，虽非《金匮要略》所载百合病，然病机相同，故亦可用之。正是梅教授所谓之"谨守病机，不拘证候"。十诊时改用泻心汤加减。《金匮要略·惊悸吐衄下血胸满瘀血病脉证治》谓："心气不足，吐血、衄血，泻心汤主之。"心气不足，是指肺热炽盛，壮火食气，见气短、咯血。梅教授治疗热伤血络之消化道出血、肺系出血，大黄黄连泻心汤均为首选之方。梅教授治疗肺源性心脏病，常根据痰热之多寡、阴伤之程度、咳血之有无，有以小陷胸汤加减者，有用沙参麦冬汤加减者，有用大黄黄连泻心汤加减者。阴伤兼痰热阻肺之证，常见于年老体弱者，其病久而深，最难调治。因滋腻养阴，则易助生痰湿；化痰燥湿，又恐重伤阴液。治疗原则仍是养阴化痰同用，但要密切观察病情变化，即阴伤与痰热之消长进退，调整补阴与化痰之力度。

3. 小结

在此案例的治疗过程中，充分体现了梅教授治疗肺源性心脏病的临证思路。其一，本病为虚（气虚、阳虚、阴虚）实（血瘀、痰滞、寒凝）夹杂之证。虚实互为因果，终致心脉阻滞，气血不通，从而诱发本病。其二，其病情复杂，辨证时当从多方面考虑，以脏腑辨证、气血辨证为主，并宜结合六经辨证、三焦辨证等。如本案患者表现出复杂证型（血脉瘀阻证、痰热壅结证、肺阴虚证、肺热咯血证等），采取了多种辨证思维的综合治疗，取得了较好疗效。其三，同一疾病中，证型不可能绝对不变，故任何一种思维、经验或处方，只有切合患者当下之证，才能药证相符，取得疗效。

（六）风湿性心脏病辨治思路

风湿性心脏病为急性风湿热所遗留，以心脏瓣膜病变为著，乃我国最常见的心脏病，尤以经济贫困地区发病率高。风湿性心脏病一旦发生，则在其演变过程中易为风湿再次侵犯而出现风湿活动，抵抗力下降而易致肺系感染，心肌传导组织受损而易致各种心律失常，甚至心功能降低而出现心力衰竭。因此，早期诊治风湿性心脏病，对减少心律失常及延续心衰发生等具有重要意义。梅教授上求于传统医学，下索于西医学，中寻于药理研究，从整体与局部探求风湿性心脏病之病因根源、病理基础、演变进程及诸种并发症等，并综合天时、地理、体质诸因素，以"分期空间结构""区症平面系统""制法立体网络"及"组方几何框架"为诊疗模式而求最佳疗效。

1. 分期空间结构

梅教授认为，任何疾病发生、发展都会呈现出一定的阶段性，而确定这种阶段性，对掌握疾病发展进程、认识疾病演变状态具有重要意义。就临床所见，风湿性心脏病病程较长，少者数年，多者数十年；病情较轻或稳定者，常无明显症状，仅于风湿活动或心力衰竭时方有征象可现。据此，一般可将风湿性心脏病分为症状不显期、症状突出期与慢性心衰期。此与他病分期法不尽相同，并不完全反映风湿性心脏病等级进展，而主要提示风湿性心脏病所处状态。

（1）**症状不显期** 症状不显期可为风湿性心脏病初始阶段，或未至心衰之时，病情稳定，症状不突出。其瓣膜病变（狭窄或关闭不全）不甚严重，瓣口面积多趋正常，心功能亦未受损害。一般无明显自觉症状，仅于剧烈运动、负重之时，始有轻度心慌、胸闷、气短；或有两颧紫红、唇微绀、心下筑筑而动；或心悸、叉手自冒心等。若详询病史，仔细听诊，参合彩超，则不难诊断。本期病机多为虚少实多，虚以心肺气阴两虚为主，盖风寒湿邪自皮毛肌腠、筋脉骨节而入侵于心，渐次化热；或阴弱之体感受风热之邪，热灼肺阴，耗散肺气而宗气自虚。宗气不足则灌注无力，营阴亏损则心肌失养。实者，或湿热内伏，或风邪在脏，或痰浊窒塞，或血液瘀滞，或肝气不疏，或胆气横逆，它们既可单独存在，亦可相兼为病，故当辨其偏重多寡，以免施治失之毫厘。本期时程较长，禀赋充足，体质壮实，不易外感者，可延续数十年方出现明显症状；先天不足，后天失养，体质羸弱，生活艰辛，易于外感者，则病情进展较快，数年内症状即可突出而进行性严重，预后不佳。因此在本期及时治疗，对阻抗风湿性心脏病发展是有意义的。

（2）**症状突出期** 随着病情进一步发展，瓣膜病理损害进行性加重，或其演化过程中反复出现风湿活动，或合并感染、糖尿病、冠心病、肾功能不全等，则患者可出现明显的风湿性心脏病症状，如低热不退，夜间盗汗，关节酸痛，颧红唇紫，心慌胸闷，易疲劳，倦怠乏力，生活质量下降，稍劳即感气短，脉虚数或促结代疾。此其多虚实并重，虚者气阴两虚，或阴虚内热；实者，外有风湿毒邪在表，内有痰浊瘀血在里。虚实相兼，内外并存，是本期的病机特点。

风湿活动是促使风湿性心脏病病势发展和病情加重的关键因素。因此，在抓住病机实质的同时，须判断风湿活动之有无，以下几点可供临证参考。①易受外感，轻微感冒即心悸、气短，且症状持续半月以上。②无明显原因的反复鼻衄、关节疼痛。③无明显原因的进行性心慌、气短，尤其是年龄较轻者。④血沉增快，抗链球菌溶血素"O"抗体增高。⑤易出现心律失常。⑥短期内出现新的瓣膜杂音，或杂音有动态改变。⑦试用抗风湿药治疗短期内获效。⑧咽痛不适，或见扁桃体红肿。⑨恶风寒，自汗盗汗，发热（38～38.5℃），周身关节酸胀疼痛。⑩舌红而干，苔薄黄少津，脉浮数。对此十点进行综合分析，则不难判断。

（3）**慢性心衰期** 为风湿性心脏病发展之终局，实难避免。风湿性心脏病发展至本期，每因患者体质强弱、营养优劣、劳逸轻重及治疗当否等不同，而时程亦不尽一致，或八九年，或十余年、数十年不等。病至心衰，其势危重，五脏六腑俱病，气血阴阳皆虚。心衰之始，以心肺气虚或气阴两虚多见，继之气虚及阳、阴损及阳，则心脾肾三脏阳衰。气虚则血不行而阻滞，阳衰则血不温而凝涩，以成瘀血阻脉之候；气虚则水不流，阳衰则水不化，以成痰饮、水气之证。故心衰之病，实乃本虚标实，且非一脏受累，一邪为病。既有少阴心肾同病，亦有太阴脾肺俱损。上焦，心不能主血、行血，肺不能主气及通调；中焦，脾胃不能升降运化；下焦，肝不能藏血疏血，肾不能气化蒸腾，则痰、水、瘀诸邪聚合，多脏多经为病。是故症现多端，上有喘息短气胸闷，中有腹胀脘痞，下有尿少浮肿。在风湿性心脏病心衰演变过程中，常出现下焦肾阳衰弱、寒水内盛，而上焦肺气不利、痰热蕴积等寒热并存之象，以及风湿热毒袭于外而阴寒痰饮盛于内等内外合病之证。临证之时，尚应将心衰分度与辨证分型结合起来。一般而论，二者常呈对应关系，Ⅰ度多为气阴不足而瘀血阻滞，Ⅱ度多为脾阳不振、心肾阳衰而血液凝涩、水饮蓄积，Ⅲ度常为阳气衰竭、阴液枯涸而血脉瘀阻、肾水泛滥、痰湿内盛等多种病理改变。

2. 区症平面系统

区症，即分辨、区别风湿性心脏病演变过程中可能出现的各种并发症，以指导其整体治疗。第一，患者一旦罹患风湿性心脏病，首因病程较长，正气日亏，抵抗力及生活质量下降，易致外邪伤人而并发呼吸道感染。第二，虽疾病处于稳定期或病状不显期，然自身免疫反应仍在持续损害着昼夜工作的心肌组织，使心肌纤维逐渐受到不可逆损伤，影响窦房结正常起搏与房室传导功能，并发心律失常。第三，随着风湿性心脏病逐渐演化，瓣膜狭窄或关闭不全等，损害程度将进行性加重，并发充血性心衰、急性肺水肿。第四，心之阳气衰弱，鼓动无力，血流滞缓，血黏度增高，以致血栓形成，血栓脱落则易并发脑血栓。

（1）**呼吸道感染**　此并发症可出现于风湿性心脏病的任何一期，当出现于心衰时，则感染甚难控制，且多为混合性感染，其抗生素亦每每联合运用。轻者，患者常干咳，少痰或无痰，肺部可闻细湿鸣音或干鸣音；重者，则咳浓稠黏痰，或黄或白，或灰绿，不易咳出；若至心衰，则因肺部瘀血而咳嗽加重，咳痰量多，甚至出现呼吸困难、咯血等。

（2）**心律失常**　风湿性心脏病患者除有瓣膜损害的病理性杂音之外，通过心电图、听诊或脉诊大都可发现心律不齐，一般房颤为多，常由房早转变而来，是因风湿性心房肌炎症后，左房壁纤维化，左心房肌束排列混乱，引起心房肌、心房传导束在不应期长短及传导速度上显著不一致，产生折返激动或局部自律性增高所致。当发展至心衰时，则可出现房室传导阻滞或室上性、室性心动过速等多种心律失常，这与心衰时心肌纤维化、室壁张力增高、交感神经与内分泌因素改变及低钾、低镁等有着密切关系。

（3）**急性左心衰、肺水肿**　当瓣膜严重损害时，常发生急性左心衰，其最严重的表现是急性肺水肿。患者可出现高度气急，端坐呼吸，极度烦躁不安，面色灰白，口唇发绀，冷汗淋漓，脉搏强而速，阵阵咳嗽，咯大量白色或粉红色泡沫样痰，双肺布满水泡音。一般而言，风湿性心脏病致急性左心衰并不多见，常为急性广泛性心梗所为，然应提高警惕。其病理为水饮凌心射肺，肺络瘀阻，心阳衰竭。

（4）**脑栓塞** 血栓多来自扩大的左心耳伴房颤者，常发生于大脑中动脉，有偏瘫、失语等症状。

3. 制法立体网络

制法，即制订、确立治疗大法。在辨明风湿性心脏病所处状态、发展阶段及其并发症、相兼症等基础上，建立风湿性心脏病常法与变法，实为本病诊疗程序中的关键一步。盖此病病理复杂，病程漫长，兼症繁多，故常法与变法合用，相互网络。

（1）**常法** 亦可谓基本治法，是根据风湿性心脏病基本病理特点而制订。前已述及，风湿性心脏病是以虚与瘀为中心病理环节，虚以气阴亏虚或阳气衰弱为关键，瘀则以血脉瘀滞为重点。故常法有二：一者益气养阴与活血通脉联用；二者温阳益气与化瘀行血并施。益气重在心肺脾，温阳偏于心脾肾（尤以肾之真阳为主），养阴重心肝；化瘀既有和血、活血、破血之不同，亦有活血兼行气、行气以活血，以及养血兼活血、活血以养血（祛瘀生新）之差异。运用之时，须灵活多变。

（2）**变法** 变法即灵活变通之法，根据风湿性心脏病兼夹症的不同，其变法主要有以下几种。

1）解毒利咽，抗风湿：适用于风湿性心脏病兼风湿活动，症见咳嗽，咽痛，扁桃体肿大，汗多，发热，全身关节酸胀疼痛，舌红苔薄黄，脉浮数。

2）清肺化痰，抗感染：适用于风湿性心脏病合并肺部感染，表现为咳嗽、咳痰，色黄或灰绿，黏稠难出，量多；甚则咳痰带血，呼吸困难，胸闷短气，不能平卧，舌苔黄厚腻，中根部为甚，脉滑数。

3）镇静安神，抗心律失常：适用于风湿性心脏病并发心律失常，表现为阵发性心悸，胸闷或短气，精神疲乏，夜寝不安，惊惕等。

4）利水消肿，改善肾功能：适用风湿性心脏病发展至心衰期，出现下肢浮肿，或胸腔积液、腹水、肾功能降低等。

5）化瘀止血，养血调经：适用月经失调的女性风湿性心脏病患者，月经量少，色淡；或月经延后色紫暗，夹血块；或月经愆期，量多，色淡等。

6）温经解表，清热化痰：适用于风湿性心脏病患者外有风寒在表，内有上焦痰热伏肺、下焦阳虚寒盛之证。

4. 组方几何框架

风湿性心脏病病机复杂，兼症亦多，加之患者体质强弱、生活优劣等不同，故分型实难一证统领，施治亦难一方通用。然依其病机实质及基本大法而制订基本方，在此基础上随症加减，如此则既不违基本病机，又不逆兼症的治疗。

（1）**基本方药**

1）气阴两虚，瘀血阻滞：生脉散合桃红四物汤加减。人参 6g（或红参、生晒参，另煎），麦冬 10g，五味子 10g，黄芪 30g，焦白术 10g，茯苓 30g，当归 10g，川芎 10g，桃仁 10g，红花 10g，赤芍 10~20g。

2）心肾阳虚，瘀血阻滞：真武汤合桃红四物汤加减。制附片 10g，人参 6g（或红参、生晒参、太子参），茯苓 30g，赤芍 10g，白芍 10g，干姜 10g，焦白术 10g，当归 10g，红花 10g。

3）阳衰阴弱，气虚血瘀：真武汤合生脉散、桃红四物汤加减。黄芪 30g，人参 6g，麦冬 10g，五味子 10g，制附片 10g，焦白术 10g，茯苓 30g，当归 10g，川芎 10g，赤芍、白芍各 10g，红花 10g，干姜 10g。

（2）**加减化裁**

1）肝郁气滞而胁痛者，加柴胡 10g，枳实 10g，郁金 10g，延胡索 15~20g。

2）水肿甚而小便量少者，加茯苓 30~60g，益母草 30g，泽泻 10g，或金钱草 30g，海金沙 15g。

3）胸闷而刺痛，胁下有积块（肝瘀血）者，加丹参 30g，水蛭 6~10g，土鳖虫 10g，泽兰 10g，生蒲黄 10g。

4）关节疼痛，汗多，血沉、抗链球菌溶血素"O"抗体异常等风湿活动者，加马鞭草 30g，金刚藤 30g，老鹳草 30g，刘寄奴 25g，忍冬藤 30g。

5）心悸、失眠、易惊惕者，加煅龙骨、煅牡蛎各 15g，桂枝 10g，炙甘草 10~20g，或酸枣仁 30~50g，柏子仁 10g。

6）妇女月经量多而色淡者，加蒲黄炭 10g，贯众炭 10g，茜草炭 10g。

7）咳痰黄稠或灰绿，而证属痰热蕴肺者，加炒黄芩 20g，野菊花 15g，金银花 15~30g，鱼腥草 30g，竹茹 10g。

8）脑血栓形成而致语言謇涩、偏瘫者，配伍黄芪桂枝五物汤或补阳还五汤。

9）咽痛而干，或扁桃体红肿、发热者，加板蓝根 15g，山豆根 10g，野菊花 15g。

10）呼吸困难，不能平卧，发绀，双肺满布水泡音者，配合西医抢救，或给予葶苈大枣泻肺汤、十枣汤。

11）脾虚腹胀者，配伍厚朴生姜半夏甘草人参汤。

12）心烦胸闷，舌红少津而浮肿尿少，证属阴虚水热内结者，配伍猪苓汤，重用滑石 15g，茯苓 30~60g。

13）头昏头痛或眩晕，属肝阳上浮者，加天麻 10g，钩藤 30g，僵蚕 10g。

14）阳虚寒盛者，加仙茅 15g，淫羊藿 30g，鹿角霜 10g。

15）血虚寒凝而手足厥逆、关节冷痛者，配伍当归四逆汤。

5. 典型病例

严某，女，62 岁，工人。反复关节疼痛 20 年，胸闷、心慌、气短 5 年，加重伴双下肢浮肿两个月。1991 年 12 月 9 日初诊。

20 年来患者常感肢体关节酸胀疼痛，咽部不适，易感冒；近 5 年劳累后出现明显的心慌、胸闷、气短，甚则咳痰带血丝。1989 年确诊为风湿性心脏病（二尖瓣狭窄并关闭不全），给予地高辛、氢氯噻嗪、肌苷片等，病情时轻时重；1991 年 7 月在该院做二尖瓣置换术，术后两个月病情稳定；至 10 月因感冒而诸症加重，直至初诊。就诊时自言心慌、胸闷、喘气，稍劳即发，尚可平卧，右胁下疼痛不适，双下肢浮肿，关节酸胀，肢端厥冷而发绀，舌质紫红，两边瘀斑，苔白滑。B 超提示右下胸腔积液，肝于肋下 11cm，心率 114 次/分钟，血压 120/80mmHg，房颤，心尖区Ⅲ级收缩期吹风样杂音，颈静脉怒张，肝颈静脉回流征（＋），左肺下可闻细湿啰音。证属心肾阳衰，瘀血阻滞，水饮内停，兼风湿袭于关节。治宜温阳益气、活血利水，祛风除湿，方以真武汤、四逆散、桃红四物汤加减：黄芪 30g，红参 6g（另煎），制附片 10g，干姜 10g，焦白术 10g，茯苓（连皮）60g，当归 10g，川芎 10g，桃仁 10g，红花 10g，益母草 30g，赤芍 20g，枳实 10g，郁金 10g，泽泻 10g，金刚藤 30g，老鹳草 30g。每日 1 剂，连服 21 剂后，能上四层楼而无明显心慌、气短，浮肿消退，关节酸胀及肢冷消失，房颤减少，心率 72~85 次/分钟。B 超复查，胸腔积液少许，肝脏缩小（肋下 5cm）。后以上方剂量扩大 10 倍而炼蜜为丸，长期口服，并停用地高辛。随访 1 年，心衰未发。

（七）高脂血症辨治思路

高脂血症是脂质代谢异常，使血浆（或血清）中一种或几种脂质高于正常的病症。高脂血症是冠心病的首要危险因素，与心脑血管病的发病率有着直接关系。高脂血症属于中医学"痰浊""血瘀"范畴，有关内容散见于"痰浊""血瘀""肥人""胸痹""中风""眩晕""心痛"等病证之中。

1. 晓彻病机，痰瘀为主

高脂血症系脂膏代谢失常的所致，并指出脂膏的生成、输布与转化是一个正常的生理过程。人体之脂膏受气于中焦脾胃，由饮食精微所化生，并随脾之运化、肺气之敷布、心之营运、肝之疏泄、肾之气化，而流行津血之中，乃津血的组成成分，是人体营养物质之一。津血皆属阴类，其性属水，而肾为水脏，故脂膏类物质经人体利用后，其代谢废物复以水液为载物，而排出体外（也有部分由大便排泄）。当膏脂与其他津血成分保持在一定的平衡状态时，则起到"填补骨空，为脑为髓"的作用，正如《素问·经脉别论》所云："食气入胃，散精于肝，淫气于筋。食气入胃，浊气归心，淫精于脉。脉气流经，经气归于肺，肺朝百脉，输精于皮毛。毛脉合精，行气于府。府精神明，留于四脏，气归于权衡。"此即脂膏在体内的生理状态。高脂血症是脂膏的病理状态，凡导致人体摄入膏脂过多，以及膏脂转输、利用、排泄失常的因素，均可使血脂升高，如饮食失节，过食膏粱厚味之品；或好逸恶劳；或情志不畅，疏泄失职；或思虑过度，劳伤心脾；或脾胃本虚，失其健运。以上均可使水谷精微失其正常的运动变化状态，致生浊变，混于血脉之中，损伤脏腑，壅滞血脉，则痰浊与瘀血由生，发为本病。

痰浊、瘀血虽是不同的病理产物，但具有同源性，人体津血同源，痰瘀相关，痰滞则阻碍血行，可致血瘀；血瘀则水湿停滞，可聚为痰，故二者互为因果，相互转化。高脂血症多发于中老年人，中老年人肾脾肝诸脏多有失调，则津液代谢易发生障碍，痰浊、瘀血停滞脉中。梅教授认为，本病从发病年龄及某些临床症状来看，却有虚损之征，然则虚损常由邪实所致。如过食膏粱厚味，长期精神紧张，体力活动减少，而致脾胃负担过重；或素体阳盛，肝阳偏亢，疏泄太过，灼津炼津为痰；或虚火内炽，煎熬津液，津从浊化，日久阻塞脉络，而致痰阻血瘀。因虚而成痰浊瘀血者，无疑以虚损为主；因邪实而蕴痰积瘀者，当责之于实。虚实可在一定条件下相互转化，即令因虚而生痰瘀，然当痰瘀较重时，亦转为实证，或虚实相兼，是以临证时当注重邪实（痰、瘀），再议其余。梅教授对高脂血症采用化痰活血法治疗之学术特点，亦为笔者亲历之临床效验。

2. 辨证求因，审因论治

辨证是决定治疗的前提和依据，只有辨证准确，治疗才能有的放矢。《素问·至真要大论》云："谨守病机，各司其属，有者求之，无者求之；盛者责之，虚者责之。"高脂血症临床表现复杂，多见患者形体肥胖、嗜好肥甘厚味、肢体麻木、胸闷或痛、心悸、头晕、头痛等。有些患者仅见血脂升高，而无明显自觉症状。梅教授临证时四诊合参，审慎辨识，尤其注重舌质舌苔的变化，笃信叶天士《温热论》之辨舌验齿，通过多年临床观察并揣摩，对叶氏"白苔绛底者，湿遏热伏也"之言深有体会，叶氏只言"白苔"，而不及薄厚，梅教授观察苔白无论是厚或薄，均为湿热（或痰热）。又绛为深红色，而梅教授观察到舌质鲜红，未及绛色，但苔薄白，亦属湿热或痰热。

治疗高脂血症，梅教授以化痰活血为法则，善从经方化裁，常用《伤寒杂病论》的小陷胸汤或栝楼薤白半夏汤加味。例如，高脂血症属于痰热（浊）阻滞上焦，以胸闷、胸痛为主者，常用法半夏、黄连、全瓜蒌、枳实（小陷胸加枳实汤），更选用陈皮、茯苓、胆南星、竹茹、天竺黄、白芥子、石菖蒲、远志等。痰热重者，尚可结合二妙散之类。反之，若舌苔白，舌质不红、不绛，而偏于正常或淡红者，则是痰浊，与前方中去黄连加薤白，药虽一味之差，治疗则是小陷胸汤与栝楼薤白半夏汤之别，其构思灵巧，可见一斑。若见痰热（浊）弥漫三焦，除胸闷、胸痛外，尚见脘腹胀满、便溏、小便偏少等，则以温胆汤（或加黄连）为主法，而参酌其余。化痰之外，必兼活血化瘀之品，四诊发现瘀血征象者用之；未发现瘀血征象者，恒可用之，是谨守病久入络之遗训，唯妇女经期、孕期或有其他出血倾向者慎之。活血化瘀之品，常用生蒲黄、五灵脂、桃仁、红花、丹参、当归、白芍、土鳖虫、地龙、水蛭等。又治痰必治气，气顺痰自消，因而酌情选用制香附、广木香、郁金、延胡索等，此其之大要也。

3. 分辨标本，治有缓急

梅教授认为化痰活血法为治高脂血症之重心，而分辨标本缓急尤为重要，如因脏腑实盛而生痰瘀者，是标本俱实；若因脏腑不足而生痰瘀，但凡痰瘀过重者，是返标为本，治法大体同前，待痰瘀明显化解之后，再议调理之法。若脏腑虚损明显，而痰瘀相继者，是本虚标实，治法或以补虚为主，兼化痰瘀；或扶正祛邪两合之，审时度势，因人而异。因篇幅所限，仅举一例，以示其意。

陈某，男，45 岁，1999 年 5 月 12 日初诊。因"胸闷、胸痛间断发作 3 年，加重 1 年"曾住院治疗。诊断：①高脂血症；②冠心病（不稳定型心绞痛）；③高血压（缓进型期Ⅱ期）；④脂肪肝。目前患者自觉胸闷，劳累后加重，伴有心慌、气短，偶发胸部隐痛，数秒即逝。食纳稍差，全身乏力，大便溏，小便黄。舌红而胖，苔黄腻，脉弦缓。血压 140/100mmHg。血脂检查：总胆固醇 6.42mmol/L，高密度脂蛋白 0.93mmol/L，低密度脂蛋白 4.00mmol/L。动态心电图显示：前侧壁、下壁心肌缺血。证属痰热与瘀血互结，兼见气虚。治以清热化痰、活血行气之法，少佐以益气之品。用小陷胸汤加味治疗：法半夏 10g，全瓜蒌 10g，黄连 10g，枳实 15g，胆南星 10g，莱菔子 10g，天竺黄 10g，土鳖虫 10g，红花 10g，生蒲黄 10g，五灵脂 10g，延胡索 10g，郁金 10g，黄芪 30g。7 剂，每日 1 剂，水煎，分 3 次服。7 剂尽，患者胸闷、胸痛明显减轻，乏力改善。舌红而胖，苔黄略厚，脉弦缓。全方去土鳖虫，加苏木 10g。7 剂。胸闷、胸痛症状继续缓解，食纳转佳，舌红而胖，苔薄白，脉弦缓。效不更方，前后共进 40 剂。于 7 月 14 日复诊诉胸闷、胸痛不明显，饮食正常，大小便正常，舌红，苔白，脉缓。查血脂结果为：总胆固醇 4.63mmol/L，高密度脂蛋白 1.89mmol/L，低密度脂蛋白 1.01mmol/L。血脂已降至正常。患者病情稳定，改上方为丸药巩固治疗。

（八）心律失常辨治思路

心律失常是一种非常常见的临床体征及心电图改变，包括频率与节律之异常，乃多种心血管疾病常见并发症。梅教授临证治疗心血管疾病五十余载，每遇此症，多中西药并举，显效迅捷而持久，对本症认识颇有心悟，不期理论之高深，但求临床之实用。

1. 病理求源

西医学认为，大凡所有心律失常皆有原发病存在，且不同原发病对心肌损害不尽一致，如风湿性心脏病为风湿对心肌结缔组织的免疫损伤，冠心病即为冠状动脉粥样硬化或痉挛，致心肌缺血缺氧；心衰除心肌纤维化外，尚与电解质紊乱（如低钾、低镁等）、室壁张力增高、交感神经及内分泌因素改变等有关。虽其种类繁多，病因复杂，但最终结果均为心电起源与传导异常。梅教授从中医学思维模式和西医学理论结构出发，对心律失常的中医病理提出了如下观点。

（1）**脏气失调** 脏气失调即脏腑功能紊乱，是心律失常发生的主要原因，脏腑之中则以心为首，盖心为君主之官，行血脉而藏神明，心病则气血逆行而神乱，或心血不足而心动过缓；或心火过旺、痰火扰心而心动过速；或心气衰弱、心血瘀阻而传导阻滞；或心肾阳衰、寒气上冲而房颤、房扑；或心阳衰竭、阴阳离决而室速、室颤等。患者可出现阵发性胸闷、心慌或头晕气短，或夜寐不安，怔忡不宁，或脉律失序（促、结、代、疾等）。他脏之中，以肝肾为要。肝者将军之官，主谋虑而藏血，主疏泄而调气，内合于胆，其经脉循胸布胁，与心相通，厥阴、少阴之枢机运转正常，则有助于心脏有节律地搏动，其疏泄太过不及，均可导致心律不齐。自临床观之，心脏神经官能症、胆心综合征、β受体功能亢进而致心律失常者，多与肝胆功能失调有关，如暴怒、大喜或抑郁，每致心律失常发作。心律失常，其心肝同病者居多，或心肝血虚、心肝阴虚，或肝气郁结、心神受抑，或肝气暴张，心神失常。肾为阴阳之根，肾与心水火相容，阴阳相济，肾之阴精可助心化血，肾之元阳可辅心通阳。若元阳虚衰而心火不旺，则水气凌心而怔忡、心悸、眩晕；阴精下竭而心火炽烈，则虚热扰心而见怔忡、心烦不寐。心肾同病者，多心肾阴虚，或心肾阳衰。是故治疗心律失常而补阴者，以心肝肾为先；温阳者以心脾肾为重；补血者，以心肝脾为要。

（2）**气血不和**　气血不和即气血运行失常或亏损虚竭，可有气滞血瘀、气虚血瘀、气血两虚等多种病理表现，其中血液瘀滞为心律失常的病理基础。血瘀多由气滞、气虚所致，气滞多责之于肝胆，盖肝主疏泄助心而调神；胆附于肝，主少阳而运转枢机。肝气调畅，胆气流行，则气血畅通，心神自宁，血气平和则脉律有序；若气血逆乱，则脉律不整，或结，或代。气虚多源于肺脾，肺虚则吸入之清气减少，脾虚则化生水谷之气不足，二气虚乏则宗气化生无源，心血鼓动无力，或发病窦，或传导阻滞。血虚或心脉窒塞，则心失血濡而出现心律失常。

（3）**津液不布**　津液代谢障碍多由脏气功能失调所致，一旦津液敷布失常，则生痰浊、湿、水饮等多种病理产物，这些病理产物在心律失常的形成过程中起着重要作用，且常与瘀血相互交合而为病。痰浊湿邪偏盛者，不但形体肥胖，舌苔厚腻，且血脂、血黏度多增高。此在冠心病所致心律失常中颇为常见，是以痰浊、湿邪随气无处不至，流至心脏，阻塞心脉，发生心痛、心律失常。其他如风湿性心脏病、心肌炎等，亦同样存在痰与湿对心肌的损伤，尤其是动脉硬化，多有痰湿沉积与阻滞的病理改变。

2. 辨证探本

心律失常的主要病理在于脏气失调、气血不和与津液不布，单一致病者少，复合为病者多，故其辨证有以下几种常见类型。

（1）**气阴亏虚，瘀血阻滞**　即心肺气阴不足而兼肝血郁阻，可见劳力性胸闷、气短、心慌、少寐等症状，舌暗红苔花剥少津，脉虚细数或结代。多见于冠心病、心肌病等伴有心律失常者。

（2）**气阴不足，痰湿内伏**　除心悸、气短、神差乏力等症状外，尚可见形体肥胖，或伴咳嗽痰多，胸脘痞闷，舌质红嫩苔腻，其色或白或黄，或灰或黑，或粗糙乏津，脉虚滑而节律不整，常在饮酒、吸烟、饱餐时发作，多见于心衰初期，或冠心病、高脂血症等伴有心律失常者。

（3）**气阴两虚，痰瘀交结** 此型临床颇多见之，既有气阴不足之象，亦有痰瘀混杂之征。

（4）**阴阳俱虚，瘀血内阻** 心律失常未发之时，患者常感神差乏力，腰膝酸软，头晕耳鸣，失眠多梦，夜间惊惕不安，怯寒怕冷等。

（5）**气阴亏损，毒邪内侵** 常见于病毒性心肌炎，或风湿性心脏病风湿活动而合并心律失常，除气阴亏损症状外，尚可见关节疼痛，或咽痛、发热、汗出等。

（6）**中阳不足，寒饮内动** 中阳不足，寒饮内生，随气上逆，冲撞于心而心悸，心下逆满，头目眩晕，舌淡胖苔白滑，脉弦紧或节律不齐。

（7）**下焦寒盛，水气上冲** 肾阳虚衰，水液不化，致寒气上冲于心；或阴寒极盛，阳虚外浮，致心神外越而不内守，发生室速、室颤。

（8）**心阳不振，肝血不足** 多因风湿热、上呼吸道感染、病毒性心肌炎等治疗不当，如发汗太过，损伤心阳，致心阳虚弱；妇人产后失血、月经过多或崩漏，或患肺痨，暗耗阴血，致肝血不足。此型多见于妇人。

（9）**少阳不利，胆火扰心** 少阳枢机不利，胆火内郁，扰及于心，而出现胸满烦惊，心律失常，可见口苦，咽干，目眩及胸胁不适等。

（10）**气阴不足，太少合病** 气阴不足于内，邪气复感于外，邪居太少二经，致太阳经气流行不利、少阳枢机运转失常，手少阴心、手厥阴心包之经气乖戾而发生心律失常。

3. 治疗寻根

因心律失常多有原发病的存在，故在抗心律失常的同时，须兼顾原发病的治疗。一般而言，发作时以抗心律失常为主，缓解后或稳定期则以治疗原发病为重。

（1）**疏通气血** 气血失和，或为气滞血瘀，或气血两虚。气滞者，根据其阻滞程度，可分别选用逍遥散、柴胡疏肝散及四逆散，其中白芍易赤芍或赤芍、白芍联用。少阳不利，胆火扰心者，可选柴胡加龙牡汤。血瘀轻者，可选桃红四物汤、血府逐瘀汤、补阳还五汤、失笑散；重者可加土鳖虫、水蛭、泽兰等；其中，丹参、益母草、鸡血藤及川芎、郁金、延胡索等和血养血、行气活血之品则多选用。气血虚者，可选归脾汤，或重用黄芪再配八珍汤。

（2）**调理阴阳** 阴虚、阳虚、阴阳两虚、阴阳离决等证型均可见于心律失常，其治疗当以心肾为主。阴虚者，南沙参、北沙参、五味子、麦冬、枸杞子、龟甲、墨旱莲；阴虚多兼气虚、血虚兼气虚者，人参、黄芪并用；血虚者，当归、制何首乌、熟地黄、阿胶等；气阴不足而兼太少合病者，可以柴胡桂枝汤合生脉散加减。阳虚以心阳虚偏甚者，选桂枝甘草汤、桂枝甘草加龙骨牡蛎汤；以肾阳虚为主者，选肾气丸；气血阴阳俱虚，脉结代无力者，选炙甘草汤（重用炙甘草 10～25g）；阴阳离决，冷汗淋漓，心慌喘气如脱，脉疾速浮散，病情笃重者，可急用参附汤配合西医抢救。

（3）**敷布津液** 津液代谢失调，主要产生痰、湿、水、饮等病理产物，这些产物多与瘀血相交为患，或痰湿夹瘀，或水饮瘀血。其治疗常多法复用，或化痰消瘀，或除湿行血，或活血利水。痰有寒热之分，寒痰者可选二陈汤、小青龙汤、小半夏汤、半夏麻黄丸、苓甘五味姜辛汤；热痰者，可选导痰汤、黄连温胆汤、清金化痰汤，酌加黄芩、野菊花、蒲公英、鱼腥草等；痰多而黏稠不易咳出者，可加天竺黄、竹沥、胆南星、葶苈子等。湿浊内伏者，多选苍术、藿香、佩兰，或配金钱草、滑石（如有瘀血，则滑石配蒲黄，即《金匮》蒲灰散）。水饮有中下之别，中焦阳虚、水饮内动而逆于心者，则以茯苓桂枝白术甘草汤化裁；下焦阳衰，寒水自下而上冲撞于心者，则以真武汤或桂枝加桂汤加减。心衰而水湿泛滥者，常利水兼活血，水血并治，可选茯苓、茯苓皮、金钱草、益母草、泽泻、泽兰、郁金、蒲黄、滑石、水蛭等。

（4）**同治他证**　心律失常不仅有原发病的存在，且多有兼证。故其治疗，既要主证突出，亦要兼顾他证。就临床所见，心律失常兼证主要有以下几种：怔忡不宁，惊惕不安，加龙骨、牡蛎，或磁石、珍珠母；心悸，失眠多梦，加酸枣仁、柏子仁、首乌藤；四肢震颤，甚或麻木，头晕目眩，加天麻、钩藤、僵蚕，或全蝎、蜈蚣；心烦、失眠、盗汗潮热，属心肝阴虚而生内热，加黄连、阿胶、鸡子黄、白芍、合欢花、酸枣仁、百合、生地黄、墨旱莲；风湿性心脏病风湿活动明显，加忍冬藤、金刚藤、刘寄奴、徐长卿、野菊花；上呼吸道反复感染而咽痛、扁桃体红肿，加重楼、黄药子、山豆根、蒲公英、金刚藤等。

4. 病案举隅

（1）**痰热互结，痹阻心脉**　患者，女，59岁，2015年11月初诊，主诉心悸两年余。两年前自觉心悸阵发，于某医院诊断为冠心病、心律失常、频发室性早搏。服用阿司匹林、倍他乐克及稳心颗粒治疗，自觉症状缓解不明显。刻下偶发心悸，伴胸闷，无胸痛，动则气短，胃脘嘈杂，胃胀不痛，反酸、嗳气，纳可，睡眠不安，大小便正常，脉缓，苔白厚，舌质绛。处方：法半夏 15g，全瓜蒌 10g，黄连 10g，枳实 25g，吴茱萸 6g，海螵蛸 15g，延胡索 15g，蔓荆子 10g，当归 10g，川芎 10g，土鳖虫 10g，苏木 10g，首乌藤 30g，苦参 20g。服药两周后，复诊心悸明显缓解，仍睡眠多梦。按上方加酸枣仁 50g，三诊时睡眠好转。效不更方，后续处方随症加减，随诊至今，患者未诉特殊不适，复查心电图未发现异常。

按语：《伤寒论·辨太阳病脉证并治下》第 138 条云："小结胸病，正在心下，按之则痛，脉浮滑者，小陷胸汤主之。"该条从病位言，心下即胃脘部，然病名明言胸者，亦不局限于胃脘。《灵枢·胀论》云："岐伯曰：夫胸腹，脏腑之郭也。"梅教授据此认为胸廓者，脏腑所处也；胸者，乃内护心肺之廓也，位于人身之上焦。所以就病位言，小结胸病范围涵盖胃脘、心和肺等中、上二焦病变。就病机而言，从原文出发，本证多为表病误治失治，病邪入里，痰热壅盛，结于心下而成。而在内科杂病中，凡痰热结于中上二焦者，均可酌情使用本方。冠心病心律失常，患者表现为痰热互结、痹阻心脉证时，可以选用小陷胸汤加味治疗。梅教授认为小陷胸汤药仅法半夏、全瓜蒌和黄连三味，但临床加减变化繁多，故可应对中上二焦诸多病证。小陷胸汤本为痰热结聚中上二焦而设，痰热中阻则气机郁滞，若气机郁滞较重则可加枳实，即小陷胸加枳实汤；若合并少阳病证，如胸胁胀痛、心烦等，可加柴胡、黄芩，即柴胡陷胸汤。痰热阻滞气机，气滞则血瘀，血瘀较甚者，如胸痛、舌质紫暗等，可加生蒲黄、五灵脂、鸡血藤等活血化瘀通络之品。值得注意的是，本方与栝楼薤白半夏汤仅一药之差，同中有异，彼为痰湿（浊）痹阻心脉，此为痰热痹阻心脉，痰邪致病是共同基础，但寒热病性有所不同，临床运用应当有所区分。

（2）**痰瘀痹阻，枢机不利**　患者，女，65 岁，2015 年 11 月初诊。主诉：发现冠心病5年，伴心悸3年。5年前因胸痛入院，行冠状动脉CT提示冠心病。3年前开始出现心悸，心电图提示房颤。伴胸闷，偶尔胸骨后疼痛，活动后气短，易惊惕，睡眠不安，饮食尚可，大便日两次，不成形，小便可。舌紫暗，苔白厚，脉缓。处方：柴胡10g，黄芩10g，法半夏15g，陈皮10g，茯苓50g，枳实20g，石菖蒲10g，远志10g，郁金10g，当归10g，川芎10g，土鳖虫10g，红花10g，生蒲黄10g，五灵脂10g，苦参20g，黄芪30g，红景天20g，广木香10g，砂仁10g。服药两周后心悸减轻，大便成形。后按上方制成丸药，服用后病情稳定，心悸基本消失。

按语：小柴胡汤是《伤寒论》中治疗少阳病的主方，方由柴胡、黄芩、法半夏、生姜、人参、大枣、炙甘草七味药组成，具有和解少阳、疏泄胆火、转运枢机之功，主治少阳枢机不利，胆热循经上扰导致的胸胁苦满、心烦喜呕、默默不欲饮食、口苦、咽干、目眩等，《伤寒论》第101条谓之"但见一证便是，不必悉具"，故临床运用广泛。现临床常用之温胆汤，多据宋代陈无择《三因极一病证方论》，方由半夏、陈皮、茯苓、枳实、竹茹、炙甘草组成。本方清胆和胃，理气化痰，用治胆胃不和、痰热扰动之心胆虚怯、处事易惊、梦寐不祥或异象眩惑等证。梅教授常将两方合用，并称为柴胡温胆汤，方由柴胡、黄芩、法半夏、陈皮、茯苓、枳实、竹茹组成。本方治疗痰瘀痹阻、枢机不利导致的冠心病心律失常时，常加用石菖蒲、远志、郁金、延胡索等化痰行气活血，并选用土鳖虫、苏木、红花、生蒲黄、五灵脂、丹参、三七等活血化瘀之品，共奏祛痰化瘀、和解枢机之功。

（3）**气阴两虚，心脉痹阻** 患者，男，76岁，2014年10月初诊。主诉：乏力、心慌10余年，因劳累后加重两个月。患者于1998年被诊断为冠心病，伴有心慌、乏力，动则气短，胸闷不痛，间断服药治疗。两个月前因外出劳累后乏力、心慌加重，心电图提示：窦性心动过缓、二度Ⅰ型房室传导阻滞。现心慌、乏力、气短，胸闷不痛，饮食欠佳，睡眠尚可，腰部酸痛，大小便正常。舌红苔薄白，脉缓。处方：生晒参 6g，北沙参 10g，麦冬 10g，五味子 10g，法半夏 10g，陈皮 10g，茯苓 30g，枳实 15g，丹参 30g，郁金 10g，焦山楂 10g，焦神曲 10g，焦麦芽 10g，黄芪 30g，红景天 20g，7 剂后自觉症状缓解，要求进冬服用膏方治疗，遂以原方加减调制膏方，服用后病情稳定。

按语：生脉散以人参为君，大补元气，滋养心肺之阴；麦冬甘寒养阴，清热生津以为臣；五味子酸温，敛肺止汗，生津止渴；三药合用，一补一润一敛，为益气养阴之良方。梅教授治疗冠心病心律失常属于气阴两虚、心脉痹阻者，常以生脉散加味治疗。其中人参的选用可以有些变化，如气阴不足偏虚寒者，可用红参、生晒参甘温补中；若气阴不足偏阴虚者，可用西洋参益气生津；若体质虚弱不耐峻补者，可用太子参健脾益气。脾胃为后天之本，梅教授强调此类患者当顾护胃气，扶正不宜妄补，祛邪应当缓图。因此，常加用法半夏、陈皮、茯苓等健脾化湿，焦山楂、焦神曲、焦麦芽、鸡内金等和胃消食，黄芪、红景天等益气健脾。至于丹参、当归、川芎、三七、苏木等活血化瘀之品，择其一二即可。

5. 小结

对于冠心病心律失常的治疗，既不能妄补，也不能一味攻邪，当视邪正关系灵活辨治。梅教授临床治疗冠心病经验丰富，辨治灵活，核心在于痰、瘀和虚，对于冠心病心律失常患者，常从"痰热互结，痹阻心脉""痰瘀痹阻，枢机不利""气阴两虚，心脉痹阻"等证型考虑，临床选方以小陷胸汤加味、柴胡温胆汤最为多见，且对合并其他部位病证，如肺心同病、胃心同病等，均可选用小陷胸汤加味治疗；胆心同病或合并精神神志异常者，选用柴胡温胆汤效果良好。在冠心病心律失常患者的用药中，亦可酌情加入对症药物，如苦参等。据研究表明，苦参中的苦参碱对缺血缺氧致心律失常有保护作用，其抗心律失常的作用比较明显。

（九）扩张型心肌病辨治思路

扩张型心肌病之特征为单侧或双侧心室扩大，心室收缩功能减退，伴或不伴充血性心力衰竭，病程长，呈进行性加重，仅以对症治疗为主。扩张型心肌病归属于中医学"心悸""怔忡""喘证""水肿""心痹""胸痹""心胀"等范畴。梅教授认为，尽管此病为器质性疾病，仍须辨证论治，强调结合心之生理、病理，重视病邪兼夹为患。

1. 心主血脉，病邪相兼为患

《素问·平人气象论》曰："心藏血脉之气。"心主血脉的正常生理功能有赖气、血、阴、阳环周不息，而行温煦、推动、濡养之职，不论因正虚温煦失职、鼓动乏力，还是因病邪阻滞，必然影响气血之正常运行，出现气滞、血瘀。血不利则为水，痰饮水湿，异名同类，可为水，亦可为湿为痰为饮，又《金匮要略心典》曰："阳痹之处，必有痰阻其间耳。"以正虚为主者，因虚而致邪气内留，更加阻滞气机，甚者导致正气益虚，故其证多为虚实夹杂，其常见者，如兼瘀、兼痰，抑或痰瘀并见，则病情重，症状杂；以邪实为主者，往往是多种病邪兼夹，气滞、血瘀、痰阻，胶结难解，难以速去，日久恐有伤阳耗阴之弊，则其病邪相兼、虚实夹杂为患，更为复杂。

梅教授强调，在现代医学病理中，病变后其正常功能难以发挥，往往启动代偿机制，以图短期缓解，最终形成心室扩大、心肌肥厚等器质性病理改变。从中医学来看，其器质性改变实为瘀血、痰饮、寒邪等邪气盘踞日久，心失所养，脉络损伤，致其功能减退、形质改变，如《灵枢·百病始生》曰："湿气不行，凝血蕴里而不散，津液涩渗，着而不去而积渐成矣。"且多种病邪时常兼夹为患，要结合祛湿孤热的治疗思想，在处方用药治疗中，往往要依其主次先后，兼而顾之，常需辅以化痰之品，如石菖蒲、远志、胆南星、白芥子等；辅活血行气之品，如当归、川芎、土鳖虫、桃仁、红花、苏木等，兼顾其他，冀获事半功倍之效。

2. 详察虚实，证多虚实夹杂

《医门法律》曰："五脏六腑，大经小络，昼夜循环不息，必赖胸中大气，斡旋其间"，心藏神，主不明则十二官危，大实之邪阻于胸中，胸阳受阻，心神不宁，血脉不利，则心悸、胸闷、喘息，活动受限。胸中大气虚损，则鼓动、温煦失职，气血运行无力，同样有类似表现，尽管其病临床表现类似，但其病机虚实各异。

梅教授强调，切勿轻易以其外在表象，而断其病机之虚实，其病多虚实夹杂之证，临证务必审四诊之所得，详察其证候，慎勿犯虚虚实实之戒。如《金匮要略》曰："血不利则为水"，又《血证论·怔忡》曰："水与血相为倚伏""水病而不离乎血，血病而不离乎水"，况少阴包含心肾，心主血脉，肾主水，故此病重证常见下肢浮肿等症，以上诸症看似虚羸之象，实则邪气内阻，阳气郁遏不通，乃"大实有羸状"；虚证为主患者在喘促之余，也可见面色紫暗，唇舌爪甲紫绀等，乃"至虚有盛候"，非言此病全为大实大虚、纯实纯虚之证，而是强调"治病必求于本"。加之正虚则推动气化失常，血停为瘀、津留为饮，病理产物更伤其正，是因虚致实，虚实夹杂；

邪实则易阻滞气机，耗伤正气，易致病邪兼夹，是因实致虚，虚实夹杂。但要辨其主次，实证为主者，在祛邪为主的基础上，常辅以益气养阴之品，如生晒参、黄芪等；虚证为主者，在补虚的为主的基础上，也常辅以祛邪之品，活血如土鳖虫、红花，利水如金钱草、海金沙，通络如全蝎、蜈蚣等。

3. 谨守病机，方可执简驭繁

"谨守病机，各司其属"，此病之病机不外虚实两端，虚证为主者，多为气血亏损，阴阳不足，以致气血不畅，或阴虚不濡，或阳损失温；实证为主者，多为气滞、血瘀、痰阻等，则气血不通，阳气难通，症状表现为心悸、胸闷、气短、胸痛、喘促、下肢浮肿等，而有偏重不一，表现各异，故对于此病，详察其病机之异、证候之别，法随证立，方依法变，其治法方药各不相同，是辨证论治的灵活所在，也是同病异治的体现。

梅教授辨治此病，以主要病机入手，拟法选方用药，其中痰瘀互结为主者，多选小陷胸汤加味，以清化痰热，若兼少阳证候者，则兼用和解枢机之法，以柴胡陷胸汤（小柴胡汤合小陷胸汤加减）为主；气滞血瘀为主者，多选血府逐瘀汤加减，以行气化瘀；气阴亏虚为主者，多选黄芪生脉饮加味以益气养阴；少阴阳虚水泛为主者，多以真武汤加味之温阳活血利水法为主，大多可改善临床症状，改善生活质量，延长生存期，甚至逆转部分病理改变，取得较好疗效。

4. 久病入络，治当通络散结

叶天士曰："大凡经主气，络主血，久病则血瘀……经年宿病，病必在络"。此病病程较长，早期往往可以耐受，心功能处于代偿状态，待症状明显时，病邪多已根深蒂固，有器质性的改变。《素问·

五脏生成篇》曰:"赤,脉之至也,喘而坚……名曰心痹,得之外疾,思虑而心虚,故邪从之。"《素问·痹论》曰:"风寒湿三气杂至,合而为痹也……脉痹不已,复感于邪,内舍于心",足见其由外而内,病因复杂,若不及早治疗,病情加重,病程迁延,难以速去,治疗其心壁肥厚的器质性改变,非一日之功。

梅教授强调,辨治此类病证,应当重视"久病入络",瘀、湿、痰结聚日久,非但阻碍气机,更是浸淫于络脉之中,有化热、化毒之可能,则胶结之势更甚,络脉更伤,形体败坏,入络之病邪亦不易祛除,此其病痼结难去之根由,故处方用药要考虑入络之病邪,可酌情辅以通络、散结之品,如全蝎、蜈蚣散结通络止痛,水蛭逐瘀消癥,地龙清热通络,守宫活络散结,制鳖甲软坚散结,制三棱、制莪术破血行气、消积止痛,除其盘踞之邪,通其络脉,针对其器质性改变而加减用药,不仅可恢复其部分功能,甚至可以不同程度逆转其病理改变。

5. 验案举隅

患者,男,60岁,2013年11月16日初诊。主诉:胸闷、胸痛反复发作8年,呈进行性加重。刻诊症见:心悸、胸闷、气短,胸痛阵发,数秒则止,活动则诸症加重,双肩痛,微咳无痰,食欲不振,二便正常,面唇紫绀,脉弦数,苔中根部白厚,质紫暗。2013年11月9日心脏彩超提示:全心扩大(左心房前后径5.1cm,左心室舒张末期/收缩末期为9.0cm/8.4cm,右心房5.5cm,右心室4.3cm),室间隔、左室壁运动幅度明显减低,二尖瓣重度反流,主动脉瓣中度反流,三尖瓣中-重度反流。西医诊断:扩张型心肌病,慢性心力衰竭,心功能Ⅲ级。中医诊断:胸痹(痰瘀互结证)。处方:法半夏10g,全瓜蒌10g,黄连10g,枳实20g,石菖蒲10g,远志 10g，郁金 10g，当归 10g，川芎 10g，土鳖虫 10g，红花 10g，制三棱 10g，制莪术 10g，葶苈子 15g，半枝莲 30g，白花蛇舌草 30g，7剂，每日 1 剂，水煎分早晚两次口服。

以原方加减，服药至 2014 年 1 月 4 日复诊：心悸胸闷不明显，偶尔因活动而微有气短，休息片刻自止，胸痛未发，汗出减少。2014 年 1 月 3 日复查心脏彩超：左房扩大、左室明显扩大（左房前后径 5.1cm，左心室舒张末期/收缩末期为 8.6/7.0cm，右心房、右心室正常），室间隔、左室壁运动幅度明显减低，二尖瓣轻中度反流，主动脉瓣中度反流，三尖瓣中度反流。其后仍以小陷胸汤为主，以上方依症加减，如症状不明显去葶苈子，大便通畅减火麻仁、虎杖，自汗多加浮小麦、荷叶、丝瓜络等，痛风发作加金钱草、海金沙、益母草等，肩痛明显加全蝎等，断续服药至 2014 年 4 月 19 日复诊，诉日常生活中症状不明显，生活质量明显改善。

按语：梅教授辨治扩张型心肌病，首以四诊合参，辨证选方。《灵枢·经脉》云："手少阴气绝则脉不通，脉不通则血不流……故其面黑如漆柴。"面唇紫绀虽不至于"黑如漆柴"，王清任《医林改错》曰："元气既虚，不能达于血管，血管无气必停留而瘀。"亦为瘀血之象，综观其脉症，是痰瘀结于胸中，以小陷胸汤加味。其次，结合其生理病理，强调病邪兼夹，重视器质病变，灵活加减用药。方中用枳实为《温病条辨》小陷胸加枳实汤意，当归、川芎、土鳖虫、红花、郁金等行气活血，石菖蒲、远志等化痰，乃重视病邪兼夹；制三棱、制莪术破血行气消积，半枝莲、白花蛇舌草解毒散瘀，乃虑其久病入络；用葶苈子取其强心的药理作用。2014 年 1 月 3 日心脏彩超较前有明显改善，由全心扩大变为左心扩大，二尖瓣、三尖瓣反流程度均有减轻。随症加减，断续服药 5 月余，症状不明显，生活质量明显改善，疗效满意。

梅教授在临床遣方用药方面，重视六经辨证理论的指导作用，根据经络、脏腑辨证，灵活运用经方治疗心系疾病，可从以下几点加以总结。

（1）**突出主证，参以病机** 梅教授认为主证者，可从两方面理解。其一为某方所治之证候，要脉证病机相合，方可投用治疗。然而在临床上所见疾病，典型者少，不典型者居多。所以主证虽同，但病机难以相合。此时用方治疗，但求病机大体相同，无寒热虚实之径庭，便可据证用方。如《伤寒论》第138条小陷胸汤证："小结胸病，正在心下，按之则痛，脉浮滑者，小陷胸汤主之。"其主治痰热结胸之证候。临床上对于冠心病痰热内阻之证，见病机相合者，可用本方加减治疗。其二为证候之中的主要症状。主症为某一证候之重心，病机之主脑。

（2）**循其经脉，参以病机** 梅教授认为经脉内属脏腑，故经脉循行部位之多种病证，皆可从脏腑治法之中借鉴。如辨证准确，依法化裁，则收效明快。如《伤寒论》第146条柴胡桂枝证："伤寒六七日，发热微恶寒，支节烦疼，微呕，心下支结，外证未去者，柴胡桂枝汤主之。"梅教授曾运用此方治疗证候为太少经脉同病，太阳寒水上犯清阳的高血压，其中并无上述症状者多例，疗效均显著。

（3）**擅长复用经方** 梅教授认为，经方配伍严谨，然其往往药味较少，故功效较为单纯，若病情相宜，运用得当，每能效于桴鼓，因而有谓用经方需按经方之法，不得随意变更。然而经方随着世易时移，生态、气候、社会、物质等时代变更，人类所患之疾病，古今难以完全相同，经方对于现代之疾病难以奏效，因此提出要改变经方的用法，来适应已经变化的疾病，梅教授擅长以复用经方治疗心系疾病。若出现以上情况，则选择相对应之经方复用。例如，其常以小柴胡汤与小陷胸汤合用，治疗心系疾病，如冠心病合并胃肠道疾病、胆系疾病者。以真武汤合麻杏甘石汤，治疗下焦阳虚水泛，上焦郁热之咳喘心悸的肺源性心脏病，临床症见咳嗽痰多色黄，或白而黏稠，喘息不能平卧，发绀，恶寒肢冷，小便短少，全身浮肿，心悸不安，脉虚数，或沉微，舌苔白等，用以提高治疗效果。

脾胃病证辨治

　　梅教授长期从事《伤寒论》的教学、临床和科研工作，擅长运用经方治疗脾胃疾病，以下总结梅教授辨治脾胃病的经验，提炼其辨治脾胃疾病的学术思想，一方面有利于其学术思想的推广，临床经验的薪火相传。另一方面，对于提高临床工作者辨治脾胃疾病的能力具有重要意义，并为全面、系统、深入地总结梅教授学术思想及临证经验奠定基础。

一、辨治脾胃疾病的学术思想

　　梅教授学识渊博，勤于实践，医术精湛，虽年逾古稀，仍一直致力于《伤寒论》的研究，坚持临床工作。其倡导临证当遵循仲景六经辨证之微旨，进而扩大经方临床运用之途径，并精研温病学说，提出辨治脾胃疾病，当融寒温学说于一体，注重脏腑间相互联系，仔细辨证脾胃疾病寒热错杂之表现，并综合考虑饮食、情志因素对脾胃疾病的影响，方可正确辨治脾胃疾病。

（一）师遵仲景，扩大经方运用途径辨治脾胃疾病

　　对于脾胃疾病的治疗，梅教授分别以上述六经与脾胃的关系作

为理论基础，进行阐明和发挥。梅教授特别指出，不论外感热病，还是内伤杂病，辨证论治之原理互通，临证当宗仲景之旨，执规矩以求方圆，且精于变化，触类旁通，方得《伤寒论》之奥妙。现将其扩大经方运用途径，灵活辨治脾胃疾病经验总结如下。

1. 突出主证，参以病机

梅教授认为，"主证"的含义有两种：其一，为某方主治的证候，但凡主证相同或相似，病机大体相合者，即可用之。如乌梅丸治蛔厥，又"主久利"，梅教授指出，当今社会蛔厥少有，而久利多见，若见"久利"，属寒热错杂者，均可拟乌梅丸，寒温并投，攻补兼施，亦须灵活加减，不可按部就班。其二，"主证"为主要症状。如梅教授辨治脾胃疾病见"心下痞"者，首先考虑泻心汤类方，若兼按之濡，心烦，口渴，尿黄，舌红，苔黄，关脉浮者，为无形邪热结于心下，气机痞塞，当用大黄黄连泻心汤，泄热消痞；若有恶寒汗出者，为邪热结于心下，兼有表阳虚，则加附子以扶阳固表；若同时见痞、呕、利，舌不红绛，为寒热错杂，升降失常，气机痞塞，以半夏泻心汤辛开苦降，降逆消痞；若兼干噫食臭，心下痞硬，腹中雷鸣等水饮食滞症状者，则少干姜，重生姜而成生姜泻心汤，和胃降逆，化饮消痞；若兼水谷不化，痞利甚，干呕，心烦不安者，考虑中虚较甚，甘草泻心汤为首选。

2. 谨守病机，不拘证候

《素问·至真要大论》曰："谨守病机，各司其属，有者求之，无者求之，盛者责之，虚者责之。"强调了病机的重要性。梅教授指出，《伤寒论》第138条"小结胸病"为"正在心下，按之则痛，脉浮滑"，其病位虽在心下，但临床表现却不尽相同。如临证中多种胃病，有不按亦痛者，有既痛且胀者，有胀而不痛者，有餐前餐后痛者，亦有似痛非痛，似饥非饥，而无以言表者，其症状表现繁多。梅教授认为临证时当谨守病机，凡病机为痰热互结于心下者，均可用小陷胸汤加味，以达清热化痰、理气开结之功。

3. 根据部位，参以病机

梅教授言，此处之部位，为体表部位。脾胃所在之处如胃脘、腹部、脐周等，所表现的不适，均考虑与脾胃疾病密切相关，然其虚实寒热，则要根据脉证而详审之。梅教授举例，病在心下，可为结胸，亦可为痞，其病机、证候不同，则治法各异。又如胸骨后不适，为脾胃疾病常见症状，胸骨后与脾胃本无直接联系，然临证多见脾胃疾病伴见胸骨至咽喉部位不适者。胸骨后部位为少阳所主，咽喉亦为足少阳胆之使，故脾胃疾病兼见此症时，多辅以和解枢机之法，以小柴胡汤加减治之。再如证属枢机不利，痰热中阻者，拟柴胡陷胸汤加减，以和解枢机，清热化痰；证属枢机不利，痰热弥漫三焦者，拟柴胡温胆汤或柴胡蒿芩汤加减，以和解枢机，分消走泄。

4. 循其经脉，参以病机

梅教授精研《伤寒论》，善用六经辨证，持脏腑经脉整体恒动观，经脉虽循行于周身，但终内属于脏腑，故经脉与脏腑治法当相互借鉴，不可孤立；又脏腑经脉之间的联系，对病机亦有影响，故可借鉴其经脉联系，活用经方辨治脾胃疾病。脾胃络属经脉与其关系密切，自不需多言。尚有其他经脉与脾胃密切相关，如肺手太阴之脉，"起于中焦，下络大肠，还循胃口"；小肠手太阳之脉，"循咽下膈，抵胃，属小肠"；肝足厥阴之脉，"夹胃"；三焦手少阳之脉，"下膈，遍属三焦"等，均表明众多经脉与脾胃联系密切，故在经脉相关部位出现某些症状时，可参考病机，灵活从脾胃辨治。

5. 斟今酌古，灵活变通

梅教授言："古人著书立说，受限于简帛，惜字如金，况文化背景随年代变迁，众古籍传至今时今日，其奥义难以参悟，唯博览群书，方能窥得一斑。"其考《难经·五十七难》之"大瘕泄者，里急后重，数至圊而不能便，茎中痛"，辨治"乙状结肠冗长症"一例，以疏肝解郁，通阳化气，利小便实大便为法，拟四逆散合五苓散化裁治之，取得满意疗效。

6. 复用经方，便是新法

梅教授指出，经方大多药味较少，而力专效宏，运用得当，可有桴鼓之效。然其功用较为单一，用于症状纷乱之病，难免捉襟见肘。基于经方方小、药少的特点，若遇兼夹证候，可酌情将其复用，方剂不至于庞杂，亦可获更佳疗效。况且仲景早有例证，如桂枝麻黄各半汤、柴胡桂枝汤等，均示人复用之法。痰（湿）热中阻为临床脾胃疾病常见之证，多以小陷胸汤为主加味，若兼少阳枢机不利，常合用小柴胡汤，以和解枢机；若肝气郁结症状明显，合用四逆散，可助疏肝理气；若噫气不除者，常取旋覆代赭汤下气降逆之意。中阳不足，水停明显者，以苓桂术甘汤合五苓散加减，温健中阳，化气行水；病程较长，或者瘀血明显者，常合失笑散以增强活血利水之功；肝寒明显者，常合吴茱萸汤加减，暖肝散寒；腹满时痛者，常取桂枝加芍药汤意，以通阳和脾，缓急止痛。

7. 但师其法，不泥其方

梅教授认为，对于脾胃病的辨治，应在"观其脉证，知犯何逆，随证治之"原则的指导下，根据病情轻重，据法灵活选方。因脾与胃一脏一腑，一阴一阳，互为表里，经脉相连，脾主升清，喜燥恶湿，胃主降浊，喜润恶燥。病理状态下二者常相互影响，脾湿易侵于胃，胃热易淫于脾，形成脾胃湿热胶结难解的复杂状态。

梅教授指出辛开苦降法是将辛温和苦寒两类药性截然相反的药物配伍使用，具有平调寒热、燮理阴阳、调畅气机之功，为治疗脾胃疾病之常法。但临证不应拘泥于半夏泻心汤类方、小陷胸汤等，其他如干姜黄芩黄连人参汤、王氏连朴饮、香连丸等方亦在考虑之内，总以恢复中焦气机升降为目的，脾升胃降，则诸症悉除。

（二）融汇寒温，明辨二者关系

1. 辨寒温学说

梅教授认为伤寒学说与温病学说是源与流、继承与发扬的关系。《伤寒论》并非专论伤寒病，而是统论一切外感热病，如中风、温病、风温等，但其理论详于寒而略于温。温病学是在《伤寒论》基础上发展而来，详论其温，弥补了《伤寒论》的不足，形成了中医在外感病方面两个互补的辨证论治体系，使外感病的理法方药臻于完善。梅教授以为，医者临证辨治脾胃疾病，或取法于伤寒，或执方于温病，但于临证之中，二者互参，相互借鉴，取长补短，或可启发思维，提高疗效。

（1）**伤寒学说与温病学说在辨证论治上对立统一**　梅教授认为，外感热病，伤寒以六经为纲，温病以卫气营血为纲，二者都是从整体上来阐明外感热病的发生发展过程，二者之间虽有寒热之分，亦有"横看"及"竖看"之异，存在着经络辨证与气血津液辨证之别，实际上都是统一于外感热病的辨证论治层次，都共同遵守着由表入里、由实到虚的演变规律。在临证中，梅教授倡导治疗脾胃病当寒温并重，融寒温理法于一体，取二者之所长，并逐渐形成了以六经辨证为主，以卫气营血及三焦辨证为辅，兼以其他辨证的立体思维模式。

（2）**伤寒学说与温病学说在临证用方上融会贯通**　梅教授指出，《伤寒论》中诸多清热养阴方药为后世温病医家广泛运用，如白虎汤、麻杏甘石汤、黄连阿胶汤等，与此同时，温病学家在《伤寒论》的基础上也创新了很多方剂，如新加黄龙汤、宣白承气汤、导赤承气汤、牛黄承气汤、增液承气汤。故梅教授临证除单用经方、温病方外，亦常将二者合用，加减化裁治疗脾胃疾病，收效明显。

2. 辨"存津液"与"益胃阴"之法

（1）**探索"存津液"的运用规律**　梅教授指出："仲景立论于扶阳气、祛寒邪诸法，历历在目，亦将存津液之秘旨，潜移默化，渗透于字里行间。"《伤寒论》第 252 条"目中不了了，睛不和"，此阳明燥热灼津，胃肾之阴液俱竭，故宜急下，速釜底抽薪，以泻阳热之实，而救欲亡之阴，免枯涸之忧；第 253 条"阳明病，发热、汗多者，急下之"，此条阳明病发热汗多，内外热势均为高亢，伤津耗液最速，故宜急下，抑其阳亢，救其真阴。曹颖甫言："此等之下，皆为救阴而设，不在夺实。夺实之下可缓，救阴之下不可缓。"第 254 条曰："发汗不解，腹满痛者，急下之。"发汗不解，阳明腑实，津伤燥结者，宜急下存阴。曹颖甫言："发汗不解，腹满痛，为太阳急传阳明之证。"程郊倩言："发汗不解，津液已经外夺，腹满痛者，胃热遂尔迅攻，邪阳盛实而弥漫，不急下之，热毒熏蒸，糜烂速及肠胃矣。阴虚不任阳填也。"另如"少阴病三急下证"，《伤寒论》第 320 条、321 条、322 条，少阴热化，劫伤阴液，复传阳明，燥热结实，因水竭而致土燥，治当急下存阴。

梅教授指出《伤寒论》存津液之秘旨，首在于"存"，即"存胃津，护肾阴"。然欲使其"存"，必先祛邪，盖邪气不去，终为津液之害，并将仲景之存津液概括为以下五个方面：①祛邪谨防伤津，寓"存"于"防"。②祛邪兼予益阴，邪去津存。③祛邪及时有力，旨在存阴。④养阴兼顾祛邪，阴复阳平。⑤寄存阴于扶阳，阳回阴生。梅教授护阴之途，首宜辨邪正盛衰之趋势，热邪嚣张之际，急泄邪热便是护阴，而阴津欲竭之时，虽余邪未尽，亦当急救其阴，候其阴复则阳热自消。

（2）阐明"益胃阴"的运用规律　《伤寒论》急下存阴之法，不得已而用之者固不可废，顾护津液而用之者实为上策，后世温病学家"救阴"之说，可溯源于此。叶天士《温热论》云："邪热不燥胃津，必耗肾液。""留得一分津液便有一分生机。"梅教授在治疗脾胃疾病中，亦寓以"存津液"的思想，具体体现于其结合叶天士"益胃阴"之治法，归纳总结了辨治脾胃病或泄邪热之有余以益胃阴，或祛邪热以救胃液之枯涸，或泄湿浊之郁伏而寓益胃，或清养胃阴以化肺热，或清养胃阴以制木横等九条护阴之途径。

3. 舌诊的寒温辨证

舌诊是温病学对于中医诊断学的重大贡献，在诊治脾胃病方面具有明显的优越性。舌苔禀胃气而生，赖胃气的熏蒸，胃津上于舌面而成，舌质有赖于气血的充盈，脾化生气血充养于舌。因此，通过观察舌象，可探查脾胃的病理变化。

梅教授常言，舌诊是中医诊法的特色之一，较脉诊而言，舌象更直观，易于辨识，故临证辨治脾胃病，应动态观其舌象，结合脉证，精详病机，准确施治。梅教授指出，临证运用舌诊辨治脾胃病，当从舌苔和舌质两方面着手。一般来说，在脾胃病的辨治中，舌苔由薄变厚，由白变黄，甚至灰黑，表明疾病由表入里，病情加深或由寒化热；舌色红提示病邪在气分，舌色绛紫则提示病邪已深入营血，病情深入。

如正常人的舌苔为薄白苔，若患者舌苔薄白而粗糙，舌面扪之而干，甚至有裂纹，说明胃津受损而不能上承；苔白厚而干燥，乃脾湿未化而胃津已伤之征象。舌苔转黄，是邪入气分、里热已盛的重要标志。薄黄而不燥者，为胃热已成，但热不盛而津伤不著；如苔薄黄而干燥，为胃热炽盛，津液已伤；若出现黄厚、腻苔或黄浊苔，说明脾胃湿热俱盛；若舌苔老黄焦燥，甚至起刺，伴有裂纹，多为阳明腑实证之征象，同时伴有腹部胀满硬痛、拒按、大便秘结或热结旁流、脉沉实有力等。灰、黑而焦燥苔，多为胃津、肾液大伤的表现；亦有舌苔灰黑而滑者，此乃内蕴痰湿或阳虚有寒的表现。如正常人的舌质为淡红舌，舌质的颜色由淡红舌→红→绛→紫的变化，说明邪热在逐渐加重，阴伤亦伴随加重；若舌质淡红不荣，则说明脾胃气血亏虚。

梅教授指出，若舌苔与舌质的变化一致，如舌苔黄厚，舌质红或绛，诊断尚易，自不必多言；若舌质与舌苔的变化不一致，则应将舌苔与舌质互参，如舌苔白厚腻，舌质红或绛，白苔，说明邪热不明显，厚腻代表内蕴痰湿，但舌质红或绛，就说明里热较甚，此时当遵叶天士《温热论》云："若白苔绛底者，湿遏热伏也，当先泄湿透热。"脾胃病表现出胃脘痞塞不通，纳食呆滞，舌苔白厚而质绛，头痛，胸闷，身重，肢体困倦，口渴，心烦，小溲黄赤，脉濡数或弦，乃湿热困阻中焦之证，治宜以辛开苦降、清热祛湿为法，否则会酿成"徒清热则湿不退，徒祛湿则热愈炽"的后果。另外，若见苔厚又有剥脱，或舌苔厚薄不均者，则辨为有湿热化燥伤津之趋，当预防阴伤，梅教授常辅以甘寒养阴之品，防患于未然。

梅教授认为，伤寒学说和温病学说是中医在外感病及内伤杂病方面两个互补的辨证论治体系，二者应当并重，相辅相成，相得益彰。即辨治脾胃病应以六经辨证为主导，综合卫气营血及三焦辨证，并结合"存津液""益胃阴""重舌诊"等寒温汇通之临证经验进行立体思辨，将寒温理法融会贯通于一炉。梅教授融汇寒温的学术思想，体现了伤寒学说与温病学说的辩证统一，在辨治脾胃疾病中具有重要的临床指导意义。

（三）辨治脾胃，注重脏腑相关

中医五脏一体观认为，人体的各个脏腑在结构、功能上是完整统一的，各个脏腑间存在着生克乘侮、制化胜复等相互联系和影响，脾胃病可以影响他脏，他脏有病也可影响脾胃。因此，梅教授认为脾胃疾病的发生，常需辨其因果先后，细探有无其他脏腑兼证，以整体观念和辨证论治为根本，深入研究脾胃与其他脏腑之间的特殊关系，有助于更好地掌握脾胃疾病变化规律，提高疗效。

1. 脾与胃

梅教授指出，临床上脾不健运与胃不受纳和降常常并见。若脾为湿困，运化失职，清气不升，可影响胃的受纳与和降，而胃失和降亦可影响脾的升清和运化，即腹胀、纳呆常与食欲不振、恶心、呕吐并见。治疗上当健脾与和胃、醒脾与开胃、升脾气与降胃气合用，根据病机投以适当方药治疗，如脾胃气虚，寒湿阻滞中焦者，用香砂六君子汤治疗；脾胃虚寒，中焦升降失常者，用理中汤或吴茱萸汤治疗；脾胃阴虚，津液亏虚者，用沙参麦冬汤治疗。若见食欲不振、胃纳不佳者，加焦山楂、焦神曲、焦麦芽、鸡内金健胃消食；呃逆或嗳气明显者，加旋覆花、代赭石降气止逆；反酸者，加吴茱萸、黄连、海螵蛸、煅瓦楞子制酸护胃；胃脘疼痛明显者，加生蒲黄、五灵脂、甘松、九香虫活血和胃止痛；腹胀明显者，加枳实、莱菔子行气消胀等。

2. 胃与大小肠

梅教授认为胃病引起肠病的变化，具体体现于《伤寒论》阳明病篇。第247条脾约证云："趺阳脉浮而涩，浮则胃气强，涩则小便数，浮涩相搏，大便则硬。"胃中有燥热，约束脾为胃行其津的功能，肠道失濡，名为脾约，见大便硬，小便数，不更衣十日，无所苦，以麻子仁丸润肠滋燥，软坚通便。第233条云："阳明病，自汗出，若发汗，小便自利者，此为津液内竭，虽硬不可攻之，当须自欲大便。"本有胃热结实，误治后津液内竭，燥屎逼近肛门，便意频频而不能便，当因势利导，治在润肠通便者，用蜜煎导方；治在利气通便者，用土瓜根方；治在清热导便者，用猪胆汁方。其临床辨治有大便干结或秘结，属阳明者，少用大黄，常以虎杖泻下通便，兼以清热解毒；若伴腹胀者，常合用枳实、莱菔子。梅教授认为，此二药合用，效力近于小承气汤之大黄与枳实、厚朴的配伍。

3. 脾胃与心

梅教授指出若脾气虚弱，运化失职，则气血生化乏源，致使血虚而心无主；若脾不统血而致血液妄行，也会造成心血不足。病理上心脾相互影响，最后可致心脾两虚证，临床上可见心悸、心烦、失眠、腹胀、食少等症，可用小建中汤建中补脾，调理气血。偏气虚者，可加黄芪、生晒参补气；偏血虚者，可加当归补血；失眠者，加用煅龙骨、煅牡蛎、珍珠母、磁石等镇惊安神，或用酸枣仁、柏子仁、首乌藤、茯神等养心安神。

梅教授经过长期观察发现，临床上既有冠心病，又有胃病者较为多见，并且这两种疾病发作时每每相互影响，故提出胃心同病之说。《灵枢·厥病》中有记录："厥心痛，腹胀胸满，心尤痛甚，胃心痛也。"胃与心在生理上相互资生，互为源流，胃为气血水谷之海，为源；心为人体气血之大主，为流。两者在经络上亦相互联系，胃之大络与心直接联系。《素问·平人气象论》云："胃之大络，名曰虚里……出左乳下，其动应衣，脉宗气也。"《灵枢·经别》云："足阳明之正……入腹里，属胃，散之，上通于心。"故胃与心在病理上相互影响，即形成了胃心同病。梅教授临床治疗胃心同病，证属痰热瘀血互结者，主张用小陷胸汤、柴胡陷胸汤加减治疗。病程较长者，虑之久病入络，常加郁金、片姜黄、当归、川芎、土鳖虫、苏木活血理气；疼痛较明显者，加甘松、九香虫、生蒲黄、五灵脂、延胡索理气活血止痛；伴心烦者，加炒栀子、淡豆豉清热除烦。

4. 脾胃与肝（胆）

梅教授临床辨治脾胃病属肝失疏泄，气机郁滞，乘脾犯胃者，症见胸闷太息，纳呆脘痞，恶心欲吐，嗳气反酸等，以四逆散或疏肝和胃汤加减；属肝寒犯胃，胃失和降者，症见胃脘疼痛，得温痛减，遇寒则甚，恶心或干呕，吐清冷涎沫，头痛等，以吴茱萸汤加减；属肝旺脾虚者，症见肠鸣腹痛，大便泄泻，泻必腹痛等，以痛泻要方加减；属邪入少阳，枢机不利，胆火内郁，乘脾犯胃者，症见默默不语，胸胁满闷，胃脘疼痛，食少纳差，脘腹胀满等，以小柴胡汤加减。其中木郁气滞明显者，可加用金铃子散；吞酸嗳腐明显者，加用左金丸、海螵蛸等。

5. 脾胃与肺

梅教授认为肺虚久咳不愈，或反复外感致咳喘者，治疗宜培土生金，补益气血，用参苓白术散、六君子汤加减治疗；咳喘日久者，多有脾气耗伤，见咳喘伴大便稀溏，治疗需要兼顾脾胃，用平胃散、四君子汤等。另外，梅教授道："《素问·咳论》中描述了胃咳，'脾咳不已，则胃受之，胃咳之状，咳而呕'。"临床上常见因胃部疾病引起胃中酸性气体上冲，刺激咽喉，致咳嗽，甚至呕吐者，梅教授谓之肺胃同病，多采取制胃酸以治咳，用左金丸、海螵蛸、煅瓦楞子配以止嗽散等化痰利咽之品。

6. 脾胃与肾

梅教授认为若脾虚失运，水湿内生，经久不愈，发展成脾肾两虚，阳虚水泛，见畏寒肢冷、泄泻、水肿等，以真武汤加减温阳利水，佐以泽泻、猪苓、金钱草、海金沙等利水之品；若肾阳不足，必累及脾阳，火不暖土，土不升清，见下利清谷，或腹痛，或干呕，则用四逆汤加减温补脾肾；若出现脾肾虚寒之五更泻，见久泻不愈，腹痛，腰酸，肢冷，不思饮食，神疲乏力等症，则用四神丸加减，以温补脾肾，涩肠止泻。

综上所述，脾胃为"后天之本，气血生化之源"，水谷精微的吸收运化、全身气血津液的运行代谢，皆离不开脾胃功能的推动。脾与胃二者燥湿相济，升降相因，阴阳相合，纳运协调；胃肠通过保持虚实交替的状态，完成对水谷精微的传导、吸收；脾与心通过血液的生成和运行相互联系，胃与心互为源流，经脉相连；肝胆疏泄正常，保证了脾胃运化功能正常；脾（胃）与肺为保障津液代谢的重要环节；脾胃为后天之本，肾为先天之本，两者相互资生，相互促进。脾胃的功能正常与其他脏腑的配合与联系密不可分。故梅教授认为，脾胃疾病的病理变化常涉及多个脏腑，在治疗上不可忽视脏腑辨证的重要性。

（四）调理脾胃，详辨寒热错杂

1.《伤寒论》中脾胃病寒热错杂证治

李东垣在《脾胃论·脾胃胜衰论》中指出："夫饮食不节则胃病……胃既病，则脾无所禀受……则其胃不能独行津液，故亦从而病焉。"脾胃常同病，脾胃因各自特性而产生的寒证和热证自然会同时存在，表现为寒性症状与热性症状同时出现、交互错杂的复杂局面，即寒热错杂证。

梅教授指出张仲景在《伤寒论》中重视脾胃病的辨治，制订了一套完整的脾胃病辨证论治体系，在治疗他脏疾病时，也善于通过调理脾胃来治愈疾病，树立了脾胃病辨证论治之典范。《伤寒论》中所载寒热错杂方众多，如栀子干姜汤、泻心汤类方（半夏泻心汤、附子泻心汤、生姜泻心汤、甘草泻心汤）、柴胡桂枝干姜汤、乌梅丸、麻黄升麻汤、干姜黄芩黄连人参汤等。上述方剂具有燮理阴阳、平调寒热之功，均可用于治疗脾胃病之证属寒热错杂者，亦有各自的特点。如半夏泻心汤类方在临床表现上重在治痞、利、呕，而病情又各有轻重之不同；柴胡桂枝干姜汤具有和解少阳、温化水饮之功，以往来寒热、心烦、但头汗出、胸胁满微结、渴而不呕、小便不利为主症；乌梅丸治蛔厥，又主久利；麻黄升麻汤功在发越郁阳，清上温下；干姜黄芩黄连汤主治上热下寒，寒热格拒，食入则吐之证。临证之时，当细细体味诸方之异同，随证施治。

2. 脾胃病寒热错杂辨证

梅教授在诊治脾胃病及其他疑难病证方面有着丰富的经验，其临证辨治脾胃病属寒热错杂者，提出以抓住性质互逆的证候表现为辨证要点。主要证候表现为或心下痞、呕吐、下利，伴有胃脘隐痛、嗳气、反酸、反胃，口干、口苦、口臭、口中甜味，腹满肠鸣，遇冷加重，便溏或便秘，舌质淡，舌苔或白或黄，或薄或略厚，脉缓（弱）、弦等；或慢性腹泻，进食油腻后易复发或加重病情，黏液便，排便不爽，肛门坠胀感，伴腹胀，肠鸣，口干，口苦，形体偏瘦，面色萎黄，舌质红或绛，脉缓，苔白薄或白厚，脉缓、弦细或弦滑等。

　　此外，梅教授还特别指出，除上述典型的寒热错杂证以外，临床上一些经久不愈的慢性病寒热之征，往往表现得不那么典型，且常相互掩盖。如患者诉胃脘灼热感，多辨为胃热所致，且同时伴有身热、口干、口苦、口臭、喜食生冷、心烦、小便少而黄等症状，然亦有患者诉胃脘灼热感，但进食生冷之品后，出现胃脘部不适，甚则疼痛的表现，这种寒热错杂的情况，往往是由痰热交阻胃络，气机不畅所致，梅教授常用小陷胸汤或柴胡陷胸汤清热化痰，开结止痛。再者脾胃病属寒邪直中者，虽以寒邪为主，但病久难免有邪郁化热、生痰之嫌，此种情况易被主症所掩盖，梅教授指出此时当从舌诊寻求突破口，详察患者的舌质、舌苔的变化，从中发现端倪，若舌质为红、绛，舌苔偏厚，即可辨为兼有郁热、湿热，宜于原方中加入黄连、黄柏、黄芩等苦寒之品，以清热燥湿，临床疗效甚佳。

3. 治疗脾胃病寒温并用方药

　　《伤寒论》中所载寒热错杂方证为数不少，除典型的泻心汤类方证外，还有如栀子干姜汤证、黄连汤证、干姜黄芩黄连人参汤证。梅教授擅长以六经辨证为主，结合卫气营血及三焦辨证，灵活运用经方，其临证辨治脾胃病在组方上亦重视寒温并用，以持中央、运四旁、调升降。如其常用三泻心汤：半夏泻心汤以半夏之辛温和胃止呕、消痞散结，黄芩、黄连清胃降逆，并佐以人参、干姜、甘草、大枣健脾温中，则脾升胃降，中焦气机调畅，痞证自除；生姜泻心汤则重用辛温之生姜，开胃气，散水气，干姜温补中州，半夏辛温和胃消痞，与苦寒之黄芩、黄连合用，辛开苦降以和胃气，甘温补脾以运四旁，脾升胃降，上下斡旋，其痞自消；甘草泻心汤重用甘草以温中补脾，佐以干姜、人参、大枣温脾散寒，补中益气，半夏降逆和胃止呕，黄芩、黄连清胃中邪热，诸药合用，使虚得以补，热得以清，寒得以温，脾胃升降之机复司。总而言之，此类方证主要采用寒温并用、辛开苦降之法恢复脾胃升降功能，使中焦气机调畅，痞消邪除。

又如梅教授临证善用乌梅丸治疗慢性腹泻、慢性痢疾等属寒热错杂者。其在处方中常重用酸性之乌梅，益阴柔肝，敛阴涩肠，以苦寒之黄连、黄柏泄热止呕，以附子、干姜、细辛、蜀椒、桂枝温阳散寒，以人参、当归补养气血，全方酸甘辛苦复法，辛开苦降，寒热并用，补泻兼施，气血两调。若患者呃逆或嗳气明显者，加苦辛温之旋覆花配苦寒之代赭石，以降气平逆；反酸较重者，加苦寒之黄连配辛温之吴茱萸，以泻火降逆；疼痛较剧，则加辛苦温之延胡索、片姜黄配苦寒之炒川楝子，以疏肝理气止痛；大便稀溏者，加苦寒之黄连配辛温之广木香，以清热燥湿，理气止泻；胃纳不佳者，用焦山楂、焦神曲、焦麦芽、鸡内金健胃消食。

（五）顺应时代，重视饮食情志

《伤寒论》成书之时正值东汉末年，战乱频繁，灾疫频发，饥寒交迫，民不聊生，其致病因素主要为"虚"与"寒"。然现代社会环境截然不同，梅教授指出辨证论治脾胃疾病，应当注重时代变化所引起的病因及病机变化，投以恰当的治疗方法。

1. 饮食不节

合理饮食是维持人体身体健康的基本条件之一，若饮食结构、饮食习惯改变，导致饮食失宜，主要损伤脾胃。梅教授指出现代人喜静少动，又多偏嗜饮酒或肥甘厚腻之品，久必痰湿内生，困顿脾胃，郁久化热，侵犯肝胆，甚则上扰下犯。年轻人喜食生冷、寒凉之品，易损伤脾胃阳气，内生寒湿，多致腹痛泄泻。不规律的作息时间，或因工作需求，饮食饥饱失常亦为常见。过饥则易致营养缺失，气血亏虚，脾胃失于濡养，损伤脾胃之气，出现胃脘部不适或胃痛；过饱可致饮食停滞，遂成食积，阻碍胃肠通降，出现胃脘胀满、恶心、嗳气、反酸、腹胀肠鸣、便秘等腑气逆滞症状。然积食久停，不仅损伤脾胃功能，还易生痰化热。

2. 情志失调

现代社会飞速发展，人们生活节奏快、精神压力大，情志因素导致脾胃疾病的发生越来越常见。梅教授认为忧思恼怒，情志不遂，肝失疏泄，横逆犯胃，损肝伤脾；脾失健运，胃气阻滞，致胃失和降，发为胃痛；脾胃升降失常，气机不畅，发为痞满；胃气上逆或食停难化，胃失和降，发生呕吐；水湿失运，滋生痰浊，或气滞血瘀于食管胃脘而成噎膈；逆气动膈，或兼夹痰饮，发生呃逆；气机郁滞，或兼有瘀血，阻于腹络，发为腹痛；木郁不达或土虚木乘，脾失健运，发为泄泻；气机郁滞，肠道传导失司，致大便秘结。在立法处方的同时，配合情志疏导，往往能取得事半功倍的效果。

（六）强调预防，调脾胃治未病

1. 未病先防

梅教授指出"治未病"的思想源于《黄帝内经》，书中提到正常人乃"正气存内，邪不可干"，但平素仍须注重强壮体质，以预防疾病。大多数脾胃疾病的发生，是由于不规律的生活作息、不恰当的饮食或情绪失调所引起，若能落实预防工作，切实做到按时作息，规律饮食，调畅情志，便能杜绝大多数脾胃疾病的发生。

2. 已病防变

梅教授总结《伤寒论》中另一种治未病思想，是在"已病"条件下治"未病"。具体指已病之身，医者根据其病程、病性、病位、脏腑虚实、发展趋势等方面，综合分析，而防治"已病"条件下种种潜在的病情病机。其思想包括如下几方面：①先时而治。一为在疾病已经发生后，预测某种病状会在将来的病情发展中出现，投以药物预防；二为当易发、常发的疾病，还没有发作时，予以药物预防其发生，或者减少其发作的次数。梅教授常嘱咐慢性脾胃疾病患者在症状消失后，可长期服用丸药，或于秋季以膏方进补，达到培补后天脾胃的功效，以防止疾病再发。②先安未受邪之地。人本为一整体，脏腑间相互联系，存在相生相克的关系，某一脏腑发生病变，若任由其发展，必定会影响其"所胜""所不胜"，在临床用药中，应投以适当药物顾护病脏可能会损伤的脏腑，防止多个脏腑病变的发生。梅教授指出临证辨治脾胃疾病须常存"扶胃气，存津液"思想，同时要注重脾胃与其他脏腑间生理联系、病理影响，以灵活辨治。③早治已成之病。积极对已成之病进行治疗，防止其他变证发生。梅教授指出此条尤适用于老年体弱者。老年体弱者本就存在脾胃不足，若不积极治疗，易由脾及肾，发展为脾肾两虚。④已病防传。传变的条件取决于感邪轻重、体质强弱、治疗当否三大要素。经络间相互联系，疾病可循六经传变，需投以药物防止这种情况的发生。如梅教授辨治属胃阳不足，水饮内停者，温胃阳以宣散水饮为主，若胃气衰败，水饮无制，必累及太、少二阴，水饮上凌于心，致心下悸。⑤未盛防盛。病情一般发展是由轻到重，初期比较易于治疗，应该早期及时治疗，切不可等其发展至危及生命的阶段，这种思想要时刻记于心中。梅教授常督促脾胃疾病合并冠心病患者，需尽早治疗、坚持治疗，否则病情迁延日久，有危及生命的可能。

3. 瘥后防复

梅教授指出人以脾胃之气为本，脾胃和则身体安。大病新瘥，正气未复，脾胃之气尚弱，不胜谷气，"损谷则愈"（《伤寒论》第398条）。故其认为瘥后须重视顾护脾胃之气，防止食复、劳复。但是现代人多不注意瘥后的调护，或休息不足，或饮食不当，都可能造成疾病的复发。梅教授在治疗脾胃疾病中，常嘱咐患者脾胃疾病"三分治，七分养"，需长期调治，并告诫患者病后饮食，当以适量清淡的食物为主，不可滋补太过，否则易致痰湿内生。治疗慢性脾胃疾病，梅教授主张初期服用汤剂控制病情，后期宜用蜜丸药巩固疗效，兼顾培补脾胃，以防疾病复发。

二、辨治脾胃疾病的临证经验

中医学认为人体是以五脏为中心，通过经络联系"内属于脏腑，外属于肢节"的一个整体。中医的病位范围十分广泛，梅教授所辨治之脾胃疾病，不仅包含脾胃、胃肠的病变，还涵盖其所属的太阴、阳明两经自病，或与他经合病，或与肝胆等脏腑疾病密切相关。现将梅教授临床辨治脾胃疾病的常见证型，做如下归纳阐述。

（一）脾胃虚寒证治经验

太阴湿土，其病变以中焦脾胃虚寒、寒湿内盛、升降失司为主要特点，其病因病机不外乎外感邪气侵袭人体，过食生冷之品，寒湿直中中焦脾胃，亦有三阳之病失治误治，损伤脾阳，终致脾虚寒湿证。症见腹满，腹痛喜温喜按，呕吐不欲饮食，下利等，治以温中散寒，健脾燥湿。

1. 理中汤证

《伤寒论》第159条云："理中者，理中焦。"第277条云："自利不渴者，属太阴，以其脏有寒故也，当温之。宜服四逆辈。"第386条云："霍乱，头痛，发热，身疼痛，热多欲饮水者，五苓散主

221

之；寒多不用水者，理中丸主之。"第396条云："大病瘥后，喜唾，久不了了，胸上有寒，当以丸药温之，宜理中丸。"本方功效温中散寒。用于脾胃虚寒、中焦升降失常之胃脘痛、呕吐、泄泻、腹痛等，即西医学之急性胃肠炎、慢性胃肠炎、消化性溃疡、慢性结肠炎等。该方由干姜、人参、白术、甘草组成，临证时可灵活加减。

段某，男，50岁，患者因胃脘痞塞不适半年余来诊，诉自觉胃脘痞塞，偶有反酸，饮食不慎则易腹泻，伴肠鸣，平素恶寒。舌质偏淡，舌苔白略厚，脉缓。西医诊断：慢性胃炎；中医诊断：痞满。梅教授辨证为脾胃虚寒，运化无力，治以温中散寒，健脾燥湿，拟理中汤合以二陈汤加减。处方：太子参10g，炙甘草6g，干姜10g，焦白术10g，法半夏10g，陈皮10g，茯苓30g，黄连10g，吴茱萸6g，海螵蛸15g，广木香10g，砂仁10g，枳实20g。水煎服，每日1剂，服14剂痊愈。

按语：查患者舌苔白略厚，知体内痰湿已生，故在理中汤的基础上，配以二陈汤，加强燥湿化痰健脾之功。又见反酸，故梅教授配以黄连、吴茱萸、海螵蛸，清泻肝火以制酸；广木香、砂仁、枳实行气化湿，恢复脾胃气机之升降。需注意此处虽属寒湿阻滞，然虑之脾阳虚，湿邪盛，日久不愈，难免有化热之忧，故理中汤中多复用黄连，即黄连理中汤，清热除湿，更有辛开苦降、恢复中焦脾胃升降之功。此类病证尚属太阴虚寒，梅教授多用理中汤主之。当久病及肾，发展为脾肾阳虚之时，应改用四逆汤加减更为合适，即《伤寒论》第277条："自利不渴者，属太阴，以其脏有寒故也，当温之。宜服四逆辈。"

2. 附子理中汤证

患者，女，38岁，患者出现上腹及脐周胀痛1月。胃镜提示：

慢性浅表性胃窦炎，十二指肠炎。彩色多普勒超声提示：慢性胆囊炎，慢性浅表性胃炎，中度胃下垂。于 2009 年 7 月 22 日初诊，症见上腹及脐周胀痛，嗳气，不反酸，纳差，尿频，大便每日两次，晨起成形，午后不成形，脉缓，舌苔薄白，舌质淡。辨证属脾胃阳虚，拟附子理中汤加减：太子参 10g，焦白术 10g，干姜 10g，炙甘草 6g，茯苓 30g，制附片 10g，黄连 10g，吴茱萸 6g，海螵蛸 15g，延胡索 15g，郁金 10g，片姜黄 10g，砂仁 10g，肉豆蔻 10g。7 剂，每日 1 剂。服上方 1 周，脐周胀痛明显减轻，仅偶尔隐痛，嗳气减轻，饮食增加。

3. 吴茱萸汤证

《伤寒论》第 243 条云："食谷欲呕，属阳明也，吴茱萸汤主之。"第 309 条云："少阴病，吐利，手足逆冷，烦躁欲死者，吴茱萸汤主之。"第 378 条云："干呕，吐涎沫，头痛者，吴茱萸汤主之。"《金匮要略·呕吐哕下利病脉证治》云："呕而胸满者，吴茱萸汤主之。"本方功效暖肝和胃，降逆止呕。用于胃阳不足，肝寒浊气上逆证。以呕吐清涎冷水、胃脘痛、头痛而胀，病位在颠顶为辨证要点。又治眩晕，寒疝，胸痛，手足逆冷，下利，舌淡苔白滑，脉沉细或沉弦而迟等。临床常用于急性胃肠炎、慢性胃肠炎、胃溃疡、神经性头痛、梅尼埃病、高血压、冠心病、妊娠呕吐等。该方由吴茱萸、人参、生姜、大枣组成，临证时可随症加减。

患者，男，77 岁，患者出现呃逆间歇性发作 3 年，于 2010 年 3 月 12 日来诊，症见呃逆，欲呃逆而不能时胸闷胀，胃不痛，反酸，腹胀，矢气少，二便调，脉弦，舌苔白略厚。中医诊断为呃逆，证属胃寒气逆，治以温中散寒，降气止呃，拟吴茱萸汤合丁香柿蒂汤加减。遣方如下：吴茱萸 10g，生姜 12g（自备），生晒参 6g（另包），大枣 10g，藿香 10g，佩兰 10g，黄连 10g，丁香 10g，柿蒂 10g，茯苓 30g，陈皮 10g，降香 10g，甘松 10g，海螵蛸 15g，枳实 20g。7 剂，每日 1 剂。服药 1 周，呃逆明显减少，反酸消失，胃胀减轻。

患者，女，21 岁，患者出现胃胀、呕吐 3 个月，于 2009 年 4 月 1 日来诊，症见胃胀，餐后 10 余分钟即吐食物，继之呕吐酸水，吐时觉胸闷，吐后则舒，恶寒，月经量少，饮食及二便正常，脉缓弱，舌苔薄白。辨证为胃寒气逆，治以温胃降逆止呕，拟吴茱萸汤加减。处方如下：吴茱萸 10g，太子参 10g，生姜 10g（自备），大枣 10g，法半夏 10g，陈皮 10g，茯苓 30g，竹茹 10g，降香 10g，当归 10g，川芎 10g。7 剂，每日 1 剂。后患者来诉，服上方 7 剂后，胃胀与呕吐明显减轻。

以上三方均具有温中散寒之功，治疗寒邪犯胃或脾胃阳虚之脘腹冷痛、呕吐、泄泻，苔薄白，舌质淡。就中焦虚而言，吴茱萸汤证重点在胃寒吐逆，而理中汤和附子理中汤重点在脾虚寒盛。吴茱萸汤其治有三：①第 243 条治阳明寒呕。②第 309 条治少阴病吐利，手足逆冷，烦躁欲死。③第 378 条治厥阴头痛。

（二）脾胃阴虚证治经验

叶天士《临证指南医案》云："太阴湿土，得阳始运，阳明燥土，得阴自安，以脾喜香燥，胃喜柔润也。"胃为燥土，受邪易与燥热相合，煎熬津液，致胃阴不足，失于濡养，受纳不及，出现胃脘隐痛、饥不欲食及其他阴虚表现。胃肠相接，胃液充足，则能下润肠道，传送糟粕成粪便而排出体外，若阴液不足，大肠失于濡润，传导失职，则出现大便干结，或便意缺乏。《诸病源候论》有云："此由脾胃有热，发汗太过，则津液竭，津液竭，则胃干，结热在内，大便不通也。"《温病条辨》第 56 条云："燥伤肺胃阴分，或热或咳者，沙参麦冬汤主之。"本方由北沙参、玉竹、麦冬、天花粉、扁豆、桑叶、生甘草组成，功效清养肺胃，生津润燥。用于燥伤肺胃阴分，津液亏损，咽干口渴，干咳痰少而黏，或发热，脉细数，舌红少苔者。胃阴亏虚，伴或不伴便秘者，梅教授治以清养胃阴，滋阴润燥。

洪某，女，21 岁，患者因便秘半月来诊。诉大便数日一次，干结、量少，胃胀痛，伴有灼热感，口干，心烦。舌红而干有裂纹，舌苔少，有花斑，脉缓。西医诊断：便秘，慢性浅表性胃炎；中医诊断：便秘。梅教授辨证为胃阴亏虚之便秘；治以养阴通便，兼行气制酸止痛；拟沙参麦冬汤加减。处方：南沙参 10g，北沙参 10g，麦冬 10g，玉竹 10g，生石斛 10g，法半夏 10g，山药 10g，黄连 10g，吴茱萸 6g，海螵蛸 15g，虎杖 25g，枳实 20g，木香 10g，砂仁 10g。水煎服，每日 1 剂。服用上方 7 剂后，诸症缓解。

按语：《温病条辨》第 56 条云："燥伤肺胃阴分，或热或咳者，沙参麦冬汤主之。"沙参麦冬汤具有清养肺胃、生津润燥之功，临床上梅教授常用其治疗胃阴亏虚，或兼有胃肠津枯之便秘。患者出现胃胀痛、灼热感、便秘症状，既可见于胃阴虚证，又可见于胃热证，然其舌红而干，苔少，故当辨证为胃阴亏虚证。方中南沙参、北沙参、麦冬、玉竹有滋养肺胃之阴功，且能清热；石斛长于滋胃阴，兼能清胃热；黄连、吴茱萸、海螵蛸清泻胃热兼以制酸；山药养阴生津，补益脾胃；枳实、木香、砂仁行气和胃止痛；配虎杖行气通腑，半夏防甘寒滋腻助湿。

（三）胃肠气机阻滞证治经验

厚朴生姜半夏甘草人参汤证：《伤寒论》第 66 条云："发汗后，

腹胀满者，厚朴生姜半夏甘草人参汤主之。"该方功效行气除满，运脾宽中。本方消补兼施，以消为主。治疗脾虚气滞腹胀证，以腹胀为主。本方除治疗腹部胀满之外，还可治呕逆、痞满不适等症。现代临床多用本方治疗消化系统疾病之属脾虚夹湿或气滞者，如各型肝炎或肝炎后综合征出现腹胀者等。另外，某些胃肠术后脘腹胀满气滞夹湿之证，亦可用本方加减治疗。该方由厚朴、生姜、半夏、甘草、人参组成，临证时可加减化裁。

杜某，女，43岁，有浅表性胃炎病史。上腹作胀半年，于2010年10月13日初诊，症见上腹胀，不痛，偶尔反酸，嗳气频繁，矢气困难，大便每日一次，不成形，脉数，舌苔薄白。拟厚朴生姜半夏甘草人参汤加减，处方如下：法半夏10g，生姜10g（自备），厚朴25g，炙甘草6g，太子参10g，焦白术10g，茯苓30g，枳实25g，旋覆花10g（另包），代赭石10g，黄连10g，吴茱萸6g，海螵蛸15g，广木香10g，砂仁10g。7剂，每日1剂。服药1周，腹胀明显减轻，嗳气减少。

按语：本方乃攻补兼施之方，以攻为主，兼以补脾气，治疗腹胀兼有脾虚湿滞者，本方以消腹胀为主，重用厚朴。腹胀重者，常配枳实、莱菔子、砂仁、木香等同用。

（四）脾胃气虚证治经验

香砂六君子汤证：本方出自《医方集解》，功效健脾和胃，化湿行气止痛。用于脾胃气虚，寒湿阻滞中焦。症见纳呆、脘腹胀满或疼痛、嗳气、呕吐、泄泻等。多用于各型胃炎、胃溃疡、十二指肠溃疡、慢性结肠炎、溃疡性结肠炎等。本方由人参、白术、茯苓、甘草、半夏、陈皮、木香、砂仁组成，临证时可随症加减。

郭某，男，46岁，胃癌切除术后5个月，化疗5次，放疗25

次。于 2010 年 7 月 21 日初诊，症见食欲不振，恶心，头晕，精神不振，大便每日一次，稀便，脉沉缓，舌苔薄白。辨证为脾虚湿盛，气机阻滞。治以健脾化湿，行气止呕。拟香砂六君子汤加减：太子参 10g，焦白术 10g，茯苓 30g，炙甘草 6g，法半夏 10g，陈皮 10g，木香 10g，砂仁 10g，藿香 10g，佩兰 10g，焦山楂 10g，焦神曲 10g，焦麦芽 10g，鸡内金 10g，黄连 5g，炒莱菔子 10g，生姜 10g（自备）。7 剂，每日 1 剂。服上方 7 剂后，胃口已开，饮食增进，恶心消失。

按语：本方亦属攻补兼施之方，以补为主，兼以化湿行气，主治脾胃气虚兼寒湿气滞阻中焦。厚朴生姜半夏甘草人参汤亦属攻补兼施之方，但前者以补为主，后者以攻为优，临证时需辨清。

（五）脾肾阳虚证治经验

1. 四神丸证

本方出自《证治准绳》，功效温补脾肾，涩肠止泻。用于脾肾虚寒之五更泻，或久泻不愈，腹痛，腰酸，肢冷，不思饮食，神疲乏力等。该方由补骨脂、吴茱萸、肉豆蔻、五味子组成，临证可灵活化裁。

患者，女，50 岁，腹泻 1 年，于 2009 年 5 月 8 日初诊，症见大便一日两次，其中晨起大便一次，成形或不成形，不成形时大便中带有少许泡沫，偶尔便前腹痛，餐后胃脘部不适，纳可，脉弦缓，舌苔白略厚。诊断为五更泻，证属脾肾阳虚，拟四神丸加减：补骨脂 10g，吴茱萸 10g，肉豆蔻 10g，五味子 10g，法半夏 10g，陈皮 10g，茯苓 30g，太子参 10g，焦白术 10g，黄连 10g，木香 10g，砂仁 10g。7 剂，每日 1 剂。服药 1 周，大便每日 1 次，成形，腹痛消失。

2. 赤石脂禹余粮汤证

《伤寒论》第 159 条云："伤寒服汤药，下利不止，心下痞硬。服泻心汤已，复以他药下之，利不止，医以理中与之，利益甚。理中者，理中焦，此利在下焦，赤石脂禹余粮汤主之。复不止者，当利其小便。"本方功效涩肠固脱止利，用于泻痢日久，滑脱不禁。该方由赤石脂、禹余粮组成，临证时可加减化裁。

患者，男，71 岁，慢性溃疡性结肠炎病史 7 年。于 2006 年 3 月 31 日来诊，症见大便每日 10 余次，其中便溏一次，偶有红色黏液便，脉缓，舌苔薄白。拟赤石脂禹余粮汤合五苓散加减：黄芪 30g，红参 8g（另包），焦白术 10g，茯苓 50g，猪苓 10g，泽泻 10g，桂枝 10g，益母草 30g，金钱草 30g，海金沙 15g，草果仁 10g，肉豆蔻 10g，赤石脂 10g，诃子 10g，鸡内金 10g，广木香 10g，砂仁 10g，干姜炭 10g，禹余粮 10g。7 剂，每日 1 剂。服药 7 剂后，大便次数减少，其中 3 次为便溏。

此二方均可治虚性之久泻久痢，然四神丸为补涩之剂，既能温补脾肾阳气，又能涩肠止泻，为治脾肾阳虚之五更泻的代表方剂；赤石脂禹余粮汤仅能涩肠固脱止泻痢，无补益之功，为治久痢滑脱、纯虚无邪之代表方。

（六）肝胃（脾）不和证治经验

1. 四逆散证

四逆散为调和肝脾（胃）、治疗肝郁气滞的祖方，出自《伤寒论》第 318 条："少阴病，四逆，其人或咳，或悸，或小便不利，或腹中痛，或泄利下重者，四逆散主之。"虽句首冠以"少阴病"，但四逆散证致厥乃肝胃不和，肝郁气滞，阳郁于里所致，其厥之程度轻于少阴病之四逆，且无其他虚寒症状，故用四逆散疏肝和胃，透达郁阳，使肝胃调和，郁阳得伸，则肢厥自愈而腹痛下利遂止。临床多用治消化系统的诸多病症，如各型胃炎、十二指肠溃疡、慢性肝炎、胆囊炎、胰腺炎、胆石症、胃肠神经官能症、溃疡性结肠炎、痢疾等。亦可治肝郁气滞所致的淋巴结核、淋巴结炎、肋间神经痛、性功能障碍、慢性化脓性中耳炎等。该方由柴胡、白芍、枳实、甘草组成，临证时可随症加减。

陈某，女，65岁，因胃脘痞塞半年余来诊。诉近半年来胃脘痞塞不适，伴下肢沉重，肋缘下隐痛，嗳气。睡眠不安，二便正常。舌苔白略厚，脉缓。西医诊断：胆汁反流性胃炎；中医诊断：痞满。梅教授辨属肝脾不和、湿邪内阻所致，法当疏肝和胃，燥湿理气，拟四逆散合二陈汤加减治之。处方：柴胡10g，郁金10g，枳实25g，白芍10g，法半夏15g，陈皮10g，茯苓30g，石菖蒲10g，远志10g，焦白术10g。水煎服，每日1剂。服药两周，诸症明显好转。

按语：患者肝失疏泄，脾气壅滞，故见胃脘痞塞，肋缘下隐痛，嗳气；清阳不升，故头昏；脾失健运，湿邪内阻，故见下肢沉重，睡眠不安。梅教授用四逆散透邪解郁，疏肝理脾，合二陈汤燥湿理气，配以郁金活血疏肝，石菖蒲、远志祛痰化湿。"胃不和，则卧不安"，根据《黄帝内经》之半夏秫米汤，对于痰浊（热）内阻所致睡眠不安、失眠者，梅教授喜用法半夏，且用量多为15g，或配以茯神、酸枣仁、首乌藤、柏子仁等药物，效果佳。

患者，女，56岁，有结肠炎病史13年，有内痔、胃窦炎、肾结石、肾萎缩病史。于2010年12月17日初诊，症见腹痛，大便每日3~10次，呈黏液样便，尿痛，脉缓，舌苔白略厚，舌质紫暗。辨证为肝郁气滞，大肠湿热。治以疏肝行气，清热燥湿止痢，兼活血行气止痛。拟四逆散合葛根芩连汤加减：柴胡10g，郁金10g，枳实20g，白芍20g，炙甘草6g，葛根10g，黄连10g，黄芩10g，当归

10g，川芎 10g，广木香 10g，砂仁 10g，肉豆蔻 10g。7 剂，每日 1 剂。服药 1 周，大便日行 1 次，成形或便溏，腹痛明显减轻。

2. 疏肝和胃汤证

梅教授经过长期临床实践，以四逆散为基础加减化裁，自拟经验方疏肝和胃汤。该方由柴胡、炒枳实、白芍、郁金、广木香、砂仁、焦白术、黄连、吴茱萸、炙甘草组成。方中柴胡主升，枳实主降，一升一降，旨在恢复人体气机升降出入协调平衡；白芍可柔肝、平肝，与炙甘草合用，一则制肝和脾，二则酸甘化阴，益阴缓急；郁金疏肝解郁，理气止痛；广木香配砂仁理气调中；焦白术配炙甘草健脾和胃；黄连配吴茱萸，即左金丸，一寒一温，平调寒热，恢复脾胃之升降功能。纵观全方，有疏肝理气、健脾和胃之功。

周某，女，67 岁，患者因反复腹泻 10 余年，加重 1 周来诊。10 余年来患者腹泻反复发作，每逢情志不畅时发作明显。近 1 周情绪不佳，腹泻加重，症见腹泻，每日 3～10 次，大便带黏液，伴腹痛、尿痛。舌质红，舌苔白略厚，脉缓。西医诊断为：慢性结肠炎；中医诊断为：泄泻。梅教授辨证为木郁乘土，湿热瘀阻，治以疏肝理气，祛湿通络，拟疏肝和胃汤加减。处方：柴胡 10g，郁金 10g，枳实 20g，白芍 20g，炙甘草 6g，葛根 10g，黄连 10g，黄芩 10g，当归 10g，川芎 10g，广木香 10g，砂仁 10g，肉豆蔻 10g。水煎服，每日 1 剂。服上方 14 剂后大便每日行 1 次，基本成形。

按语：梅教授指出情志不畅所致肝胃不和，通常会出现胃肠功能的改变。前期实验研究表明，疏肝和胃汤具有调节抑郁大鼠的抑郁状态，调节抑郁大鼠胃肠功能的作用。该患者诉每逢情绪不佳时腹泻发作明显，与疏肝和胃汤的病机甚为相合，故以此为主方；患者反复腹泻 10 余年，致脾虚生湿，邪郁日久化热，见故大便带黏液，腹痛，尿痛，舌红，苔白略厚，以葛根芩连汤清泻肠中湿热；当归、川芎、肉豆蔻用以调气和血，涩肠止泻。

3. 痛泻要方证

痛泻要方出自《丹溪心法》，采用扶土抑木之法，补脾胜湿以止泻，柔肝理气以止痛。略不同于四逆散，其重在补脾泻肝，缓痛止泻，用于土虚木乘、脾胃升降失常所致肠鸣腹痛、腹泻、泻必腹痛、泻后痛减之证。现临床多用治急慢性肠炎、慢性结肠炎、神经性腹泻、肠易激综合征、小儿消化不良等证属肝强脾弱者。该方由白术、芍药、陈皮、防风组成，临证时可随症加减。

向某，男，26 岁，患者因腹泻或便溏反复发作 5 年，加重 1 周来诊。症见腹痛，大便每日 3 次，便前腹痛，便后痛减。舌苔白厚，脉缓。西医诊断：肠易激综合征；中医诊断：泄泻。梅教授辨证为土虚木乘，脾胃升降失常，治以柔肝补脾，祛湿止泻，拟痛泻要方加减。处方：陈皮 10g，白芍 10g，防风 10g，焦白术 10g，茯苓 30g，延胡索 10g，郁金 10g，乌药 10g，黄柏 10g，广木香 10g，砂仁 10g，葛根 10g。水煎服，每日 1 剂。服上方 14 剂，腹痛明显减轻，大便日 1~2 次，基本成形。

按语：患者诉腹痛腹泻，泻后痛减，与痛泻要方临证要点甚为相合，故以其为主方补脾泻肝，缓急止痛，并配以茯苓健脾渗湿，延胡索、郁金、乌药行气止痛，广木香、砂仁行气化湿，又因患者腹泻日程较长，故以黄柏清郁滞之邪热，以葛根升发清阳止泻。

梅教授辨析木郁乘土者，用四逆散疏或疏肝和胃汤疏肝调和肝脾。疏肝和胃汤是在四逆散的基础上加广木香、砂仁、吴茱萸、黄连、郁金、焦白术组成，增强了四逆散理气燥湿、清肝泻火、健脾和胃的作用；土虚木乘，致腹泻者，用痛泻要方补脾泻肝，缓痛止泻。

四逆散为治肝郁气滞的祖方，能宣达气机，透达郁阳，使肝气调达，郁阳得伸，肝胃调和，则肢厥自愈、腹痛下利遂止，治疗肝脾不和（肝郁犯脾）所致多种消化系统疾病，以胃痛、胃胀、胁痛为主。而痛泻要方主治土虚木乘，脾受肝制，升降失常所致肠鸣腹痛、腹泻、泻后仍腹痛等症，以腹痛腹泻为主。二方均能治泄泻，四逆散以小腹痛、泄利下重为辨证要点；痛泻要方以肠鸣腹痛、腹泻、泻后痛减为辨证要点。

（七）痰（水）饮内阻证治经验

1. 五苓散证

五苓散见于《伤寒论》第71条："太阳病，发汗后，大汗出，胃中干，烦躁不得眠，欲得饮水者，少少与饮之，令胃气和则愈。若脉浮，小便不利，微热消渴者，五苓散主之。"《金匮要略·痰饮咳嗽病脉证并治》云："其人素盛今瘦，水走肠间，沥沥有声，谓之痰饮。""假令瘦人，脐下有悸，吐涎沫而癫眩，此水也，五苓散主之。"《金匮要略·呕吐哕下利病脉证治》云："下利气者，当利其小便。"该方功效化气行水，兼以解表。梅教授指出本方为通阳化气行水之方，重在化气行水，不必拘泥于表证之有无。现今临床广泛应用本方，几乎涉及各个系统，其运用规律大致如下：其一，本方有化气行水与解表双重功效，故水气不行兼有风寒表证者，可酌情用之。其二，本方虽重在化气行水，然多健脾利湿之品，故中焦湿盛，升降反常或累及下焦诸病，如肾炎水肿、尿潴留、尿崩症、泌尿系统感染等，亦可用之。其三，下焦气化失司，水气内停，冲逆于上，清阳不振者，如头痛、眩晕等，用本方每获良效。本方由茯苓、猪苓、泽泻、白术、桂枝组成，临证时可随症加减。

郑某，男，23 岁，因胃脘痞塞不适两月余来诊。患者诉两个多月来自觉胃脘痞塞不舒，按之有振水音，反酸，思考问题时胃痛明显，餐后腹胀，口水多。舌质红，舌苔白略厚，脉弦缓。西医诊断为：慢性浅表性胃窦炎；中医诊断为：痞满。梅教授辨证为水停中焦，治以利水渗湿，温阳化气，拟五苓散加减，处方：猪苓 10g，泽泻 10g，茯苓 30g，焦白术 10g，桂枝 10g，生姜 12g（自备），大枣 10g，枳实 25g，黄连 10g，吴茱萸 6g，海螵蛸 15g，延胡索 15g，片姜黄 10g。水煎服，每日 1 剂。服上 14 剂后，胃痛消失。

按语：患者胃脘有振水音，且口水多，苔厚，脉弦缓，此皆中焦湿盛之象，水湿停聚则阻碍气机，气行不畅则患者胃脘痞塞不舒。故以五苓散利水渗湿，温阳化气，使中焦水湿之邪从小便而去，恢复中焦气机升降；以黄连、吴茱萸、海螵蛸辛开苦降，制其反酸；佐以延胡索、片姜黄行气止痛。五苓散方临床运用较为广泛，梅教授将其运用规律总结如下：①该方兼有化气行水、解表两种功效，对于水气不行兼有风寒表证者尤其适用。②该方中茯苓、白术等均为健脾利湿药物，纵观全方配伍，重在化气行水，故对于中焦湿盛，甚则累及下焦者尤为合适。③该方适用于症状表现以头痛、眩晕为主，病机符合下焦气化失司，水饮上冲，清阳不升者。

患者，女，54 岁，腹泻两年，于 2010 年 11 月 12 日初诊，刻下大便每日 2~4 次，甚则每日 10 余次，肠鸣，便前腹痛，便后隐痛，曾服用乌梅丸、痛泻要方、香砂六君子等，疗效不明显。口渴，小便少，饮食一般，近 1 年来明显消瘦，头晕，脉缓，舌苔白略厚。辨证为痰饮阻滞胃肠所致，治以分利法，拟五苓散加减。处方如下：猪苓 10g，茯苓 30g，泽泻 10g，焦白术 10g，桂枝 10g，炙甘草 6g，藿香 10g，佩兰 10g，木香 10g，砂仁 10g，黄连 10g，肉豆蔻 10g，淫羊藿 30g，仙茅 15g。7 剂，每日 1 剂。服药 1 周，腹泻缓解，大便每日两次，先干后溏，余症减轻。

2. 茯苓桂枝白术甘草汤证

苓桂术甘汤见于《伤寒论》第 67 条："伤寒若吐、若下后，心下逆满，气上冲胸，起则头眩，脉沉紧，发汗则动经，身为振振摇者，茯苓桂枝白术甘草汤主之。"《金匮要略·痰饮咳嗽病脉证并治》云："心下有痰饮，胸胁支满，目眩，苓桂术甘汤主之。""夫短气有微饮，当从小便去之，苓桂术甘汤主之。"本方功效温阳健脾，利水降逆。该方为温阳健脾、利水化饮之著名方剂，仲景用以治疗脾阳虚弱，水饮内停，痰饮或微饮。现代医家活用本方之妙，亦常见诸报道。如脾虚无制、水气凌心之风湿性心脏病、肺源性心脏病、心肌炎、心包积液、心力衰竭等；痰饮犯肺之急、慢性支气管炎；脾虚水停之肾病综合征、肾小球肾炎、尿潴留；痰饮上逆、蒙蔽清阳之眩晕、目疾等。梅教授临床常用其治疗脾阳虚弱、水饮内停之痰饮或微饮。

戚某，男，37 岁，诉平时进食荤食则易腹泻，伴有背部、胃脘及腹部冷感。自觉胸闷、气逆，偶尔咳嗽白痰。苔白厚，脉缓。西医诊断：过敏性结肠炎；中医诊断：泄泻。梅教授辨证属脾阳虚弱，水饮内停，治以温阳利水，拟茯苓桂枝白术甘草汤加减。处方：茯苓 30g，桂枝 10g，焦白术 10g，炙甘草 6g，黄芪 30g，枳实 20g，浙贝母 10g，桔梗 10g，莱菔子 10g，白芥子 10g，当归 10g，川芎 10g，黄连 6g，鹿角霜 10g，忍冬藤 30g。水煎服，每日 1 剂。服上方 7 剂后，诉腹泻情况明显缓解，且背部、胃脘及腹部冷明显减轻。

按语：患者易腹泻，且常有冷感，辨为脾阳虚弱所致，"脾为生痰之源，肺为贮痰之器"。脾虚无以运化水液，致痰饮停于肺，则表现为咳嗽。故梅教授以苓桂术甘汤为主方，温阳利水。方中黄芪、鹿角霜补虚助阳；浙贝母、桔梗开宣肺气，化痰止咳；枳实、莱菔子、白芥子行气，化有形之痰邪；当归、川芎养血行气；黄连归脾胃经，清热燥湿，忍冬藤归肺经，清热通络，二者均起到清除体内郁热的作用。梅教授指出，若症见有形之痰饮停滞明显者，如咳痰，喉中痰鸣，多配以莱菔子、白芥子行气化痰。

3. 茯苓甘草汤证

茯苓甘草汤见于《伤寒论》第73条："伤寒，汗出而渴者，五苓散主之；不渴者，茯苓甘草汤主之。"本方功效温中化饮，通阳利水。适用于水停中焦之属于阳虚者，如慢性胃炎、胃潴留之属于寒饮停于胃脘者，有肯定疗效。该方由茯苓、桂枝、甘草、生姜组成，临床应用时可随症加减。

史某，女，23岁，因胃脘有冷感，恶心，反胃1周来诊。诉近1周自觉胃脘有冷感，伴恶心、反胃，且可闻及振水音。纳差，大便溏，排出不爽。舌苔白厚，脉缓。西医诊断为：慢性萎缩性胃炎；中医诊断为：反胃。梅教授辨证为水饮停于胃脘，治以温中化饮，通阳利水，兼祛湿，拟茯苓甘草汤加减。处方：茯苓30g，桂枝10g，生姜15g，大枣10g，藿香10g，佩兰10g，陈皮10g，法半夏10g，木香10g，砂仁10g，当归10g，川芎10g。水煎服，每日1剂。诉服上方7剂后，诸症消失。

按语：患者诉胃脘有冷感、便溏，结合其舌脉，证属中阳不足，阳虚不化则水停胃脘，故以温中化饮、通阳利水为法。此处以茯苓甘草汤合二陈汤加减，并佐以藿香、佩兰加强化湿之功，木香、砂仁化湿行气，以利水湿，当归、川芎气血双调。

梅教授辨析五苓散、苓桂术甘汤、茯苓甘草汤均能温化痰饮，健脾利水治痰饮，区别在于五苓散重在化气行水，属膀胱气化不利者之水肿、小便不利与口渴，有无表证均可使用；中焦脾阳虚水停者，则用苓桂术甘汤温阳健脾，利水化饮；茯苓甘草汤更加适用于中阳不足、水停胃脘之证。

（八）湿（痰）热内阻证治经验

痰热阻滞胃肠，气机失调，升降失常，是脾胃病最常见的病理机制；清热化痰、行气活血、和胃降逆、制酸止痛实为脾胃病的常用治法。梅教授常选用小陷胸汤加味治疗慢性浅表性胃炎，效如桴鼓。曾临床观察加味小陷胸汤共治疗慢性浅表性胃炎68例，总有效率97.1%，疗效可谓理想。除此之外，对于痰热内阻证，亦常选用柴胡陷胸汤、柴胡温胆汤，均可取效。

1. 小陷胸汤证

《伤寒论》第138条云："小结胸病，正在心下，按之则痛，脉浮滑者，小陷胸汤主之。"本方功能清热化痰开结，用于痰热结于心下之小结胸证。其在心下者，涉及于胃，见胃脘部或痛或胀或痞，或呕恶并见，舌苔白（黄）厚，舌质鲜红或绛，脉浮滑。现代临床之急性胃炎、慢性胃炎、食管炎、胃溃疡、十二指肠溃疡、胆囊炎等，谨守病机而用此方，均有良效。本方由黄连、半夏、瓜蒌组成，临床应用时可随症加减。

齐某，男，37岁，因餐后胃脘胀痛1月来诊。诉因工作原因平素饮食不规律，近1月来餐后胃痛胃胀，伴胃脘灼热感，恶心，反酸，口干不欲饮水，饮后则胃胀。食欲下降，大便3~5天一次，干结，小便正常，舌质绛，舌苔白而略厚，脉缓。西医诊断：慢性胃底胃窦炎；中医诊断：胃痛。梅教授辨证为痰热阻滞中焦脾胃，兼气血不畅，治以清热化痰，和胃降逆，兼行气活血止痛，拟小陷胸汤加味。处方：法半夏10g，全瓜蒌10g，黄连10g，枳实25g，吴茱萸 6g，海螵蛸 15g，藿香 10g，佩兰 10g，莱菔子 10g，生姜 10g（自备），延胡索 15g，茯苓 30g，郁金 10g，建曲 10g，虎杖 25g。水煎服，每日 1 剂。诉服上方 7 剂后胃脘胀痛明显减轻，大便正常。后以上方略施加减，共服药 21 剂，胃痛、胃胀、胃脘灼热感及恶心等症状消失，饮食及二便正常。

按语：此案病在心下，舌绛，苔白略厚，乃痰热蕴结之象，因此选用小陷胸汤清热化痰，宽胸散结，配枳实行气，以助化痰；藿香、佩兰芳香化湿；延胡索、郁金调畅气机，活血止痛；黄连、吴茱萸、海螵蛸辛开苦降以制酸；生姜降逆止呕；茯苓、建曲健脾助运，以利水湿；诸药同用，共畅中焦气机之升降。

患者，女，50 岁，患者纳差、食后欲吐两个月。2008 年 10 月 12 日某医院出院诊断：食管静脉瘤，甲状腺囊肿，糖调节异常，慢性胃炎，慢性咽炎。2008 年 10 月 17 日初诊，患者症见餐后胃胀，胃脘灼热感，口干不欲饮，饮后胃胀，大便 10 余天 1 次，脉缓，舌苔黄厚腻。病机为痰热阻胃，治宜清化痰热，和胃降逆，理气止痛。拟小陷胸汤加味：法半夏 10g，全瓜蒌 10g，黄连 10g，枳实 25g，吴茱萸 6g，海螵蛸 15g，藿香 10g，佩兰 10g，炒莱菔子 10g，生姜 10g（自备），延胡索 15g，茯苓 30g，郁金 10g，建曲 10g，虎杖 20g。7 剂，每日 1 剂。患者诉服上方 7 剂后，胃胀减轻，大便恢复正常。

2. 柴胡陷胸汤证

梅教授辨治脾胃疾病亦常用柴胡陷胸汤。其所用柴胡陷胸汤，乃《重订通俗伤寒论》所记载俞氏经验方，即小柴胡汤去人参、大枣、炙甘草、生姜，合小陷胸汤加枳实组成。柴胡陷胸汤有和解开降之功，与小陷胸汤均可治疗中焦痰热，若兼见少阳经气不利的表现者，选用柴胡陷胸汤更为合适。此处少阳经气不利，是指少阳经脉循行之处如颈部、肩上、胁里等部位不适。梅教授概括柴胡陷胸汤，其使用判断标准如下：①发热，可表现为恶寒发热、往来寒热、寒热起伏不定等各种热象。②咳嗽，胸闷，胸痛，胁痛。③胃脘部（或剑突下偏右、偏左）痞塞、疼痛不适，或兼胸胁疼痛。④少阳或阳明经脉所过之处疼痛不适。⑤脉弦、缓、数等。⑥舌红或绛，苔白薄或白厚，或黄薄、黄厚。若属外感病，应具备某种热象，以及相应的某种舌象。若属杂病，则应具备第②③④标准中一项或几项，同时具有与之相合的舌象，即可使用该方。梅教授临床使用柴胡陷胸汤治疗胃心同病颇有心得。

汪某，男，58岁，患者因心悸、胸闷1年余来诊。诉平素自觉时有心悸，胸闷，胸痛较重，气短，偶尔头昏，耳鸣，颈项强痛，腰部酸痛。舌质绛，舌苔白略厚，脉缓。初诊因其以胸闷、胸痛为主，他症均处于从属地位，故梅教授予柴胡陷胸汤加减治疗，共服药28剂后，胸闷胸痛等症明显减轻，但新增胃脘部不适等症状。西医诊断为：冠心病，慢性胃炎；中医诊断为：心悸，胃痛。梅教授辨证为少阳枢机不利，胃失和降所致，属胃心同病，故以柴胡陷胸汤加减。处方：柴胡10g，黄芩10g，法半夏10g，全瓜蒌10g，黄连10g，枳实25g，吴茱萸6g，海螵蛸15g，当归10g，川芎10g，土鳖虫10g，红花10g，生蒲黄10g，五灵脂10g，九香虫10g。以此为主方，加减化裁，7个月内断续服药50剂，病情稳定。

按语：梅教授认为，临床上胃心同病常见痰瘀之象，故常加活血化瘀之品，除用当归、川芎、红花之类外，亦常用土鳖虫、水蛭、地龙、全蝎等虫类药物，以加强活血通络之功。叶天士指出："凡虫蚁皆攻，无血者走气，有血者走血。"虫类药如全蝎、蜈蚣、地龙、僵蚕等，属无血者，多作用于气分，能通阳散结，使清阳之气恢复正常流通。虫类药如土鳖虫，属有血之品，多作用于血分，能活血祛瘀。梅教授还指出，若伴有胃溃疡且病程较长者，则不宜使用水蛭，并以苏木代替红花，以免诱发胃出血。

王某，女，45 岁，患者有胃病病史 8 年，胃镜诊断：慢性浅表性萎缩性胃炎、十二指肠溃疡、充血糜烂性胃窦炎、反流性食管炎。就诊见胃脘痞胀疼痛，按之痛甚，胸骨后灼热甚，胁胀，纳少反酸，口水多，喜唾，脉沉弱，舌红。初观脉证，似属中阳不足，脾运失常。梅教授分析：中阳虚者，舌质一般偏淡或为常舌，今反红者，与中阳虚不符。大凡痰热（湿）内阻，则阴阳气机运行不畅，乃喜唾而脉沉弱之根由。从经脉而论，胃与胆之经脉皆从缺盆下胸中贯膈，与食管相近，故有内在联系。且少阳走胸胁，故辨属痰热中阻，少阳经脉不利。方以小柴胡汤合小陷胸汤化裁，处方：柴胡 10g，黄芩 10g，法半夏 10g，全瓜蒌 10g，黄连 10g，吴茱萸 5g，枳实 20g，炒川楝子 10g，延胡索 10g，郁金 10g，片姜黄 10g，海螵蛸 15g，广木香 10g，砂仁 10g。共治 7 周，诸症消失。分析此案，梅教授认为，食管炎较之胃炎或溃疡更为难治，若能在所用方中兼顾少阳，则更易取效。

梅教授指出胃心同病之痰热瘀血互结者，可用小陷胸汤加减，亦可用柴胡陷胸汤加减。然心下、胸胁部与足少阳胆经关系密不可分。一则少阳主胸胁部位；二则足少阳胆经"是动则病，口苦，善太息，心胁痛，不可转侧"。此"心胁痛"，亦包括心下之胃脘痛，故选用柴胡陷胸汤更为合适。

3. 柴胡温胆汤证

柴胡温胆汤由小柴胡汤和温胆汤合方而来。小柴胡汤证见于《伤寒论》第 96 条，具有寒热并用、攻补兼施、升降协调的作用。外证得之，重在和解少阳，疏散邪热；内证得之，能够疏利三焦，和解枢机。温胆汤出自《三因极一病证方论》，主治"心胆虚怯，触事易惊，或梦寐不祥，或异物感惑，心惊胆怯气，郁生涎，涎与气搏，变生诸证"。梅教授常用柴胡温胆汤，药物组成如下：柴胡、黄芩、法半夏、陈皮、茯苓、竹茹、枳实，去人参、甘草、大枣，以免温补滋腻之品助湿热之忧，若有恶心呕吐，另加生姜。柴胡温胆汤的功效不单是小柴胡汤与温胆汤功效的叠加，当属手足少阳同治之法。梅教授临床用其治疗病机属于少阳枢机不利、痰热弥漫三焦所致的脾胃疾病，常能获得不错的临床疗效。

柴某，女，62岁，患者头昏、失眠1月余。诉持续头昏、失眠，平素胆小，易惊惕。伴有胃脘痞满疼痛不适，恶心，嗳气，纳差，无反酸。舌质红，苔白略厚，脉弦缓。西医诊断：失眠，慢性胃溃疡；中医诊断：不寐，胃痛。梅教授辨证为湿热中阻、气机不畅所致，治以和解少阳，化湿清热，拟柴胡温胆汤加减。处方：柴胡10g，黄芩10g，法半夏10g，陈皮10g，茯苓50g，竹茹10g，枳实25g，黄连10g，吴茱萸6g，海螵蛸15g，延胡索15g，钩藤30g，天麻10g，焦白术10g，当归10g，川芎10g。水煎服，每日1剂。服用7剂后复诊，恶心、嗳气消失，余症均减轻，食欲改善。

按语：梅教授认为手足少阳之脉与心包或心在经脉循行上相互联系，《灵枢·经脉》曰："三焦手少阳之脉……入缺盆，布膻中，散络心包。""心主手厥阴心包络之脉……下膈，历络三焦。"《灵枢·经别》记载："足少阳之正……别者，入季胁之间，循胸里，属胆，散之肝，上贯心，以上夹咽。"又足少阳之脉上行头面，故头晕、失眠无不与少阳经病变有关。患者易惊惕，与温胆汤所主治的精神症状相符。胃脘痞满疼痛、恶心、嗳气、不欲饮食，则是由湿热中阻、气机不畅所致。故治以和解少阳，化湿清热，用柴胡温胆汤加减。

高某，女，57 岁，患者有浅表性糜烂性胃炎病史。目前胃脘部不适，头昏目胀，脉缓，苔白厚。据其舌苔主症，知为痰热内蕴，胃失和降，又手足少阳经皆上头，皆与耳目相关，今湿热熏蒸于上，故出现头昏目胀之症。治宜柴胡温胆汤，调畅枢机，清化痰热。处方：柴胡 10g，黄芩 10g，法半夏 10g，陈皮 10g，茯苓 30g，枳实 25g，吴茱萸 6g，黄连 10g，海螵蛸 15g，当归 10g，川芎 10g，白芍 10g，钩藤 30g，天麻 10g，木贼草 10g，密蒙花 10g。每日 1 剂，共服两周，诸症消失。

梅教授通过多年临床实践，推广了柴胡温胆汤的适用范围，指出该方应用如下：①情志抑郁，烦劳太过，或因惊恐，郁久致虚，聚湿成痰，横犯胆腑，上扰心神，致心胆虚怯。②喜静少动，喜嗜肥甘厚腻之品，日久痰湿内生，困顿脾胃，侵犯肝胆，易致变证丛生。③病后正气未复，调护失当，或过早劳作，或滋补有误，以致痰湿内生。④外感湿热，其性缠绵，难以根除，蕴于体内，生湿化痰，久必伤内。⑤在外感病范畴中，少阳枢机不利兼湿热之邪留于三焦气分，其轻者宜本方，重者宜柴胡蒿芩汤。

梅教授指出柴胡陷胸汤与柴胡温胆汤二者，虽均涉及枢机不利，湿（痰）热阻滞脾胃，可见胃脘部不适的症状，两方方药组成亦差别不大，但适应证各有不同。柴胡陷胸汤证多无神志症状，且症状表现主要在中、上二焦，而柴胡温胆汤证神志症状较为突出，或三焦均有症状表现。

4. 葛根芩连汤证

葛根芩连汤出自《伤寒论》第 34 条："太阳病，桂枝证，医反下之，利遂不止，脉促者，表未解也，喘而汗出者，葛根黄芩黄连汤主之。"该方具有清热止痢、兼以透表的作用，亦能清阳明之热。

梅教授临床运用此方，认为有无表证都可以使用，不管是泄泻还是痢疾，只要证属湿热阻于肠道所致下利，都在适用范围内。现代临床运用广泛，以消化系统疾病，如热性下利、急慢性肠炎、急性胃炎、慢性胃炎及慢性非特异性溃疡性结肠炎等最为多用。该方由葛根、黄芩、黄连、甘草组成，临证时可随症加减。

代某，男，40岁，因腹泻时作时止10年来诊。患者诉10年来腹泻反复发作，发作无规律。伴胃痛，反酸，无嗳气。饮食差，大便一日2~3次，便溏。舌质红，舌苔白略厚，脉弦。外院肠镜检查提示结肠松弛。西医诊断为：慢性糜烂性胃炎伴溃疡；中医诊断为：泄泻，胃痛。梅教授辨证为阳明胃肠湿热，治以清热止痢，行气止痛，拟葛根黄芩黄连汤加减。处方：葛根10g，黄连10g，黄芩10g，炙甘草6g，干姜炭10g，广木香10g，砂仁10g，肉豆蔻10g，焦白术10g，茯苓30g，吴茱萸6g，海螵蛸15g，延胡索15g，郁金10g。水煎服，每日1剂。服上方7剂后，腹泻未发，大便每日一次，大便成形，胃痛及反酸显著减轻。

按语：梅教授认为该证虽属阳明胃肠湿热，以葛根芩连汤主之，但考虑患者腹泻日久，必然存在脾胃虚寒，故用焦白术、茯苓培补中焦脾土，干姜炭、肉豆蔻温中行气、涩肠止泻，佐以广木香、砂仁化湿行气，吴茱萸、海螵蛸制酸，延胡索、郁金行气止痛。

5. 白头翁汤证

白头翁汤见于《伤寒论》第371条、第373条。该方组方特点为苦寒直清里热，坚阴厚肠，并且有凉肝解毒的功效，功效清热燥湿解毒，凉血止痢，主治湿热痢（热毒痢）之腹痛、里急后重、下利赤白。现代临床应用于治疗细菌性痢疾、阿米巴痢疾、急性肠炎和慢性非特异性结肠炎，具有较好的疗效。该方由白头翁、黄柏、黄连、秦皮组成，临证时可随症加减。

方某，男，20 岁，患者因反复腹泻 1 年半，加重 3 天来诊。诉近 3 天大便一日 1~2 次，黏液脓血便，有里急后重感。症状随情志或天气变化而加重，饮食可，脉弦数，苔薄白。西医诊断为：溃疡性结肠炎；中医诊断为：痢疾。梅教授辨证属大肠湿热，治以清热解毒，凉血止痢，兼活血行气，拟白头翁汤加减。处方：白头翁 30g，黄柏 10g，秦皮 10g，黄连 10g，枳实 15g，木香 10g，砂仁 10g，丹参 30g，牡丹皮 10g，赤芍 10g，地榆炭 15g，槐花 15g，墨旱莲 30g，白芍 10g。水煎服，每日 1 剂。服上方 7 剂后，便血减少。

按语：患者肝经湿热下注，熏蒸大肠，积腐成脓，故见黏液样便；湿热之邪伤及肠道脉络，故便血；肝失疏泄，故见里急后重，脉弦数。梅教授以白头翁汤为主方，清热解毒，凉血止痢，配以枳实、木香、砂仁化湿行气，调畅气机；加牡丹皮、赤芍凉血活血。梅教授治疗血热所致便血、痔血，常配以地榆炭、槐花凉血止血；出血较多者，加用墨旱莲；或同时服用云南白药，以加强止血之功。

患者，女，36 岁，患者有溃疡性结肠炎病史 3 年，内外混合痔及乳腺增生病病史两年。于 2009 年 4 月 29 日初诊，症见大便日行 1~2 次，成形或不成形，呈黏液脓血便，右肋缘下隐痛，口臭，脉缓，舌苔白厚，舌质红。证属大肠湿热，治以清热解毒，凉血止痢，兼活血行气止痛，拟白头翁汤加减。处方：白头翁 20g，黄连 10g，秦皮 10g，枳实 15g，木香 10g，砂仁 10g，黄芩炭 25g，肉豆蔻 10g，丹参 30g，牡丹皮 10g，赤芍 10g，地榆炭 20g，槐花 15g。7 剂，每日 1 剂。云南白药 7 小瓶，每日 1 瓶，分 3 次服用。服药 1 周后，便血消失，大便每日两次，第一次成形，第二次便溏。

6. 加减平胃散证

平胃散由苍术、厚朴、陈皮、甘草组成，出自《太平惠民和剂局方》，功效燥湿运脾，行气和胃，善治湿阻胃肠的脘腹胀满、泻痢。患者若表现为脘腹胀满，不思饮食，口淡无味，或恶心，呕吐，嗳气，反酸，平素精神欠佳，困倦嗜睡，大便溏泄，苔白厚腻等症状，辨属湿滞脾胃证者，梅教授常以加减平胃散治疗。

王某，女，32岁，患者因胃胀不适1月来诊。患者诉近1个月来，胃脘部胀痛不适，偶尔反酸，伴腹胀。大便2~3天一次，为便溏，且排出不爽。自觉腰酸，双眼部干涩不适。月经量少，2~3天干净，月经周期基本正常，经期伴有乳房胀痛。梦多，饮食尚可。舌质绛，舌苔白厚，脉缓。西医诊断为：十二指肠炎；中医诊断为：胃痛。梅教授辨证为湿阻肠胃，治以燥湿健脾，化痰理气，拟平胃散合二陈汤加减。处方：苍术10g，厚朴25g，陈皮10g，茯苓30g，法半夏10g，莱菔子10g，黄连10g，吴茱萸6g，海螵蛸15g，枳实25g，当归10g，川芎10g，益母草30g，橘核10g，鸡冠花10g。水煎服，每日1剂。服上方7剂后，胃胀、腹胀程度明显减轻，大便1~2天一次，或不成形，排出较为顺畅。

按语：患者痰湿困于脾土，脾失运化，胃失和降，故见胃部痛胀不适，反酸；湿浊下注肠道，故见便溏；气血运行不畅，故见腰酸，眼部干涩，经期乳房胀痛。梅教授以平胃散合二陈汤燥湿健脾，化痰理气和中；加枳实、莱菔子行气除胀，兼化有形之痰邪；黄连、吴茱萸、海螵蛸泄热制酸；当归、川芎、益母草、鸡冠花活血调经；橘核理气消乳胀；全方共奏燥湿行气、活血调经之功。

7. 旋覆代赭汤证

《伤寒论》第161条云："伤寒发汗，若吐若下，解后，心下痞硬，噫气不除者，旋覆代赭汤主之。"本方功效和胃降逆，化痰下气。用于胃虚痰阻，噫（嗳）气不除。该方降逆之效，世所公认。

凡属胃虚痰饮内阻、肝胃气逆诸证，皆可相机而投。《伤寒论三注》谓："每借之以治反胃噎食、气逆不降者，靡不神效。"本方由旋覆花、代赭石、人参、半夏、生姜、大枣、甘草组成，临证时可随症加减。

患者，男，22 岁，患者嗳气频发两个月，于 2009 年 6 月 10 日来诊，症见嗳气，轻微胃胀，纳差，干呕，脉缓，舌苔薄白。患者以嗳气、纳差、胃胀为主症，参合薄白舌苔，辨证为脾胃气虚，胃气上逆。治以和胃降逆，健脾消食。遣方：旋覆花 10g（另包），代赭石 10g，太子参 10g，干姜 10g，炙甘草 6g，鸡内金 10g，法半夏 10g，薏苡仁 30g，丁香 10g，柿蒂 10g，降香 10g，枳实 15g，焦山楂 10g，焦神曲 10g，焦麦芽 10g。7 剂，每日 1 剂。服药 1 周后，嗳气、干呕与胃胀悉数减轻。

8. 藿香正气散证

藿香正气散出自《太平惠民和剂局方》，功效解表化湿，行气和中。用于外感风寒，内伤湿滞。症见吐泻，发热恶寒，头痛，胸膈满闷，脘腹疼痛，舌苔白腻。现代临床多用于治疗胃肠型感冒、急性胃肠炎、慢性胃肠炎、肠易激综合征等。本方由藿香、厚朴、陈皮、茯苓、半夏、紫苏、白芷、白术、大腹皮、桔梗、甘草组成，临证时可随症加减。

患者，男，4 岁半。患者发热 3 天，2009 年 11 月 11 日初诊，症见发热，体温 38.8～39.3℃，腹痛，呕吐大量黏痰 5 次，咳嗽，扁桃体 Ⅱ 度肿大，大便 3 天未解，脉缓，舌苔白厚。辨证属湿热侵袭肺胃，兼食滞肠胃，拟藿香正气散加减。处方如下：藿香 6g，紫苏叶 6g，生甘草 3g，桔梗 6g，浙贝母 6g，陈皮 6g，茯苓 8g，厚朴 6g，法半夏 6g，建曲 6g，生大黄 6g（另包），佩兰 6g，青蒿 8g，山豆根

5g，百部 6g，前胡 6g。7 剂，每日 1 剂，大便通则停用生大黄。后患儿母亲来诉，服上方 1 剂后，泻下较多大便，发热即退。

按语：以上三方均可治痰热阻滞中焦胃脘之心下痞硬。然小陷胸汤所治胃痛或胀或痞，属痰热结于心下胃脘，伴舌质红，舌苔白（或黄）厚。旋覆代赭汤主治之嗳气，乃因痰湿阻胃、胃气上逆所致。藿香正气散主治湿伤肠胃，兼外受风寒，或湿重于热之外感，症见脘腹痞满疼痛，舌苔白厚，大便或溏或秘结，或有恶寒发热，亦可治水土不服或饮食改变所致胃肠不适。

（九）瘀血内阻证治经验

1. 血府逐瘀汤证

血府逐瘀汤出自王清任《医林改错》，为桃红四物汤合四逆散加桔梗、牛膝而成，用于治疗胸中瘀血证，症见胸痛头痛，痛有定处，心悸失眠，烦躁，入暮潮热，唇舌色暗，或见瘀斑瘀点，脉弦涩，具有活血化瘀、行气止痛的作用。西医学多用本方治疗冠心病心绞痛、风湿性心脏病、胸部挫伤；脑震荡后遗症、中风后遗症之头晕头痛；精神抑郁；急性胃炎、慢性胃炎等。梅教授临床多将其用于治疗瘀血阻滞胃络之胃痛，使其临床用途得以扩大。

谭某，男，71 岁，患者因胃脘胀痛半年，加重 1 个月来诊。患者诉近半年来胃脘胀痛，有灼热感，伴胸闷、心慌，平素肢软乏力。纳可，二便调。舌质紫暗，舌苔白略厚，脉弦缓。西医诊断为：胃溃疡；中医诊断为：胃痛。梅教授辨证为瘀血阻滞胃络，治以活血化瘀止痛，兼清湿热，拟血府逐瘀汤加减。处方：生地黄 10g，当归 10g，川芎 10g，白芍 10g，柴胡 10g，郁金 10g，枳实 10g，土鳖虫 10g，红花 10g，生蒲黄 10g，五灵脂 10g，延胡索 10g，法半夏 10g，陈皮 10g，生姜 6g，海螵蛸 15g。水煎服，每日 1 剂。服上方 7 剂，胃痛发作次数减少，程度明显减轻，心慌、胸闷、气短亦明显改善。

按语：瘀血内生故见舌质紫暗，脉弦缓；瘀血阻于胃络，脾胃升降失常，故见胃脘胀痛；日久化热，故见灼热感；瘀血阻碍气机升降，清阳不能散布胸中及全身，故见胸闷心慌，肢软乏力。梅教授以血府逐瘀汤为主方，活血化瘀，行气止痛，法半夏、陈皮燥湿化痰，延胡索理气止痛，海螵蛸制酸。对于瘀血阻络日久者，梅教授临床用药多配以土鳖虫、苏木、生蒲黄、五灵脂等药物，以加强活血功效。

2. 柴胡四物汤证

柴胡四物汤由柴胡、黄芩、半夏、当归、川芎、生白芍、生地黄、炙甘草组成，出自俞根初《重订通俗伤寒论·六经方药》，具有和解枢机、养血活血凉血的功效。用于枢机不利、血虚、血瘀或血热之头面疼痛、耳鸣脑鸣、胸胁痛、皮肤病、经期诸症、绝经前后诸证、便秘等。梅教授经过长期临床验证，扩大其临床用途，发现其治疗证属枢机不利、阴血不足之便秘者，疗效佳。

林某，女，26 岁，患者因便秘 10 余年来诊，诉 10 余年来便秘，需要依赖通便药排便，腹不胀不痛，偶有胸胁胀闷不适，纳可。舌苔薄白，脉沉缓。梅教授辨证为少阳枢机不利，三焦气血津液失畅，治以和解少阳枢机，润肠通便，拟柴胡四物汤加减。处方：柴胡 10g，黄芩 10g，法半夏 10g，当归 10g，川芎 10g，肉苁蓉 10g，虎杖 25g，枳实 25g，丹参 30g。水煎服，每日 1 剂。服上方 20 剂后，大便已通，后患者要求服用丸剂，丸剂处方：柴胡 200g，黄芩 200g，法半夏 200g，当归 200g，川芎 200g，肉苁蓉 200g，虎杖 300g，枳实 400g，莱菔子 300g，火麻仁 200g，郁李仁 200g，桃仁 200g。1 剂，水蜜丸，一天 3 次，一次 10g。

按语：便秘原因甚多，患者诉有胸胁胀闷不适，胸胁乃少阳经循行之处，少阳枢机不利，郁而生热，风木不主疏泄致便秘。其原理与"阳微结"相似，《伤寒论》第148条云："伤寒五六日，头汗出，微恶寒，手足冷，心下满，口不欲食，大便硬，脉细者，此为阳微结……此为半在里半在外也……可与小柴胡汤。设不了了者，得屎而解。"可与小柴胡汤治疗，当和解枢机，使"上焦得通，津液得下，胃气因和"，大便乃通。又便秘日久耗伤津液，津血同源，终致血虚肠燥，故以四物汤养血活血，润肠通便。配以肉苁蓉加强润肠通便之功，虎杖、枳实、丹参行气活血，补而不滞。后改用丸剂，基本方不变，加莱菔子、桃仁、麻仁、郁李仁，以行气活血，润肠通便。

梅教授扩展柴胡四物汤的临床运用，总结如下：①疏导肝胆，养血理血，治疗头面疼痛。②条达风木，凉血活血，治疗耳鸣脑鸣。③和解枢机，凉血活血，治疗胸胁疼痛。④和解枢机，养血活血凉血，治疗皮肤病。⑤和解枢机，调理冲任，治疗月经期诸症。⑥和解枢机，调理冲任，治疗绝经期或绝经前后诸证。⑦和解枢机，调理气血，治疗便秘。

脾胃疾病病程虽长短不一，但多数患者就诊时迁延日久，终致其缠绵难愈，梅教授临证主张前期治疗以汤剂为主，待病情稳定后，以丸剂长期调治，以巩固疗效，对于慢性脾胃疾病，或兼有心脑血管疾病的患者尤为适用。

（十）寒热错杂证治经验

1. 泻心类汤证

（1）**半夏泻心汤证**　《金匮要略·呕吐哕下利病脉证治》云："呕而肠鸣，心下痞者，半夏泻心汤主之。"《伤寒论》第149条：

"若心下满而硬痛者，此为结胸也，大陷胸汤主之。但满而不痛者，此为痞，柴胡不中与之，宜半夏泻心汤。"本方功效和中降逆消痞。该方寒热并用，升降协调，攻补兼施，是治疗寒热错杂脾胃升降失常的代表方剂之一，故《金匮要略》谓其主治"呕而肠鸣，心下痞"者。又据《伤寒论》第149条所论，其证起于少阳病误下，故其主症多有下利。临床多用于各种胃肠炎、消化道溃疡、小儿消化不良、腹泻、痢疾、胃下垂等之胃脘痞胀者。本方由半夏、干姜、黄芩、黄连、人参、甘草、大枣、生姜组成，临证时可随症加减。

林某，女，52岁，2004年9月29日初诊。患者自述胃脘胀痛10年余。近期胃脘胀痛，反酸，口干口苦，纳差，大便日行2~3次，不成形，舌红，苔薄白，脉弦缓。胃镜提示：慢性萎缩性胃炎，幽门螺杆菌（+）。中医诊断为胃脘痛，证属寒热错杂，气机阻滞，治以辛开苦降，疏肝理气，和胃止痛，方用半夏泻心汤合左金丸、金铃子散加减。处方：法半夏10g，干姜10g，黄连10g，黄芩10g，吴茱萸6g，海螵蛸15g，枳实25g，延胡索15g，郁金10g，炒川楝子10g，片姜黄10g，当归10g，川芎10g。7剂。每日1剂，水煎分3次服。

10月5日二诊：胃脘不痛不胀，纳差，二便调，无反酸，舌红，苔薄白，脉缓。守9月29日方，加广木香10g，砂仁10g。7剂。

10月12日三诊：胃脘轻度胀痛，纳可，二便调，无反酸，舌质红，苔腻，脉数。治以清热化痰，理气活血，散结止痛。方用小陷胸汤合左金丸、金铃子散加味：法半夏10g，全瓜蒌10g，黄连10g，枳实25g，吴茱萸5g，海螵蛸15g，炒川楝子10g，延胡索15g，郁金10g，片姜黄10g，当归10g，川芎10g，厚朴25g。7剂。

10月19日四诊：胃脘胀痛消失，不反酸，大便日行1~2次，舌红而胖，苔薄白，脉缓。守10月12日方加乌药10g，再服7剂，以巩固疗效。

按语：患者胃脘胀痛，口干口苦，舌红，反酸，纳差，大便日行 2~3 次，不成形，此为上热下寒之象，可用辛开苦降、疏肝理气、和胃止痛之法治疗。梅教授认为本案方中干姜辛热，温中散寒；法半夏苦辛温燥，和胃降逆；黄连、黄芩苦寒清降，寒温并用，辛开苦降；吴茱萸、海螵蛸制酸止痛；郁金、片姜黄、川芎活血行气止痛，循"久病入络"之意；厚朴消痰下气除满。而后患者症状减轻，又在此方基础上加用行气止痛之品，如广木香、砂仁等。三诊时，患者胃脘轻度胀痛，无反酸，舌质红，苔腻，脉数，证有痰热之象，乃脾虚生湿、湿郁化热酿痰所致，遂改用小陷胸汤配合左金丸、金铃子散加味，以清热化痰，理气活血，散结止痛。四诊时，患者胃脘胀痛消失，不反酸，大便日行 1~2 次，排便不爽，脉缓，故酌加乌药行气止痛，调畅肠腑。继服 1 周，诸症消失，少有复发。

（2）**生姜泻心汤证** 《伤寒论》第 157 条云："伤寒汗出，解之后，胃中不和，心下痞硬，干噫食臭，胁下有水气，腹中雷鸣，下利者，生姜泻心汤主之。"本方功能和胃降逆，化饮消痞。该方仍属辛开苦降、阴阳并调之法。现代医家运用本方，均在半夏泻心汤运用规律基础上，更突出其所兼食积、饮停之要点。如痞硬、肠鸣、下利之症较为明显，而干噫食臭更为其独具之症。现多用于急性胃肠炎、慢性胃肠炎、胃及十二指肠溃疡、幽门梗阻、胃下垂、妊娠呕吐等的治疗。本方由半夏泻心汤减干姜二两、加生姜四两而成，临床应用时可随症加减。

患者，女，40 岁，患者胃痛，嗳气有药液味道，反酸，轻微反胃，肠鸣，大便每日一次，不成形，脉缓，舌苔白略厚。治以和胃降逆，化痰消痞，行气止痛。拟生姜泻心汤加减，遣方如下：法半夏 10g，干姜 6g，生姜 6g（自备），黄连 10g，黄芩 10g，吴茱萸 6g，海螵蛸 15g，枳实 15g，延胡索 15g，郁金 10g，炒川楝子 10g，片姜黄 10g，甘松 10g，煅瓦楞子 10g，九香虫 10g。7 剂，每日 1 剂。服药 1 周，胃痛、干噫食臭及反酸消失，偶尔反胃。

（3）**甘草泻心汤证**　《伤寒论》第 158 条云："伤寒中风，医反下之，其人下利日数十行，谷不化，腹中雷鸣，心下痞硬而满，干呕，心烦不得安。医见心下痞，谓病不尽，复下之，其痞益甚。此非结热，但以胃中虚，客气上逆，故使硬也。甘草泻心汤主之。"本方功效和胃补中，消痞止痢。本方运用仍以寒热错杂、升降失调、虚实并见、痞利俱重为审证要点。举凡泄泻，心下痞满，纳差，舌质红或淡，舌苔黄润或白腻，脉沉细或濡缓等，皆可加减使用。依据《金匮要略》用本方治疗狐惑病的论述，后世医家将其广泛用于各种皮肤黏膜糜烂或溃疡，如西医学所谓白塞综合征、淋病、尖锐湿疣、口腔溃疡、慢性咽炎等，疗效确切。该方由半夏泻心汤加重甘草用量而成，临证时可随症加减。

患者，女，22 岁，患者常发口腔、咽喉、肛周、外阴溃疡多年。西医学诊断为白塞综合征（即狐惑病），于 2009 年 12 月 18 日初诊，症见口腔、咽喉、肛周、外阴溃疡，左腕关节痛，月经正常，大便 2~3 天一次，脉缓，舌苔白略厚。患者所患为狐惑病，据《金匮要略》所论，拟甘草泻心汤加减：生甘草 10g，法半夏 10g，生姜 5g（自备），干姜 5g，黄连 10g，黄芩 10g，大枣 10g，太子参 10g，陈皮 10g，丹参 30g，牡丹皮 10g，赤芍 10g，土贝母 10g，土牛膝 10g，茯苓 30g。14 剂，每日 1 剂。服药两周后，口腔及咽喉溃疡减轻。

（4）**乌梅丸证**　《伤寒论》第 338 条云："蛔厥者，乌梅丸主之。又主久利。"该方功效清上温下，安蛔止痛。本方酸苦甘辛兼备，寒温并用，攻补兼施，主治寒热错杂之肠道或胆道蛔虫、久利，如慢性结肠炎、慢性痢疾。本方由乌梅、细辛、干姜、花椒、桂枝、附子、黄连、黄柏、当归、人参组成，临证时可随症加减。

患者，男，22岁，患者慢性腹泻两年。于2009年5月29日初诊，诉吃荤食则腹泻，大便每日1~2次，便溏，恶寒，头晕，肠鸣，脉缓，舌苔薄白，舌质红。辨证为寒热错杂之慢性腹泻，拟乌梅丸加减：乌梅10g，干姜10g，黄连10g，黄柏10g，花椒6g，细辛6g，桂枝10g，太子参10g，制附片10g，焦白术10g，焦山楂10g，焦神曲10g，焦麦芽10g，鸡内金10g，木香10g，砂仁10g。7剂，每日1剂。服上方1周，诸症明显减轻。

按语：以上四方均能治疗寒热错杂于胃肠，其中半夏泻心汤、生姜泻心汤与甘草泻心汤均治寒热错杂于胃脘，以心下痞硬为主症。此三方中半夏泻心汤最为常用，生姜泻心汤以治"干噫食臭"为特长，甘草泻心汤以痞利俱重为特点，更以治疗"狐惑病"为优。乌梅丸以治寒热错杂之慢性痢疾为特点，梅教授指出，在杂病中，若属年轻力壮之人，久利而寒热不明显者，用本方多效。

（十一）两经合病证治经验

1. 太阳与少阳合病

《伤寒论》第146条太阳与少阳合病，出现"支节烦疼，微呕，心下支结"的表现，柴胡桂枝汤主之。柴胡桂枝汤是取小柴胡汤、桂枝汤两方原剂量1/2组成，其功效为二者之和。小柴胡汤外证得之，重在和解少阳，疏散邪热；内证得之，重在疏利三焦，调达内外。桂枝汤外证得之，重在调和营卫，解肌祛风；内证得之，调和气血，燮理阴阳。梅教授将其运用扩展，治疗感冒、胃溃疡、十二指肠溃疡等病机与本条相符者，其中用于治疗胆胃同病者，证属少阳气郁，兼犯胃腑，经气不利，常常取得不错的疗效。梅教授认为生理上胆腑属木，胃腑属土。《灵枢·四时气》曰："邪在胆，逆在胃。"在病理情况下，胆郁气盛，可克犯胃土，胃气不和，亦可侮其胆木。将第146条所描述的症状扩展来看，木邪犯胃可表现为"心下支结"；经脉不利可表现为"支节烦疼"。

何某，女，65岁，患者因胃脘胀痛半个月来诊。诉胃脘胀痛，伴嗳气、反酸，四肢、关节疼痛，尤以下肢疼痛为主，有指关节晨僵现象，头晕，夜寐不安，纳差。舌苔薄白，脉缓。西医诊断：慢性胃炎；中医诊断：胃痛。梅教授辨证为太少同病，胆郁犯胃，经脉不利，治以和解少阳，调和营卫，拟柴胡桂枝汤加减。处方：柴胡10g、黄芩10g、法半夏15g、桂枝10g、白芍10g、黄连10g、吴茱萸6g、海螵蛸15g、延胡索15g、枳实25g、刘寄奴25g、徐长卿25g、老鹳草15g、当归10g、川芎10g。水煎服，每日1剂。服上方7剂后，胃胀减轻，关节痛及晨僵缓解。

按语：其辨证为太少同病，胆郁犯胃，经脉不利。胃脘胀痛可视为"心下支结"，关节疼痛、晨僵可视为"支节烦疼"，故以柴胡桂枝汤和解少阳，调和营卫；再加以黄连、吴茱萸、海螵蛸清火泄热，降逆制酸；延胡索、枳实、刘寄奴、徐长卿、老鹳草理气止痛，通利关节。若有胁下胀满不适者，加煅牡蛎、橘叶、郁金；胃痛重者，加九香虫、片姜黄；肢体酸麻冷痛重者，另加干姜。梅教授临床常用柴胡桂枝汤治疗症状不同于原文描述，但病机符合太阳少阳同病的患者，每每取得良好疗效。其提出经脉内属脏腑，外络肢节，经脉循行部位之多种病证，皆可借鉴脏腑治法，调治脏腑病证之方，亦可移作经络病证之法，即"循其经脉，参以病位"，从而扩大了经方的临床运用途径。

2. 手足少阳同病

梅教授持"手足少阳同病"说，认为《伤寒论》中多为足少阳所病，温病多为手少阳见证。前者乃外邪夹胆火为病，无湿邪可言，后者为三焦湿热为患，而非相火独发。其认为《伤寒论》中柴胡桂枝干姜汤所主的手足少阳同病，乃胆火内郁，枢机不利，兼三焦水饮为患，而非湿热；此处所论手足少阳同病，乃胆火内郁，枢机不利，兼三焦湿热。其辨识要点一为寒热征象；二为足少阳胆经证候；三为手少阳湿热证候，以上三个方面当综合分析，不必悉具。其轻者宜和解少阳，清热化湿除痰，用柴胡温胆汤加减；重者治疗总宜和解清宣、分消走泄之法，以柴胡蒿芩汤加减，然具体施药又有偏于和解（足少阳证为主，手少阳证为次）和分消（手少阳证为主，足少阳证为次）之不同。

杨某，男，70岁，因恶寒发热4月余来诊。诉初起症状似感冒，现呈低热，左胁下隐痛不休，无明显压痛，默默不欲饮食，神疲乏力，口中黏腻而泛涎沫，晨间口苦，头昏目眩，小便黄赤，大便先硬后溏，排便难。舌质胖嫩，边有齿痕，舌根部白而厚腻，舌尖及中心舌苔剥脱，脉弦数，重按无力。西医诊断：慢性肝炎，慢性胆囊炎，慢性胃炎；中医诊断：胃痛，胁痛。梅教授辨证为手足少阳同病，以手少阳三焦湿热为主，足少阳次之，治以和解清宣，分消走泄，拟柴胡蒿芩汤加减。处方：柴胡10g，黄芩10g，法半夏10g，陈皮10g，茯苓15g，青蒿10g，碧玉散10g，竹茹10g，枳实10g，生姜6g（自备），泽泻10g，鸡内金10g。水煎服，每日1剂。服上方4剂后，寒热退尽，后投以化湿益胃之品，调理月余即愈。

按语：湿邪侵犯人体，蕴结肌表，蒙蔽腠理，郁而发热，其临床发热特点表现为低热，汗出热退，继而复热，或午后发热，病程较长，缠绵难愈。且湿热致病不限于一脏一腑，上下流窜，蒙蔽三焦。患者全身症状表现明显，加之舌苔白而厚腻，梅教授辨证属枢机不利，手足少阳同病，以手少阳三焦湿热阻滞为主，足少阳证次之。选择的治法偏分消走泄，以柴胡蒿芩汤为主方，和解枢机，清热化湿退热，另用泽泻加强渗湿泄热之功，虑之患者食欲不佳，故加鸡内金消食健胃。

3. 其他两经合病

《伤寒论》第 32 条云："太阳与阳明合病者，必自下利。"因风寒外袭，表邪不解，内迫阳明，出现发热、恶寒等太阳表证，兼水粪杂下、不伴臭秽、肛门灼热之下利，以葛根汤发汗解表，生津止利治之。此乃表里同病之下利，后世医家称之为"逆流挽舟"之法。若风寒之邪重在犯胃，胃气上逆，出现"不下利，但呕"，在葛根汤的基础上，加半夏和胃降逆止呕即可。

有阳明与少阳合病，《伤寒论》第 256 条云："阳明少阳合病，必下利。"辨为阳明少阳合病，阳明化燥，少阳化火，燥火相合，兼有宿食内停，燥屎结于肠中，见腹满痛拒按、下利清水、下利臭秽不爽等热结旁流之征，治以通因通用之法，用大承气汤峻下结热。梅教授常将方中大黄以虎杖代替，临床效果更佳。然《伤寒论》第 103 条、第 104 条大柴胡汤证与柴胡加芒硝汤证亦属阳明与少阳合病，区别在于大柴胡汤意在祛邪而不在扶正，柴胡加芒硝汤则扶正与祛邪相辅相成，临床须辨证使用。《伤寒论》第 172 条虽言"太阳与少阳合病，自下利"，但以方测证，实属阳明与少阳合病，少阳郁火下迫于大肠，患者表现为下利黏腻不爽、臭秽、肛门灼热、口苦、里急后重等，用黄芩汤清泻少阳郁火，则利止。

有患者既有少阳胆火内郁，又有胃家寒浊上逆。如梅某，男，44 岁，2008 年 2 月初诊。胃镜示：慢性糜烂性胃炎，十二指肠炎并糜烂，胃潴留。西医诊断为：贲门失弛缓征，属中医学噎塞病证。症见饮食后胸骨下端梗阻 10 余年，伴嗳气，反酸，脉缓，苔薄白。

该病症状单一，临床少发，故难辨证、难立法、难用药，且临床疗效不太理想。梅教授辨证分析为枢机开阖不利，肝寒犯胃，寒热交错，木郁土壅，浊阴上逆。先选用小柴胡与吴茱萸汤及左金丸合方加减化裁。处方如下：柴胡 10g，黄芩 10g，法半夏 10g，吴茱萸 10g，生姜 12g（自备），太子参 10g，黄连 10g，海螵蛸 15g，郁金 10g，延胡索 15g，降香 10g，片姜黄 10g，陈皮 10g，7 剂，日 1 剂，水煎服。

二诊：梗阻减轻，饮水则稍舒，纳可，二便调，反酸减轻，苔薄白，脉弦缓，原方加炒川楝子 10g，7 剂。

三诊：饮食后梗阻明显，稀饮后梗阻较轻，胸骨后胀，脉弦缓，苔薄白，守上方加枳壳 10g，橘叶 10g，煅牡蛎 10g，青皮 10g，刀豆 30g，7 剂。

四诊：梗阻好转，食后稍梗，食后饮水则舒缓，中途不梗，苔薄白，脉缓，守第三诊方加全瓜蒌 10g，14 剂。

五诊：米饭硬度适中，无梗阻感，苔白略厚，脉弦缓。处方：柴胡 10g，黄芩 10g，法半夏 10g，全瓜蒌 10g，黄连 10g，吴茱萸 6g，海螵蛸 15g，藿香 10g，佩兰 10g，枳实 25g，僵蚕 10g，姜黄 10，降香 10g，14 剂。

按语：此患者为枢机开阖不利，肝寒犯胃，寒热交错，木郁土壅，浊阴上逆。柯韵伯云："盖口咽目三者，不可谓之表，又不可谓之里，是表之入里，里之出表处，所谓半表半里也。三者能开能阖，开之可见，阖之不见，恰合枢机之象。"故邪结于经，有碍经气运行，故可胸胁苦满，胸骨下端食后有梗阻感。罗东逸曰："盖人身厥阴肝木虽为两阴交尽，而一阳之真气实起其中，此之生气一虚，则三阴浊气直逼中上，不惟本经诸证悉具，将阳明之健运失职，以致少阴之真阳浮露而吐利，厥逆烦躁欲死，食谷欲呕，种种丛生矣。"

《医宗金鉴》云："此少阳不解，传入厥阴，阴邪上逆，故呕而头痛也。以吴茱萸汤主之，从厥阴本治也。"是言其进一步发展之甚。用本方治疗后使厥阴病邪转出少阳，即所谓脏邪还腑，开阖少阳枢机，达邪外出。二诊、三诊加炒川楝子以疏肝理气，加枳壳、橘叶、煅牡蛎、青皮、刀豆角以开结破气，治胸骨后胀；四诊无特殊不适，食完后稍加全瓜蒌以开结化痰。五诊无特殊不适，无梗阻感，苔白略厚，再改用柴胡陷胸汤以和解少阳枢机，化痰开结，升降气机以善后。

（十二）因实致虚证治经验

消化系统疾病病程长短不一，但以缠绵难愈者居多。梅教授认为此类慢性疾患非外感急症可比，应注重审证辨析过程，对因实致虚的慢性痼疾，如肝硬化腹水、糖尿病合并胃炎、胆囊炎、心血管疾患合并胃炎，均以和缓为法，提出"诸虚百损，实邪内结，和缓图之"的观点。

尹某，男，37 岁，患者有病毒性肝炎病史多年，伴肝硬化腹水、食管静脉曲张。诊时见：形体消瘦，面色晦暗，爪甲苍白，少气无力，腹部膨隆，精神不振，睡眠难安，腹胀，小便少，不欲食，偶尔右胁下痛，叩之有中度腹水征，下肢浮肿。舌苔薄白，脉弱。辨证属积聚内结，气血亏虚，但气血内结为致虚之由。以猪苓汤、鳖附散、二金汤化裁。处方如下：金钱草 30g，海金沙 15g，鸡内金 10g，泽泻 10g，益母草 30g，猪苓 10g，茯苓 30g，阿胶 10g（烊化），五灵脂 10g，制鳖甲 10g，制香附 10g，制三棱 10g，制莪术 10g，另用云南白药冲服。治疗两个月，诸症消失，后以疏导肝胆通行三焦法，以柴胡桂枝汤化裁。处方：柴胡 10g，法半夏 10g，黄芩 10g，桂枝 10g，白芍 10g，当归 10g，川芎 10g，焦白术 10g，制鳖甲

10g，制香附 10g，生晒参 6g（另煎）。前后调理 3 月余，症状全部消失，体力恢复尚佳，肝功能恢复正常。继以上方加减，制成丸剂，服 3 月余以巩固疗效。除肝硬化外，对慢性肝炎、心血管疾病合并消化道疾患，梅教授多主张汤剂前期治疗，病情稳定后，再以丸剂调治，"丸者，缓也"，对慢性消化系统疾病颇为适合。

另外，对慢性消化系统疾病的选方用药，梅教授推崇叶天士"久病入络"的理论，常在治疗中加丹参、当归以活血通络。若伴心脑血管疾患或见舌质瘀暗者，则加虫类药如土鳖虫、蜈蚣等。梅教授认为虫类药有灵动之性，较植物类药活血作用佳，常用蜈蚣、全蝎，在正常剂量下又未见毒副作用。对水蛭的应用，梅教授强调胃溃疡患者慎用，避免诱发胃出血。因虫类药多为峻猛之品，制成丸剂以缓图之，则疗效更佳。

梅教授辨治脾胃疾病，师遵仲景，倡导寒温并重，融寒温理法于一体，形成了以六经辨证为主，以卫气营血及三焦辨证为辅，兼以其他辨证的立体思维模式，以扩大经方临床运用八大途径为基本法则，长于复用经方，善于运用柴胡类方。本研究系统总结了梅教授辨治脾胃疾病的学术思想与临证经验，有利于继承其学术思想，推广其临证经验。

肺系病证辨治

梅教授善于运用六经辨证、八纲辨证、脏腑辨证、气血津液辨证等辨治肺系疾病，兹从其辨治肺寒气逆咳喘、外寒内饮咳喘、痰饮咳喘、外寒内热咳喘、痰热阻肺咳喘、枢机不利痰热阻肺咳喘、枢机不利湿阻三焦咳喘、肺热咯血、阴虚燥咳、肺脾气虚咳喘、肺肾亏虚咳喘、慢性鼻炎、肺系肿瘤等常见肺系疾病的病因与病机、证候辨析、立法处方经验进行分析，并列举典型病案。

一、辨治肺系疾病的学术思想

（一）从六经辨证论治肺系疾病

张仲景以《素问》《九卷》《八十一难》《阴阳大论》等中医经典医籍为基础，结合临床经验，在《伤寒论》中把外感疾病复杂的证候及其变化规律加以总结，提出了六经辨证学说。六经辨证开创了中医辨证论治之先河，奠定了中医学辨证方法的基础，对中医临床辨证具有重要的指导价值。《伤寒论》六经辨证理论全面分析了外感热病发生发展过程，综合病邪性质、正气强弱、脏腑经络、阴阳气血、宿疾兼夹等多种因素，将外感热病发展过程中各个阶段所表现的特征概括为六个基本类型，即太阳病、少阳病、阳明病、太阴病、少阴病、厥阴病，并将此作为辨证论治的纲领。因此，全面认识和理解六经辨证，才能在诊疾察病的过程中灵活认识病情变化。梅教授认为六经辨证是以六经所系的脏腑、经络、阴阳、气血、津液生理功能和病理变化为基础，结合人体抵抗力强弱、疾病病因属性、病势进退缓急等因素对疾病进行整体分析和辨证的方法。具体而言，就是对外感疾病演变过程中所表现的各种病证进行综合分析、辨证，归纳其病变部位、证候特点、传变特点、寒热趋向、邪正盛衰等，并进行相应诊断、治疗的辨证方法。

对于肺系疾病的治疗，梅教授多以《伤寒论》太阳、少阳、阳明、太阴、少阴、厥阴六篇理论作为基础进行阐明和发挥。在临证中常结合外感内伤相因学说等理论，进行综合分析，辨证论治肺系疾病。梅教授在遣方用药方面，重视六经辨证理论的指导作用。

1. 太阳与肺

太阳包括手太阳小肠经、足太阳膀胱经，以及两经相络属的小肠、膀胱两腑。梅教授认为太阳病证与肺密切相关，肺系疾病临床证候表现也常见于《伤寒论》太阳病证之中。足太阳膀胱经外主皮毛，统摄营卫。营卫皆源于中焦，卫为阳，慓疾滑利，行于脉外。营为阴，滋养柔润，行于脉中。卫行脉外，而散布于表，司肌表开阖之权。肺主气，司呼吸，外合皮毛，故太阳外统营卫之职，可影响及肺。风寒侵袭人体，太阳和皮毛腠理首当其冲，常出现太阳伤寒证，如《伤寒论》第35条云："太阳病，头痛，发热，身疼，腰痛，骨节疼痛，恶风，无汗而喘者，麻黄汤主之。"第36条云："太阳与阳明合病，喘而胸满者，不可下，宜麻黄汤。"第40条云："伤寒表不解，心下有水气，干呕，发热而咳，或渴，或利，或噎，或小便不利、少腹满，或喘者，小青龙汤主之。"

若腠理疏松，营卫不调，常可出现太阳中风证，即桂枝汤证，《伤寒论》第12条云："太阳病，阳浮而阴弱，阳浮者，热自发；阴弱者，汗自出。啬啬恶寒，淅淅恶风，翕翕发热，鼻鸣干呕者，桂枝汤主之。"第13条云："太阳病，头痛发热，汗出恶风者，桂枝汤主之。"《伤寒论》常以桂枝汤外散风寒、内调营卫之法治疗，方中桂枝、生姜等辛散之品具有散寒解肌之功。白芍和营固表，甘草、大枣和中资化源。第42条云："太阳病，外证未解，脉浮弱者，当以汗解，宜桂枝汤。"第43条云："太阳病，下之微喘者，表未解故也，桂枝加厚朴杏子汤主之。"因此，梅教授常以此为依据，作为治疗咳喘伴表虚自汗的理论基础。此外，《伤寒论》还对营卫理论进行了扩展论述，使桂枝汤可用于杂病的治疗。如第 53 条云："病常自汗出者，此为荣气和，荣气和者，外不谐，以卫气不共荣气谐和故尔。以荣行脉中，卫行脉外，复发其汗，荣卫和则愈，属桂枝汤证。"在临床上，常有慢性支气管炎、支气管哮喘患者度过发作期后，出现多汗，梅教授常以桂枝汤加味治疗，疗效较好。第 54 条云："病人脏无他病，时发热，自汗出而不愈者，此卫气不和也。先其时发汗则愈，属桂枝汤证。"梅教授认为，此条虽云脏无他病，但肺气多虚，外邪易于经皮毛而入，出现咳嗽，亦可用桂枝汤加味调理之，具有未病先防、已病防变的意义。

2. 少阳与肺

《伤寒论》少阳包括手少阳三焦和足少阳胆。"胆足少阳之脉，起于目锐眦，上抵头角，下耳后，循颈，行手少阳之前，至肩上，却交出手少阳之后，入缺盆……以下胸中，贯膈，络肝，属胆，循胁里，出气街，绕毛际，横入髀厌中……三焦手少阳之脉，起于小指次指之端，上出两指之间，循手表腕，出臂外两骨之间，上贯肘，循臑外上肩，而交出足少阳之后，入缺盆，布膻中，散络心包，下膈，遍属三焦。"梅教授指出，足少阳胆经、手少阳三焦经均过胸中与肺相联系，故少阳与肺之间存在着经脉联系。此外，《伤寒论》第 96 条云："伤寒五六日中风，往来寒热，胸胁苦满，嘿嘿不欲饮食，心烦喜呕，或胸中烦而不呕……或咳者，小柴胡汤主之。"方后注云："若咳者，去人参、大枣、生姜，加五味子半升，干姜二两。"此为少阳火郁，枢机不利，其中胸满、心烦、嘿嘿，以及或然证中咳嗽等，均与少阳气郁化火，上扰心胸或少阳三焦不利，水饮内停犯肺密切相关，故治疗仍用和解之法，以小柴胡汤加减治疗。少阳经脉与肺在经脉上相互关联、相互影响，三焦与胆在功能和病理上影响及肺，则是梅教授从少阳论治肺系疾病的理论基础。梅教授认为临床上出现咳喘，伴见口苦、咽干咽痛、心烦、偏头痛、胁痛等症状时，多责之少阳枢机不利，或兼痰热内阻病证，可用小柴胡汤去人参、大枣、生姜，加小陷胸汤、鱼腥草、白英、桔梗、浙贝母、紫菀、款冬花等药治之。头痛加蔓荆子、川芎，咽痛加射干、马勃，胁痛甚加川楝子、延胡索、郁金等药。

3. 阳明与肺

阳明包括大肠经、胃经、大肠、胃腑。大肠经入缺盆，络肺，下膈，属大肠。肺与大肠互为表里。《伤寒论》第180条云："阳明之为病，胃家实是也。"肺经，起于中焦，下络大肠，还循胃口，上膈属肺。若肺热壅盛，肺气不降，则大便秘结不通。若热结大肠，大便燥结不通，也会导致肺气不降，咳喘加重。可见，肺与阳明经有紧密联系。临床上泻肺可以通阳明之实，泻阳明可以降肺气、清肺热。泻阳明用小承气汤、调胃承气汤，或用虎杖。

4. 太阴与肺

太阴包括肺经、脾经、肺脾两脏，因而肺与脾是相互络属的关系。《伤寒论》中太阴主脾土，若太阴虚寒，土不生金，则咳喘痰多而稀，纳差，大便溏。梅教授治疗慢性支气管炎、支气管哮喘伴便溏纳差、痰多而稀者，常以理中汤、参苓白术散、六君子汤加味治疗。

5. 少阴与肺

少阴包括手少阴心经、足少阴肾经、心肾两脏。肺朝百脉，主治节，肺主气，气能行血；而心为君主之官，主血脉；肾主藏精，内寓真阴真阳，为五脏阴阳之根本。心肾两经两脏关系着全身的阴阳气血，故少阴病多表现为全身性里虚证。由于病邪寒热不同，人体正气强弱不等，临证可表现为从阴化寒的寒化证和从阳化热的热化证。因寒邪最易伤阳，所以少阴病虽具寒热两证，但以寒化证为多。《伤寒论》第 323 条云："少阴病，脉沉者，急温之，宜四逆汤。"此为少阴阳虚寒盛的本质，用四逆汤温补肾阳、回阳救逆法治之。第 316 条云："少阴病，二三日不已，至四五日，腹痛，小便不利，四肢沉重疼痛，自下利者，此为有水气。其人或咳，或小便利，或下利，或呕者，真武汤主之。"此证与太阳篇第 82 条真武汤相类，均为少阴肾阳虚衰，水饮内停，上逆心肺所致，当以温阳化气利水之法治疗。梅教授对于慢性支气管炎、支气管哮喘伴慢性充血性心力衰竭，其临床表现见咳嗽、喘息、动则喘甚、心慌、气短、夜不得卧、下肢水肿、尿少等辨为阳虚水停犯肺者，常用此方配合活血利水、宣肺化痰平喘之药物，肺肾心同治。例如，年老久病之哮喘患者急性发作，往往上有痰饮化热，阻塞肺气，咳喘不已，咳黄痰，舌紫唇绀，下有少阴阳虚寒化证，下肢水肿，小便不利，畏寒肢冷，梅教授常以麻杏甘石汤合真武汤，去石膏之寒凉质重，加黄芩、鱼腥草、白英以清肺热，加益母草、泽兰、红花等活血利水。上述肺肾之间关系及其病理演变，形成少阴阳虚水停犯肺兼瘀血的证候，这是梅教授以少阴理论为指导进行肺系疾病的理论基础之一。

6. 厥阴与肺

厥阴包括肝、心包及其经络。肝经，夹胃属肝络胆，上膈，布胁肋，循喉咙之后……其支者，上注肺。故肝经与肺以经络相连，生理上相互联系，病理上相互影响。若肝火上炎犯肺，则咳嗽阵作，咳黄痰，甚则咯血，梅教授常以小柴胡汤去人参、大枣、甘草、生姜，加黛蛤散、牡丹皮、栀子、鱼腥草、白英、桔梗、浙贝母、紫菀、款冬花等药治之。老年人及高血压患者痰热阻肺，久咳不止，又易引动肝风，肝阳上亢，症见头痛目眩、眼红胀痛、口苦易怒，梅教授常在方药中加天麻、钩藤、石决明、牡蛎、茺蔚子、地龙等平肝清肝息风。

（二）从八纲辨证论治肺系疾病

1. 阴阳

新发肺病多属阳，久病而复外感者亦为阳，久病而未新感者多为阴。

2. 表里

发热，恶寒，头痛，鼻塞，体痛者，多属表；烦躁，燥热，咳痰量多，咯血，畏寒肢冷，大便溏，水肿多为里。

3. 寒热

发热恶寒，咳痰清稀，口淡不喜饮，便溏，尿清长，苔白，舌淡，脉缓，多为寒。发热不恶寒，痰黄黏稠，口干喜饮，大便干燥，尿黄，舌红苔黄，脉滑数有力，为热。舌蒙白苔绛底，亦为热。

4. 虚实

新病多实，久病亦有不少属实，尤其在复感外邪时多实，此阶段一般不用补气、养血、滋阴、补肾之品，以防助热、留邪。久病迁延不愈而无新感者多虚，主要是卫气虚、营卫不调、脾虚、肾虚，可酌情选用桂枝加厚朴杏子汤、参苓白术散、六君子汤、麦味地黄丸等。

（三）从脏腑辨证论治肺系疾病

《黄帝内经》云："五脏六腑皆能令人咳，非独肺也。"《黄帝内经》中有心咳、肝咳、肾咳、胃咳之说。中医学整体观念认为，人体是一个有机整体，各个脏腑通过阴阳表里关系和五行生克制化等互相联系和影响，肺病可以影响他脏，他脏有病也可影响肺，所以肺系的病变，常需辨因果先后，以及有无其他脏腑兼证。梅教授认为整体观念和辨证论治是中医学理论的特点，深入研究肺与其他脏腑之间的特殊关系，有助于更好地掌握肺系疾病变化规律，提高临床疗效。

1. 肺脏独病、自病

肺脏独病、自病多见于平素体健无病者，新受风寒，发为咳喘，只需宣肺化痰，止咳平喘，常以麻黄汤加减。若素有痰热、湿热在内，又受风寒而咳喘，多以麻杏甘石汤、小陷胸汤加味治疗。若形寒饮冷伤肺，痰饮停于肺者，梅教授则常以苓桂术甘汤、理中汤加味。肺热咯血，常以泻心汤降火止血，或加小陷胸汤。

2. 肺与心

心主血脉，血在脉中的运行有赖于肺气的推动。肺主气，司呼吸，朝百脉，主治节，肺将全身血液汇聚于肺，然后敷布全身。肺吸入自然界的清气，与脾胃水谷之气结合，聚于胸中，名曰宗气。宗气走息道以司呼吸，贯心脉以行气血，从而把心与肺紧密联系起来。因此，心与肺的关系，主要表现为血和气的关系。肺能宣发肃降，则气机升降有常，呼吸平稳，不快不慢，不深不浅。又气为血帅，气能行血，肺通过宣发及肃降功能，使气血、津液布散全身，以濡养四肢百骸，故曰朝百脉，主治节。同时，肺司水道之开阖，使水液代谢正常，向上呼出于气道，向外宣泄于腠理，向下化糟粕于膀胱而出于体外，故曰通调水道，为水之上源。

需要说明的是，肺的以上功能与心血之无瘀、血府之通畅密切相关。若心气虚弱，无力行血，必致血瘀，肺受其累。心阳不煦，则血停为水，上犯于肺，发为喘促，不能平卧。故曰心病必累及于肺。同时，肺病亦可影响及心，若肺气虚弱，气虚不能行血，血行迟缓，必致血瘀。且肺主通调水道，对水液的输布、运行、排泄起调节作用。肺虚则通调水道功能失常，可引起痰湿、水饮停留，影响心血的运行。

梅教授临证在运用心肺关系治疗肺系疾病时，主要治疗肺心气虚证和肺心阳虚证、肺病兼心血瘀阻证。如慢性支气管炎、支气管哮喘常在外感、饮食及劳累、过敏等因素的影响下急性发作，出现咳喘、胸闷气短，又伴有心慌、自汗、少气懒言，即为肺心气虚证。治疗上既要宣肺平喘化痰，又要用黄芪、生晒参补肺心之气。若素有心阳虚衰，又可影响肺，导致肺气不利，痰饮内停，易受外感，发病时症见咳喘，张口抬肩，鼻翼扇动，不能平卧，夜间喘促尤甚，下肢凹陷性水肿，小便不利，大便反快，舌质淡或绛紫，苔白滑，脉沉等。证属心肾阳虚，肺失宣降。梅教授常以真武汤为主方，温阳利水，加桔梗、浙贝母、紫菀、款冬花化痰止咳，并加用活血利水药物，如泽兰、益母草、土鳖虫、红花、水蛭、葶苈子、茯苓、泽泻、猪苓、金钱草、海金沙等。若痰饮化热，上热下寒，上实下虚，则以真武汤合用小陷胸汤加味。若兼痰热阻肺，胸闷喘促，痰黄发热，则以真武汤合用麻杏甘石汤，以达温补心肾、清宣肺热之效。

3. 肺与肝（胆）

肝藏血，主疏泄，为将军之官，五行属木，主升主动，体阴而用阳。肝脏的疏泄功能调节着人体气机的升降出入，使气血和调，经络通利，五脏六腑正常和谐。肝主疏泄联系着全身的气机变化，在维持肺气的宣发肃降、情绪调节等方面起着重要的作用。如果肝气郁结，则可见气滞，气滞可导致肺气郁结，发为咳嗽喘息，阵阵发作，胸闷胁痛，心烦易怒。肺为娇脏，肝郁化火可伤及肺络，木火刑金，症见咳嗽咯血，面赤气急，舌红脉弦数。肝胆同属木，互为表里，肝为阴木，胆为阳木。肺属金，金克木，胆与肺以经络相连，所以胆与肺也有着密切的关系。

梅教授认为，肺与肝胆密切相关。若肝胆气郁，郁而化火，则会出现《伤寒论》第96条的"嘿嘿不欲饮食，心烦喜呕，或胸中烦而不呕……或心下悸……或咳"，第318条"少阴病，四逆，其人或咳，或悸……四逆散主之"等。对于肝病及肺的治疗，其多采用疏肝理气、清肝降火之法，以小柴胡汤加减，常用柴胡、黄芩、法半夏、炒川楝子、郁金、延胡索、桔梗、浙贝母、紫菀、款冬花等药物。心烦者，可合用栀子豉汤或丹栀逍遥散；失眠者，或加用镇惊安神药，如煅龙骨、煅牡蛎、珍珠母、磁石，或加用养心安神之酸枣仁、柏子仁、茯神等。若肺病日久，心情抑郁，亦可导致肝病，心烦易怒，胸闷胁痛，口苦，治疗与上类同。

4. 肺与肾

肺居上焦，为五脏之华盖，主通调水道，为水之上源。肾居下焦，属阴，主水，司膀胱之开阖，为一身阳气之根本。肺失宣降，则通调水道失常，膀胱气化开阖失司，故而小便不利。临床上常用宣肺法治疗肺病导致的小便短少、水肿，谓之提壶揭盖法。肾为五脏之本，内寓元阴元阳，藏先天之精，为生命活动的物质基础。肾属水，肺属金，金水有相生之理。肾之阳气充足，则气化功能正常，通过三焦将肾中精气输送至全身，濡养和温煦各个脏腑组织。若先天禀赋不足，或肺病久治不愈，后天失养，或劳倦损伤肾阴肾阳则发病，肾阳亏虚，阳不化水，水液内停而水肿。水泛为痰，水饮犯肺则咳喘。若肾阴亏虚，虚火上炎，亦可导致肺阴不足。临床上补肺阴可以增肾水，滋肾阴亦可补肺阴，此乃金水相生之理。肾为胃关，肾司二便，故肾与大肠密切相关。肺与大肠互为表里，二者关系也非常密切。肾阴虚则便秘，腑气不降，肺可受累，使原有之咳喘加重。肾主纳气，肾精充足则呼吸平稳，肾虚则呼吸表浅。哮喘反复发作，久必致肾虚，故前贤曰哮喘"发时治肺，缓时治肾"。

梅教授认为临床上肺肾同病多见于肺肾阳虚。肺病患者年老体弱，久治不愈，肾阳虚衰，气化无权，水气内停，就会出现少阴寒化证。水泛为痰，上犯于肺，则加重咳喘。认为肺肾病变与《伤寒论》第316条"腹痛，小便不利，四肢沉重疼痛，自下利者，此为有水气"及第323条"少阴病，脉沉者，急温之，宜四逆汤"有关联。故其对于此类病证常用温阳活血利水之法，以真武汤为主方，加桔梗、浙贝母、紫菀、款冬花、白前、百部等药物化痰止咳，加麻黄、杏仁宣肺化痰。如有痰饮化热，则加黄芩、鱼腥草清肺热。由于水邪凌心，常有心血瘀阻，故多加活血利水之品，如益母草、土鳖虫、红花、茯苓、泽泻、猪苓、金钱草、海金沙等，收效甚佳。

5. 肺与脾胃

脾为生痰之源，肺为贮痰之器。脾胃虚弱，运化无权，不能输布津液，则津液停聚为痰，上犯于肺，咳嗽痰多清稀。土不生金，气血不足，可致肺虚咳喘久治不愈，或反复外感而咳喘，治疗要培土生金，用参苓白术散、六君子汤加味治疗。肺病日久不愈，可耗伤脾气，需要兼治脾胃，用平胃散、四君子汤等。

综上所述，肺为五脏六腑之华盖，肺主气，司呼吸，朝百脉，主治节，通调水道，气血津液无不与肺相关。同时，肺与脾同属太阴，肺与大肠互为表里，肺与肝共同调节气机的变化，共同促进血液的运行和固藏，相互配合，相互为用；心与肺则通过司呼吸与心主血功能相联系；肺与肾则以肾主水、肺通调水道相联系，金水相生，二者相辅相成。肺的功能正常，与其他脏腑的配合与联系密不可分，故梅教授认为肺系疾病的病理变化常涉及多个脏腑，"五脏六腑皆能令人咳，非独肺也"，在治疗上不可忽视脏腑辨证的重要性。

（四）从气血津液辨证论治肺系疾病

气血津液是构成和维持人体生命活动的基本物质，生理上相互渗透、相互依存、相互转化。《素问·经络别论》云："饮食入于胃，游溢精气，上输于脾，脾气散精，上归于肺，通调水道，下输膀胱，水精四布，五经并行。"血与津液共同来源于水谷精气，化生于后天脾胃，同属阴精。但血与津液的形成都离不开肺。因为肺主气、司呼吸，水谷精微之气与肺吸入的自然界清气相合，分别形成宗气、卫气、营气。营气参与血液和津液的构成。同时，津血之间相互转化，津入脉内则为血，血渗脉外则为津。津液和血都有滋润和濡养的作用，故在功能上二者是相关的。肺为娇脏，若津血不足，燥邪伤肺，肺失滋润和濡养，则干咳少痰。津血的生成和转化，是以气为枢纽而实现的，脾胃将摄入的饮食物转化为水谷精气，水谷精气转化为营气和津液，而后营气和津液转化成赤色的血，均离不开气的运动变化。气为血之帅，血在脉中流行，有赖于气的推动，气能行津，津液的输布排泄，依赖于气的升降出入运动。血在脉中循行不逸出脉外，主要依赖于气对血的统摄作用，而津液的代谢平衡，也得益于气的固摄功能正常。气血津液与人体五脏均有着密切关系，气血津液的正常运行有赖于脏腑功能的正常。肺主通调水道，水液的正常运行也有赖于肺之宣发肃降功能。其病理变化也是相互影响的。气血津液代谢障碍，则变生痰浊、瘀血。痰浊湿邪偏盛，随气无处不至，阻塞于肺则咳喘。

　　肺气虚则卫外不固，腠理不密，外邪入侵，反复外感而咳喘，需要兼治肺气，用玉屏风散、六君子汤。肺气郁闭则胸膈胀闷，治以枳实、瓜蒌之属。气陷则呼吸微弱，短气不足以息，当补气升提，治以补中益气汤、升陷汤加味。

　　久病多瘀，久病入络。梅教授认为肺病久延不愈者，必有血脉瘀阻，在治肺的同时要兼以行气活血，如当归、川芎、枳实、蜈蚣等。肺炎喘嗽、肺痈虽为新感发病，但因肺"朝百脉，主治节"之功能受阻，亦不免有血瘀于肺。西医学研究也认为，肺炎、肺部感染时会出现微循环障碍，需以活血化瘀为法进行治疗，常加丹参、川芎等。若热壅于肺，肺络受伤咯血，当降气降火，宁络止血，方用泻心汤加味。支气管扩张、肺结核咯血多为肺络缺损，又当用三七、云南白药、白及等补络止血。肺气虚不摄血，经肺咯出，当补气摄血，治以补肺气药，如黄芪、人参之味，随证加减。

　　津液停聚便成痰成饮，寒痰在肺需温肺化饮，梅教授常用小青龙汤、射干麻黄汤、苓甘五味姜辛汤、栝楼薤白半夏汤之属治疗，若兼燥热、黄苔、黏稠痰，便为化热之征，则加鱼腥草、白英、黄芩、败酱草等味。痰热阻肺，当清肺化痰平喘，如柴胡陷胸汤、麻杏甘石汤加清肺化痰止咳药。饮停中焦之咳喘，可予苓桂术甘汤加味治之。饮停胸胁，咳逆，不得平卧，治以十枣汤、葶苈大枣泻肺汤加味。津液不足则娇脏失濡，发为干咳少痰，口干喜饮，舌红苔少，治以麦门冬汤、沙参麦冬汤，滋阴润肺止咳。

　　痰瘀作为由津血所化的病理产物，在整个病理过程中，除了受外感六淫、内伤七情，以及饮食、外伤等因素的作用外，还与肺的病变密切相关。梅教授认为肺能宣发肃降，气机条达，气血流利，则痰浊瘀血易于消除。反之，若肺气虚弱，或者外邪犯肺，则既有之痰瘀难以清除。

二、辨治肺系疾病的临证经验

（一）肺寒咳喘证治经验

肺寒咳喘见于阳虚体质，或者体内无湿热者，外感风寒，邪气外束，肺失宣降，症见咳嗽、喘息，痰白清稀，发热恶寒无汗，舌淡红，苔白脉浮，治以解表散寒，宣肺化痰平喘。《伤寒论》第35条曰："太阳病，头痛发热，身疼腰痛，骨节疼痛，恶风无汗而喘者，麻黄汤主之。"此类病证，梅教授习用麻黄汤加味，常加桔梗、浙贝母、紫菀、款冬花、前胡、百部，咽痛者再加射干、马勃利咽化痰。

王某，男，45岁，因发热恶寒咳喘1周而就诊，此前自服氨酚烷胺片、阿莫西林胶囊，输液治疗（抗生素类）5天，无显效。现仍发热，体温39℃，恶寒，无汗，头痛，咳嗽，咳白稀痰，纳差，时有干呕，大小便可，辨证为风寒袭肺，治以解表散寒，宣降肺气，以麻黄汤加味：麻黄10g，杏仁10g，桂枝10g，紫菀10g，款冬花10g，桔梗10g，浙贝母10g，白前10g，炙甘草6g，法半夏10g，生姜10g，陈皮10g，水煎服，每日1剂，患者共服药4剂而痊愈。

按语：关于麻黄汤，尤怡《伤寒贯珠集》认为："人之伤于寒者，阳气郁而成热，皮肤闭而成实。麻黄轻以去实，辛以散寒，温以行阳。杏仁佐麻黄达肺气，泄皮毛，止喘急，然之泄而不收，升而不降。桂枝、甘草，虽曰佐之，实以监之耳。"梅教授认为，麻黄汤解表散寒之力尚可，但宣肺化痰平喘之力不足，故临证常加紫菀、款冬花、桔梗、浙贝母、白前、法半夏、陈皮等药化痰平喘。

若恶寒较轻，或平素体虚，脉弱无力，可在上方中减麻黄桂枝之量，或者加白芍，以免发汗太过。如刘某，女，41岁，因发热咳喘 10 天而就诊，自服银翘片无显效。现仍发热，体温 38℃，恶寒较轻，无汗，头痛，咳嗽，咳白稀痰，咽痛，纳差，便溏，脉缓无力。平素每月感冒 2~3 次。辨证为风寒袭肺，治以解表散寒，宣降肺气，以麻黄汤加味：麻黄 6g，杏仁 10g，桂枝 10g，白芍 10g，紫菀 10g，款冬花 10g，桔梗 10g，浙贝母 10g，白前 10g，炙甘草 6g，法半夏 10g，木香 10g，陈皮 10g，射干 10g，水煎服，每日 1 剂，患者服 4 剂后痊愈，再以桂枝汤、六君子汤化裁 7 剂善后，随访半年，只感冒 3 次。

常自汗出者，营卫不调也，以桂枝加厚朴杏子汤主之，可加止咳化痰药。《伤寒论》第 18 条曰："喘家作，桂枝加厚朴杏子佳。"是素有哮喘之人，因起居不慎，感受风寒，则使寒邪内外相合，新感引动宿疾，肺失宣降，遂使哮喘发作。至于恶寒发热之有无，则未可限定，若邪正相争于表，程度较重者，则有发热恶寒，否则可无。如陈某，男，42 岁，患者自幼出现哮喘，西医诊断为支气管哮喘，测得其过敏原 10 余种，如灰尘、鸡蛋黄、花粉、风寒等。用长效吸入激素等治疗，虽能控制其病情，但久用则副作用明显，减其量则发作，稍受风寒也发作，常需住院治疗，因而苦恼不已。来诊时，因感受风寒而复发，哮喘明显，喉中痰鸣有声，鼻翼扇动，轻度唇绀，伴有咳嗽，白痰清稀量多，恶风寒，自汗，鼻塞，神疲乏力，纳差，脉缓，苔白薄而润。其病因病机大致与上述分析相合，故以桂枝加厚朴杏子汤加味：桂枝 10g，白芍 10g，炙甘草 8g，生姜 4 片，大枣 5 枚，厚朴 15g，杏仁 10g，紫菀 10g，款冬花 10g，桔梗 10g，浙贝母 10g，百部 10g，前胡 10g，炒黄芩 25g，鱼腥草 30g。7 剂，每日 1 剂，7 天后复诊，哮喘明显减轻，咳嗽好转，上方略事加减，治疗将近两月，哮喘平稳，精神好转，可正常工作。后以上方加当归 10g，枸杞子 10g，10 剂共熬，加白蜜 3000g 收膏，每日 3

次，每次一匙。1 年共服膏剂 3 剂，哮喘基本控制。偶有小发，则临时加用汤剂 1~2 周即可。历时 8 年有余，坚持治疗，病情稳定，生活工作正常。

《伤寒论》第 43 条曰："太阳病，下之微喘者，表未解故也，桂枝加厚朴杏子汤主之。"本条仍为肺寒气逆致喘，病因病机与上条基本相同，唯发病过程有异，即病者并无咳喘之宿疾，而是感受外寒之后，或因误治，风寒迫肺而喘。柯琴《伤寒来苏集》认为，桂枝加厚朴杏子汤："治太阳下后微喘，而表未解者。夫喘为麻黄证，方中治喘者，功在杏仁。桂枝本不治喘，此因妄下后，表虽不解，腠理已疏，则不当用麻黄而宜桂枝矣。所以宜桂枝者，以其中有芍药也。既有芍药之敛，若但加杏仁，则喘虽微，恐不能胜任，必加厚朴之辛温，佐桂以解肌，佐杏仁以降气。故凡喘家不当用麻黄汤，而作桂枝汤者，加厚朴、杏仁为佳法矣。"

梅教授认为，因咳喘均为肺系疾患，故治喘之方，常可移作咳嗽之用。如王某，男，36 岁，经常咳嗽，此次因感冒而咳嗽 4 个月未愈，干咳为主，偶有白黏痰，不易咳出，有时胸痛，自汗出，微恶风寒，喷嚏，清涕，脉缓，舌红苔白。此患者并无宿疾，而是感受外寒之后失治误治，肺寒气逆而咳，仍可用桂枝加厚朴杏子汤：桂枝 10g，白芍 10g，厚朴 25g，杏仁 10g，炙甘草 6g，大枣 10g，生姜 3 片，桔梗 10g，浙贝母 10g，前胡 10g，百部 10g，鱼腥草 30g，炒黄芩 25g。14 剂，每日 1 剂。服后咳嗽基本消失。前方去鱼腥草，再服 7 剂，诸症消失，随访 5 月，咳嗽未曾复发。

或问："前二例既云肺寒气逆之咳喘，方中何用苦寒之黄芩、鱼腥草之类？"梅教授指出："虽言肺寒咳喘，但咳喘日久，纵然以寒邪或寒饮为主，而多兼化热之征。此种热象常被主症所掩盖，不易发现。但若仔细辨别，仍有苗窍可征。如寒痰湿痰皆稀薄量多，易于咳出，而化热后痰液黏稠，不易咳出，或稀痰而咳出困难，还可见心烦、口渴、脉数、舌边红等，为兼有伏热之象。《金匮要略·肺痿肺痈咳嗽上气病脉证治》第 14 条曰：'肺胀，咳而上气，烦躁而喘，脉浮者，心下有水气，小青龙加石膏汤主之。'即以烦躁、脉浮为热象，故加石膏以清之。又如大青龙汤证，只以烦躁为兼里热。因此临床上但凡察得一二里热之征兆者，便可于温剂中加入清热解毒之品。此种加味方法，对以寒（饮）邪为主兼郁久化热者，似觉疗效甚佳，而对老年体弱，不发热者尤宜。盖以符合'治上焦如羽，非轻不举'之意，如黄芩、鱼腥草、白英、败酱草、忍冬藤等，可酌情选用。我用温剂治咳喘，常兼此法。"

（二）外寒内饮咳喘证治经验

《金匮要略·肺痿肺痈咳嗽上气病脉证治》第 6 条："咳而上气，喉中水鸡声，射干麻黄汤主之。"以方测证，本证当是外有风寒，内有水饮，寒饮相搏，壅塞肺气所致。梅教授认为，患者膈有胶着之痰，外受风寒之邪，便成外寒内饮咳喘。多见于支气管哮喘患者和老年慢性支气管炎患者，治以射干麻黄汤、小青龙汤。痰饮化热者，以小青龙加石膏汤主之，但石膏寒凉质重，多用轻清之品代替，如鱼腥草、白英、败酱草等。

张某，男，57 岁，患咳喘病约 40 年，缓解期有长有短，长则两年不发，短则 1 年发作 1~2 次。20 天前因受凉而再次发作，曾住院治疗，西医诊断：支气管哮喘并肺部感染，慢性阻塞性肺疾病，肺源性心脏病。经抗感染、解痉平喘、化痰治疗后好转出院。出院后为求进一步治疗来诊，刻诊见：微恶寒，咳嗽，白痰清稀，易咳出，微喘，甚则胸闷，心悸，可高枕平卧，下肢凹陷性水肿，脉缓，舌苔白厚。乃外寒迫肺，与久伏之水饮相搏，兼心肾阳虚。治以宣肺平喘，温肺化痰，处方如下：麻黄 10g，杏仁 10g，射干 12g，细辛 5g，干姜 6g，浙贝母 10g，桔梗 10g，紫菀 10g，款冬花 10g，法半夏 10g，五味子 10g，猪苓 15g，泽泻 10g。每日 1 剂，共服药两周，咳嗽明显减轻，活动则微喘，浮肿消退，遂以上方再服两周，咳喘进一步好转，近期疗效堪称满意。为巩固疗效，以上方加黄芪 15g，共 10 剂，共熬，加蜂蜜 1300g 收膏。随访半年，病未加重。

本方为治喘名方，亦可治咳而不喘者，若依病机相同而投方，治咳亦佳。如陈某，男，55 岁，患者平素抽烟饮酒，咳嗽多年，近半月来受凉后咳嗽加重，痰多色黄，喉间有痰声，不喘，在医院输液治疗，以抗感染为主，经治疗后病情减轻，现已停西药。仍有咳嗽，白痰，胸闷，喷嚏，鼻塞，清涕，脉弦缓，舌红，舌苔中根部白厚。其证虽然不喘，但病机大致同上，故治法类同，与下方：麻黄 10g，射干 10g，杏仁 10g，细辛 6g，干姜 10g，五味子 10g，前胡 10g，浙贝母 10g，桔梗 10g，紫菀 10g，款冬花 10g，炒黄芩 10g，当归 10g，川芎 10g。每日 1 剂，服药 1 周，咳嗽明显好转，以上方加半枝莲 30g，再服 1 周，诸症不明显。

本病因迁延日久，才就诊于中医，失治误治，服食温补辛辣，则常有痰饮化热之势，可见咳黄痰，舌苔黄厚，痰黏不易咳出，舌偏红，脉滑数。西医亦认为，哮喘久治不愈多伴有感染，需抗感染治疗才能使哮喘平息。故梅教授常在射干麻黄汤中加黄芩、鱼腥草、白英、败酱草等轻清之品清肺化痰，疗效显著，盖以符合"治上焦如羽，非轻不举"之意。如王某，女，37 岁，素有咳喘，此次受凉后再发咳嗽喘息 30 余天，喉中痰鸣，咽干不适，胸闷气促，咳白黏痰，量较多，纳差，大便溏，睡眠多梦，小便可，舌红苔白厚，脉滑，既往体健，西医诊断为支气管哮喘急性发作，肺部感染，中医辨证为外寒迫肺，与久伏之水饮相搏，兼以化热之证。以射干麻汤加味，处方如下：麻黄 10g，射干 10g，杏仁 10g，浙贝母 10g，桔梗 10g，百部 10g，前胡 10g，紫菀 10g，款冬花 10g，黄连 10g，法半夏 10g，全瓜蒌 10g，干姜 10g，五味子 10g，砂仁 10g，肉豆蔻 10g，僵蚕 10g，细辛 6g，黄芩 25g，地龙 15g，败酱草 20g，白英 20g，酸枣仁 30g，7 剂，水煎服，每日 1 剂。二诊时，患者咳喘明显减轻，痰量减少，饮食及睡眠好转，大便成形，舌红苔白略厚，脉缓滑，守上方再进 10 剂，诸症渐平。本案虽有水饮，但已化热，故加清热之品。因哮喘遇风易发，故加僵蚕以祛风化痰。

《伤寒论》治疗外寒内饮之咳喘，尚有小青龙汤证。其证恶寒发热，无汗，头痛身痛，咳嗽清痰，喘气，脉浮紧，舌苔白薄。如《伤寒论》第 40 条云："伤寒表不解，心下有水气，干呕、发热而咳，或渴，或利，或噎，或小便不利、少腹满，或喘者，小青龙汤主之。"第 41 条云："伤寒心下有水气，咳而微喘，发热不渴。服汤已，渴者，此寒去欲解也，小青龙汤主之。"此证与射干麻黄汤证相比，外寒内饮均较后者为重。如恶寒发热，头痛身痛，无汗等，说明外寒较重；咳喘较重，痰不易出，说明内饮也较重。小青龙汤以麻黄配桂枝、细辛，则发汗之力强；射干麻黄汤以麻黄配细辛、生姜，则发汗之力较弱。小青龙汤以细辛、干姜、甘草为伍，则温肺化饮之力强；射干麻黄汤以射干、细辛、紫菀、款冬花为伍，则温化水饮之力略逊。观此二证，轻重有别；观此二方，强弱有别，会其意用之即可。小青龙汤证若在感受风寒后，表证明显者，则多有发热，否则亦可不发热，故梅教授以为："若求得外寒内饮之病机，不论发热与否，恒可用之。"《伤寒论》第 40 条曰："伤寒表不解，心下有水气，干呕，发热而咳。"第 41 条曰："伤寒，心下有水气，咳而微喘。"《金匮要略·痰饮咳嗽病脉证并治》第 35 条曰："咳逆倚息不得卧，小青龙汤主之。"则知本方既可治咳、治喘，亦可治咳喘相兼之病。其加减法，与上述射干麻黄汤之加减法类同。

（三）痰热阻肺咳喘证治经验

梅教授认为，在现代生活、社会等因素影响下，患者吸烟、饮酒、进食辛辣肥甘、进食温补，体质多湿热，咳喘多痰热，痰热阻肺证占大多数，临床上常用清热化痰、止咳平喘法加以治疗，并善用经方和药对。常用方有小陷胸汤、柴胡陷胸汤、麻杏甘石汤常配鱼腥草、白英、败酱草、黄芩等；常用药对为：柴胡、黄芩，黄连、瓜蒌，桔梗、浙贝母，紫菀、款冬花，前胡、百部，麻黄、射干，当归、川芎等。

《伤寒论》第 63 条云："发汗后，不可更行桂枝汤，汗出而喘，无大热者，可与麻黄杏仁甘草石膏汤。"第 162 条云："下后，不可更行桂枝汤，若汗出而喘，无大热者，可与麻黄杏仁甘草石膏汤。"以上两条说明外感之后，汗不得法，或误用下法，使风寒内陷，入里化热，肺热炽盛，蒸腾津液，则发热汗出。热邪壅肺，肺失宣降，因而咳喘、咳黄痰。伴见心烦、口渴、舌红苔黄、脉滑数等。"无大热"是指寒邪由表入里化热，肺热壅盛，而表无大热，并非不发热。此为外感病过程中肺热咳喘之典型证候。若就内伤杂病而言，则其证多不发热，亦无明显汗出，而脉证均与痰热阻肺有关。因无发热、汗出，故于麻杏甘石汤中去石膏之寒凉沉重，而选加黄芩、鱼腥草、白英、败酱草、忍冬藤等清热解毒而质轻之属，效果较好。

周某，女，79 岁，咳嗽 1 个月，咳白痰质黏，喘气，乏力，饮食及睡眠一般，二便调，舌红苔白厚，脉滑。证属痰热阻肺，治以清肺化痰平喘，以小陷胸汤、麻杏甘石汤加减：黄连 10g，全瓜蒌 10g，法半夏 10g，麻黄 10g，浙贝母 10g，桔梗 10g，紫菀 10g，款冬花 10g，紫苏子 10g，当归 10g，川芎 10g，土鳖虫 10g，红花 10g，地龙 10g，黄芩 25g，鱼腥草 30g，忍冬藤 30g。服药 14 剂，咳嗽明显减轻，痰少。

李某，女，60 岁，因反复咳喘 20 年，再发加重 10 天就诊。现症见咳嗽，咳黄黏痰，量中等，喘气，胸闷，尿黄，纳差，舌红苔淡黄而厚，脉缓滑。既往有冠心病病史，活动时胸痛。证属痰热阻肺，治以清肺化痰平喘，以麻杏甘石汤、小陷胸汤加减：麻黄 10g，杏仁 10g，桔梗 10g，浙贝母 10g，紫菀 10g，款冬花 10g，前胡 10g，黄连 10g，瓜蒌 10g，黄芩 25g，鱼腥草 30g，白英 20g，败酱草 20g，当归 10g，川芎 10g，丹参 30g。7 剂，水煎服，每日 1 剂。服后咳喘减轻，黄痰减少，以上方加陈皮 10g，再进 14 剂，咳喘渐平，胸痛发作减少减轻。后以上方去鱼腥草、败酱草，加红花 10g，土鳖虫 10g，10 剂熬膏继服。1 年内共熬膏 3 剂，哮喘未有大的发作，若受风寒而小发，服上方一至两周即可。胸痛显著减轻，生活质量明显提高。此为麻杏甘石汤与小陷胸汤全方化裁，对热邪兼痰之咳喘，而见胸闷、胸痛、舌苔黄厚腻者，较为有利。若所兼之痰不重，又无胸闷、胸痛者，可去小陷胸汤。

梅教授认为灵活使用此方，对某些严重而复杂之证，其疗效也较满意。如周某，男，62 岁，患风湿性心脏病 30 年，二尖瓣、主动脉瓣、三尖瓣狭窄并关闭不全，常发心衰并肺部感染。于 2010 年 4 月做二尖瓣、主动脉瓣、三尖瓣置换术。出院诊断：①风湿性心脏病，二尖瓣、主动脉瓣、三尖瓣狭窄并关闭不全，瓣膜置换术后，慢性心功能不全。②慢性阻塞性肺疾病，双肺间质病变、左下支气管扩张、双肺肺气肿、多个肺大泡形成，双下肺感染。③双侧少量胸腔积液，胸膜粘连、增厚。④甲状腺右侧叶占位性病变。⑤纵隔淋巴结增多增大。瓣膜置换术后月余，仍咳嗽白黏痰，痰中带血，不易咳出，气喘不能平卧，下肢水肿。活动困难，仅可勉强室内行走片刻，而被迫停止。面唇发绀，纳少，大便正常，小便量少，脉数，舌苔白厚腻，舌质紫暗。此例经手术治疗，虽然挽回生命，然其病情仍属危重。又因患者久用抗生素，多种抗生素耐药而疗效不佳。出院未久，财力不济，转投中医。分析其病情，当是心痹在先，致少阴阳虚水泛，血脉严重瘀损，而肺朝百脉，故肺系首当其冲。水与瘀血互为因果，五脏皆受其累。咳喘，白黏痰难咳，痰中带血，发绀，舌尖瘀斑等，当是痰热与瘀血互阻于肺。整体辨证，当治肺为主，故以下方试投：麻黄 10g，杏仁 10g，浙贝母 10g，桔梗 10g，百部 10g，紫菀 10g，款冬花 10g，炙甘草 6g，三七粉 10g（冲服），丹参 30g，鱼腥草 30g，白英 20g。每日 1 剂，服药 1 周后复诊，可以步行 100 米左右，微咳，白痰，痰中带血消失，胸闷，浮肿减轻，苔薄白，脉数。初见疗效，故仍以上方加减，若白痰黏稠难出或黄痰者，加金银花、连翘；水肿明显者，选加猪苓、茯苓、泽泻、金钱草、海金沙、葶苈子等；痰中带血明显者，加黄芩炭；止血比较稳定者，去三七粉、黄芩炭；胸闷胸痛者，加法半夏、全瓜蒌、黄连、枳实。每日 1 剂，坚持治疗 3 个月，做胸部 CT 复查，与前述诊断相比，下肺感染减轻，仅左下肺较明显，胸腔积液消失，未见肺大泡。时至今日，患者仍在坚持中药治疗。其所用之方，第一诊方为第一类。若胸闷胸痛较重，痰热重，于前方去麻黄、杏仁、炙甘草，加小陷胸汤为第二类。咳血较多时用下方：黄芩炭 25g，黄连 10g，大黄炭 10g，款冬花 10g，浙贝母 10g，紫菀 10g，桔梗 10g，红景天 20g，茜草炭 20g，花蕊石 6g，墨旱莲 30g，丹参 30g，野菊花 10g，败酱草 20g，白英 20g，为第三类。目前咳嗽较轻，痰中不带血，发绀不明显，无水肿，活动较多则气喘心悸。可散步 500 米，休息片刻后返回，无明显症状。至于其后之变化，仍难以预测。

　　柯琴《伤寒来苏集》认为："凡条中不冠伤寒者，即与杂病同义，如太阳之头项强痛，阳明之胃实，少阳之口苦咽干，目眩，太阴之腹痛吐利，少阴之但欲寐，厥阴之消渴，气上撞心等证，是六经之为病，不是六经之伤寒。"

（四）痰饮咳喘证治经验

梅教授认为，暴饮暴食，脾失健运，体质虚寒，复受风寒外邪，每每形成痰饮。《素问·经脉别论》曰："饮入于胃，游溢精气，上输于脾，脾气散精，上归于肺，通调水道，下输膀胱，水精四布，五经并行。"今所饮之水，或因脾虚而不上散，或因肺逆而不下通，以致流溢，随处停积而为病也。治疗当温化之，"病痰饮者，当以温药和之"，常用苓桂术甘汤、小青龙汤加味等。

《伤寒论》第67条曰："伤寒若吐、若下后，心下逆满，气上冲胸，起则头眩，脉沉紧，发汗则动经，身为振振摇者，茯苓桂枝白术甘草汤主之。"《医方集解·利湿之剂》注云："逆满气冲，寒邪伏饮上搏于膈也，故令头眩；沉为在里，且既经吐下，复发其汗，则阳益虚而津液耗，故振摇也；与此汤导饮和中，益阳固卫。《金匮》用治心下有痰饮，胸胁支满，目眩。"《伤寒论》第73条曰："伤寒，汗出而渴者，五苓散主之；不渴者，茯苓甘草汤主之。茯苓（二两），桂枝（去皮，二两），甘草（炙，一两），生姜（切，三两）。"若汗出而渴，为水蓄下焦，膀胱气化不利，不能蒸腾津液上承于舌，故用五苓散主之。若不渴者，为水饮停聚中焦，故用茯苓甘草汤温阳化饮。本方"亦治膀胱腑咳，咳而遗溺"。小青龙汤亦能治疗痰饮为患，如《伤寒来苏集》曰："本方治水之动而不居，故备举辛温以散水，并用酸苦以安肺，培其化源也。细译仲景发表利水诸法，精义入神矣。"

《金匮要略·痰饮咳嗽病脉证并治》对痰饮咳喘之证候及其治法

亦多有论述。其证多因脾肾阳虚，水气不化，津液停聚而成饮成痰。该篇第2条曰："其人素盛今瘦，水走肠间，沥沥有声，谓之痰饮。"第4条曰："水在肺，吐涎沫，欲饮水。"第8条曰："夫心下有留饮，其人背寒如掌大。"第11条曰："膈上病痰，满喘咳嗽。"第12条曰："脉偏弦者，饮也。"第13条曰："肺饮不弦，但苦短气。"以上脉证皆可在痰饮咳喘中发生。第15条曰："病痰饮者，当以温药和之。"此为治疗大法。以苓桂术甘汤和肾气丸为代表方剂，如第16条曰："心下有痰饮，胸胁支满，目眩，苓桂术甘汤主之。"第17条曰："夫短气有微饮，当从小便去之，苓桂术甘汤主之，肾气丸亦主之。"同为一证，为何治法有二？答曰："若病证重点在于脾阳不足，运化失职，而成痰饮者，宜温中化饮，苓桂术甘汤主之；若脾肾两虚，肾阳不足，不能化气行水，而成痰饮，则宜温肾化饮，肾气丸主之。至于'水在肺''肺饮'之类，则应析其微甚，亦可参照上述治法。"

赵某，男，50岁，素有冠心病，两周前受凉后出现发热恶寒，咳嗽痰多色白，流清涕，经治疗外感证候消失，而喉中有痰，咳白痰仍较多，涕黄而稠，肩胛间区发凉，夜间为甚，头痛，以两太阳穴为甚，甚则自觉颞动脉跳动，时有胸闷胸痛，纳差，二便调，舌红苔白厚腻，脉缓。患者咳白痰较多，而肩胛区发凉（背寒如掌大），脉弦，舌苔白厚，是痰饮内停之象。偏头痛，非少阳枢机不利，而是痰饮上逆、清阳不升所致，治宜温化痰饮，以苓桂术甘汤加味：茯苓30g，桂枝10g，焦白术10g，炙甘草6g，黄芪30g，百部10g，前胡10g，紫菀10g，桔梗10g，浙贝母10g，款冬花10g，当归10g，防风10g，川芎10，红花10g。因其黄稠涕，为肺经有热象，故加白英、败酱草各20g。每日1剂，共服20余剂，症状消失。

李某，男，32岁，感冒后咳嗽3周，痰白清稀，胃脘胀满，呃逆，突然站立时头晕，纳差，口不渴，大便稀，苔白略厚，脉缓。证属痰饮为患，正如"伤寒，若吐、若下后，心下逆满，气上冲胸，起则头眩"所云，治当健脾温阳化饮，止咳化痰，以苓桂术甘汤、理中汤加味：茯苓 30g，桂枝 10g，焦白术 10g，炙甘草 6g，党参 20g，干姜 10g，法半夏 10g，百部 10g，前胡 10g，紫菀 10g，桔梗 10g，浙贝母 10g，款冬花 10g，水煎服，每日 1 剂，10 剂而愈。

（五）少阳不利、湿热阻滞咳喘证治经验

梅教授认为，患者素有湿热之体，或者过食辛辣厚味，过服滋补，都会形成湿热，加之所谋不遂、事与愿违、工作事业不如意等情况，肝胆气郁，少阳枢机不利，出现小柴胡汤部分证候、身体一侧的疾病（少阳循一身之侧），咳喘，便属此证，治以柴胡温胆汤，由温胆汤加柴胡、黄芩二味而成。小柴胡汤之功重在足少阳胆，而温胆汤之治偏于足阳明胃。两方合用，共奏和解少阳、清胆和胃、理气化痰之功。因湿热内阻，故去人参、大枣、生姜。若湿热更重，则更加青蒿、青黛、滑石等，即柴胡蒿芩汤。梅教授根据多年临床运用本方治喘的经验，对本方的病机进行探讨，认为：①情志忧郁，烦劳太过；或因惊恐，郁久而虚，聚湿生痰，横逆胆腑，上扰心神，以致心胆虚怯。②喜静少动，饮食甘美，始初得意，久必痰湿内生，困顿脾胃，侵犯肝胆，甚则上扰下犯，变证丛生。③病后正气未复，调护失当，或过早劳作，或滋补有误，以致痰湿内生。④湿热外感，其性缠绵，若有不慎，则生湿化痰，久成内伤。以上均属杂病范畴。⑤在温病范畴中，有湿热之邪留恋三焦气分，其轻者宜用本方，重者宜用蒿芩清胆汤。

柴胡温胆汤何以能治痰热阻肺之咳喘？梅教授常言："手足少阳同病之湿热证，除柴胡温胆汤证外，还有蒿芩清胆汤证等，重在对

证候病机之探讨，不拘于一方一病。换言之，疾病可以不同，而欲认定以上方证，则必与其证候病机相合。其辨治法度：①枢机不利，痰热上扰清窍。②枢机不利，痰热上犯心窍。③枢机不利，湿热下注。④枢机不利，湿热阻滞胆腑。⑤枢机不利，痰热阻于胸膈等。只要咳喘兼有部分少阳枢机不利症状、湿热痰热内阻的症状和舌脉，就可大胆运用。"梅教授在临床辨证时，还注意湿热的偏重，蒙上流下，外渍内熏之部位，发病之长短，病久入络，以及诸多的兼夹症，而加减变通。如咳嗽者，加前胡、桔梗、浙贝母、百部、紫菀、款冬花等；咽痒者，加马勃、射干；中焦湿重，苔白厚者，常加佩兰、藿香；嗳气者，加代赭石、旋覆花；下腹胀者，加平胃散；反酸者，加吴茱萸、黄连、海螵蛸；食滞纳呆者，加鸡内金、焦山楂、焦神曲、焦麦芽、莱菔子；耳胀耳鸣者，加郁金、石菖蒲等；视物模糊者，加密蒙花、谷精草；鼻窍不通者，加苍耳子、辛夷；血压高者，加茺蔚子、钩藤、地龙、天麻、蔓荆子等；面色晦暗或痤疮者，加月季花、梅花、冬瓜子、玫瑰花；胸闷气短，脘痞者，加小陷胸汤等；瘙痒者，加白鲜皮、地肤子；项强，肢麻，关节痛者，加徐长卿、刘寄奴、老鹳草或四妙散等；失眠者，加首乌藤、合欢花、酸枣仁；表情呆滞者，加郁金、远志、石菖蒲、白芥子等；烦躁者，加炒栀子、淡豆豉等；发热或汗出异常者，加青蒿、丝瓜络、碧玉散等；大便干结者，加火麻仁、虎杖；下肢浮肿者，加海金沙、金钱草、泽泻；小便频涩不畅者，加土茯苓、萆薢；血脉不畅者，加川芎、当归、或片姜黄、郁金；久病入络者，加红花、土鳖虫、或蜈蚣、全蝎；化毒壅结者，加石上柏、壁虎、半枝莲。

王某，男，41岁，支气管哮喘病史20年，再发两周，现胸闷气喘乏力，干咳，少痰，纳差呕恶，心烦易怒，大便调，小便黄，形体肥胖，舌红苔白厚腻，脉弦数，中医辨证为痰热阻肺，湿阻三焦。

治以柴胡温胆汤加味：柴胡 10g，黄芩 10g，法半夏 10g，陈皮 10g，茯苓 30g，竹茹 10g，枳实 20g，生姜 3 片，桔梗 10g，浙贝母 10g，紫菀 10g，款冬花 10g，白英 20g，败酱草 20g，7 剂。服后咳喘减轻，纳食增加，守上方加地龙 15g，僵蚕 10g，蝉衣 10g，再服 1 个月，咳喘渐平，舌红，苔白，脉缓滑，以上方加减调治 3 个月，病情稳定。

（六）少阳不利、痰热内阻咳喘证治经验

患者素有痰热阻肺咳喘，又见少阳枢机不利之证，临床常以和解少阳、清热化痰之法治疗。可用柴胡陷胸汤治疗，加化痰止咳平喘之品。胸闷、舌红苔黄厚者，可用小陷胸汤。若胸不闷，苔不黄，可以不用。梅教授还认为，临床上痰瘀亦为本病常见证候，故常加活血化瘀之法治疗，除用当归、川芎、丹参之类外，亦常用土鳖虫、水蛭、地龙、全蝎等虫类药物，以加强活血通络之功。在兼有冠心病、中风后遗症、糖尿病的患者中常用之。

韩某，男，67 岁，患间质性肺炎病史 3 年。现干咳，痰少，活动后胸闷气喘乏力，胸胁苦满，纳差，二便调，睡眠一般，舌苔黄厚，质紫暗，脉弦数。西医治疗效果不佳。中医辨证为少阳枢机不利，痰热阻肺，瘀血阻络。治以柴胡陷胸汤合三子养亲汤加味：柴胡 10g，黄芩 10g，法半夏 10g，全瓜蒌 10g，黄连 10g，莱菔子 10g，白芥子 10g，紫苏子 10g，浙贝母 20g，桔梗 10g，百部 10g，前胡 10g，紫菀 10g，款冬花 10g，制三棱 10g，制莪术 10g，枳实 20g，白英 20g，败酱草 20g，石上柏 20g，7 剂。上方共服 30 剂后复诊，患者仍有干咳，动则气喘，纳食增加，守上方加地龙 15g，僵蚕 10g，蝉衣 10g。再服 1 个月，干咳、喘气减轻，偶有白稀痰咳出，舌红，苔白厚，脉缓滑。以上方加减调治 3 个月，症状明显减轻，现仍服

丸药巩固。此病例虽以干咳为主，喘气，似为阴虚，但舌紫暗，苔黄厚，脉弦数，为有痰热瘀血之征。服药后痰热减轻，津伤减轻，故有白稀痰咳出，此为好转之机。

梅教授运用柴胡陷胸汤的辨证要点为：①发热或恶寒发热，或往来寒热，或寒热起伏不定，或午后热甚，以其病有兼夹，故寒热类型有别。②咳嗽，胸闷胸痛，胁痛。③胃脘（或剑突偏左、偏右）痞结疼痛，或兼胸胁疼痛。④少阳及阳明经脉所过之处酸楚疼痛。⑤脉弦缓或弦数。⑥舌红或绛，苔白薄、白厚，或黄薄、黄厚。若属外感病，且具备：①项下某种热象，或⑥项下某种舌象，即可使用本方。若兼其他任何项下某一症状，则诊断更为准确。若属杂病，则须具②③④项下所述标准之一，同时与⑥项下之舌象相合，亦可使用本方。

（七）肺阴虚燥咳证治经验

梅教授认为，肺阴虚燥咳证主要从舌象判断，若咳嗽伴有舌红苔少或无苔，便为燥咳。梅教授所遇燥咳甚少，可能与武汉当地气候潮湿有关。燥咳应滋阴润燥，止咳化痰，主以沙参麦冬汤、清燥救肺汤、麦门冬汤治疗。若患者虽为干咳少痰或无痰，但舌苔厚，则非为燥咳，多是痰热阻滞，阴液受损，应当清热化痰，服药后咳痰可增多，痰液变稀。

何某，女，60岁，时值秋令，感邪而咳，半月不愈，痰少而黏，气喘，咳引胸痛，口干饮水不多，饮食睡眠欠佳，饥而不欲食，舌红，苔薄白，脉缓。中医辨证为阴虚燥咳，胃阴不足，治当滋阴止咳平喘，以麦门冬汤加减，处方如下：麦冬30g，法半夏10g，五味子10g，玉竹10g，沙参10g，百部10g，前胡10g，紫菀10g，款冬花10g，川贝母10g（另包，冲服），桔梗10g，丝瓜络10g，陈皮

10g，7剂。服后咳喘减轻，饮食增加，无胸痛，加当归10g，川芎10g，再进14剂，诸症渐平。此患者就诊时干咳少痰，苔薄白不厚，饥而不欲食，属肺胃阴虚，而非痰热，故以滋阴为法，兼化痰止咳。

（八）肺脾气虚咳喘证治经验

"脾为生痰之源，肺为贮痰之器"。脾胃虚弱，痰湿内生，土不生金，常致久咳不愈；同时，久咳不已，用药不当，也易致脾胃虚弱，最终脾肺两虚。治疗应化痰止咳，健脾补气，培土生金，主以参苓白术散、香砂六君子汤治疗，酌加麻黄、杏仁、桔梗、浙贝母、紫菀、款冬花、白前、百部等药。

赵某，男，53岁，吸烟多年，咳嗽3个月余，有白痰质稀，胸闷憋气，夜间加重，纳差，便溏，舌红，苔白略厚，脉弦。肺部CT提示：肺气肿；肺功能检查提示：肺功能明显下降。西医诊断为慢性阻塞性肺疾病，中医辨证为肺脾两虚，先以健脾化痰止咳为治，处方如下：党参30g，焦白术10g，陈皮10g，法半夏10g，山药10g，莲子10g，浙贝母10g，桔梗10g，前胡10g，百部10g，紫菀10g，款冬花10g，地龙10g，茯苓30g，枳实20g，当归10g，川芎10g，制三棱10g，制莪术10g，14剂。服后咳嗽基本消失，饮食好转，既无明显咳嗽，便无需用太多化痰止咳药，而加强疏肝理气活血之力，更方如下：柴胡10g，郁金10g，橘叶10g，枳实20g，党参20g，焦白术10g，法半夏10g，石菖蒲10g，浙贝母10g，桔梗10g，牡蛎20g，延胡索15g，当归10g，川芎10g，土鳖虫10g，红花10g，白芍10g，7剂，服后胸闷气短减轻，上方加片姜黄10g，再进14剂，患者症状进一步减轻。

（九）肺肾同病咳喘证治经验

咳喘长期不愈，穷必及肾，寒痰伤及肾阳，尤其老年患者，可能伴有畏寒肢冷、夜尿清长量多、腰膝酸软等肾虚症状。《景岳全书》曰："实喘者有邪，邪气实也；虚喘者无邪，元气虚也。"《临证指南医案·喘》曰："在肺为实，在肾为虚。"《类证治裁》说："喘由外感者治肺，由内伤者治肾。"梅教授认为，在哮喘、慢性支气管炎的急性发作期，邪实重于肾虚，应以清热化痰、宣肺止咳为主，一般不用补肾药，以免加剧痰热。在缓解期，一派肾虚之候，而无明显痰热、湿热阻滞，舌苔不厚，舌质不绛，可以应用麦味地黄丸滋阴补肾，佐以化痰止咳药以治标。阳虚水肿者，主以真武汤加味。

李某，男，61岁，有慢性支气管炎病史20年，冠心病病史3年。现咳嗽，痰多色黄，口苦，胸闷气促，心前区或胸骨后疼痛，多在劳累后发作，休息后可缓解，夜间可平卧，时有夜间憋醒及端坐呼吸。双下肢轻度水肿，小便量少，口唇发绀，大便干结，舌质紫，苔白厚腻，脉虚数。证属上实下虚，上焦痰热，肾阳虚衰，兼血瘀水阻。治以温阳利水，清热化痰活血，拟真武汤合麻杏甘石汤化裁治之。处方：制附片10g，白芍10g，焦白术10g，茯苓30g，干姜10g，麻黄10g，杏仁10g，紫菀10g，款冬花10g，甘草5g，鱼腥草30g，黄芩30g，猪苓10g，泽泻10g，益母草30g，泽兰10g。7剂，每日1剂。1周后复诊，患者诉咳嗽减轻。故于上方加减，坚持服药月余，虽仍感胸闷气促，但咳嗽基本消失，偶尔有胸痛，夜间可平卧，下肢水肿消失。本案病证辨为上焦痰热，肾阳虚衰，兼水停血瘀。麻杏甘石汤、鱼腥草、黄芩清热化痰，真武汤温阳化气利水，泽泻、猪苓加强利水之功，并佐以泽兰、益母草加强活血利水之效。

亦有上下俱寒之证，如陈某，男，65岁，哮喘病史约45年，缓解期有长有短，最近3年发作日益频繁，1个月前曾住院治疗，西医诊断：支气管哮喘合并肺部感染，慢性阻塞性肺气肿，呼吸衰竭（Ⅱ型），肺源性心脏病，心功能Ⅲ级。经治疗好转出院后来诊，见咳嗽，白痰，易咳出，微喘，喉中水鸡声，胸闷，心悸，可高枕平卧，下肢浮肿，畏寒肢冷，纳差，小便少，便溏，脉沉无力，舌苔白厚。乃外寒迫肺，与久伏之水饮相搏，兼以阳虚水泛之证。治当温阳化饮，化痰平喘，处方如下：麻黄10g，射干10g，杏仁10g，细辛5g，干姜10g，炙甘草6g，款冬花10g，紫菀10g，五味子10g，炒黄芩10g，制附片10g，炒白术20g，肉桂5g，淫羊藿15g，厚朴10g，猪苓10g，泽泻10g。每日1剂，共服药3周，喘息明显减轻，水肿消退，心功能Ⅱ级，近期疗效满意。为巩固疗效，以上方10剂熬膏常服。本案肺有寒饮咳喘，肾有阳虚水泛，当上下同治，故以射干麻黄汤散寒化饮，真武汤温肾利水。

（十）慢性鼻炎证治经验

慢性鼻炎久治不愈，常因受寒而复发。梅教授认为少阴阳气不足是鼻炎复发的内因，也是主因。因此，凡是受凉复发的鼻炎患者，梅教授多用麻黄附子细辛汤为主治疗，加苍耳子、辛夷、白芷、藁本、蔓荆子通鼻窍，防风、薄荷祛风。若流黄涕，舌红苔黄厚，则加鱼腥草、白英、败酱草、黄芩、黄连等清热。

刘某，女，25岁，有慢性鼻炎病史4年，每当受风寒则鼻塞、流涕、喷嚏。此次因暑天吹空调受凉，再发1周，流清涕兼黄涕，舌红苔白略厚，脉缓滑，梅教授辨证为少阴虚寒，复受外邪，有化热之势。治当宣肺通窍，散寒清热，活血通络，扶正祛邪；以麻黄附子细辛汤加味。处方如下：麻黄10g，细辛6g，制附片10g，辛夷10g，薄荷10g，藁本10g，苍耳子10g，黄芩20g，鸡血藤30g，忍冬藤30g，全蝎10g，蜈蚣两条，丹参30g，红景天20g。7剂，水煎服，每日 1 剂。服药 7 天症状减轻，再服 7 天，明显好转，以上方 10 剂，制水蜜丸长服，随访半年无复发。虽曰"用寒远寒，用热远热"，暑天应慎用附子，但患者确有虚寒体质，有是证，用是药，"有故无殒，亦无殒也"。况且有黄芩、丹参等凉药佐制，注意观察舌脉之变化，则无妨碍。

洪某，女，30 岁，患者有鼻炎病史两年，天冷则发，现鼻塞，流清涕，偶有心悸，饮食睡眠可，二便调，舌红苔白，脉缓滑。梅教授辨证为少阴阳虚，寒热错杂，用麻黄附子细辛汤加味：麻黄 10g，制附片 10g，细辛 6g，辛夷 10g，藁本 10g，薄荷 10g，苍耳子 10g，黄芩 20g，白英 20g，当归 10g，川芎 10g，丹参 30g，全蝎 10g，蜈蚣两条。连服 14 剂，鼻炎痊愈。

按语：关于麻黄附子细辛汤证，尤怡《伤寒贯珠集》认为："此寒中少阴之经，而复外连太阳之证。以少阴与太阳为表里，其气相通故也。故与附子、细辛专温少阴之经，麻黄兼发太阳之表，乃少阴经温经散寒、表里兼治之法也。"梅教授用麻黄附子细辛汤治疗久治不愈、遇寒复发的鼻炎，其理论渊源，盖继承于此。在继承的基础上，梅教授又做了发挥。《伤寒论》曰："少阴病始得之，反发热，脉沉者，麻黄附子细辛汤主之。"柯琴认为："凡条中不冠伤寒者，即与杂病同义，如太阳之头项强痛，阳明之胃实，少阳之口苦咽干，目眩，太阴之腹痛吐利，少阴之但欲寐，厥阴之消渴，气上撞心等证，是六经之为病，不是六经之伤寒。"

这两例鼻炎患者均无恶寒发热脉沉之症，似与麻黄附子细辛汤证不符，但梅教授认为，肺开窍于鼻，鼻塞流涕乃肺气失宣之故，故可用宣肺散寒之麻黄；迁延不愈，遇寒则发，且无咳嗽喘息、多汗、纳差便溏等肺肾虚寒之证，便可考虑为少阴虚寒也。少阴经通于鼻，少阴虚寒可累及于鼻。而脉缓滑不沉，乃上焦有热所致。如此寒热错杂，单用麻黄附子细辛汤自是不效，需加黄芩、白英、丹参等清热，加辛夷、藁本、薄荷、苍耳子通鼻窍，对症治疗，专病专药；久病入络，故加当归、川芎、丹参、全蝎、蜈蚣活血通络。

（十一）肺系肿瘤证治经验

梅教授治疗肺系肿瘤，根据辨证论治的原则，喜用清热解毒、散结消肿、化痰软坚之品，结合现代药理研究，使用有抗肿瘤作用的药物。痰热阻肺证，以小陷胸汤、麻杏甘石汤加味；兼少阳者加小柴胡汤，气阴两虚者加黄芪生脉饮；清热解毒散结，常选用石上柏、白英、败酱草、半枝莲、龙葵、白花蛇舌草等，选用全蝎、蜈蚣、壁虎等攻毒散结。活血化瘀药根据病情使用，若有明显瘀血表现，则常用当归、川芎、赤芍、丹参等。

朱某，女，73岁，患者体检发现肺癌（小细胞未分化癌），行放疗化疗后效果不佳，副作用大，来求中医治疗，现咳嗽，咳少许黄痰，喘气，无胸痛，饮食睡眠欠佳，大小便可，舌红，苔淡黄厚，脉沉。胸片提示有胸腔积液。证属痰热阻肺，法当清肺化痰，解毒散结，方以小陷胸汤加味：黄连10g，全瓜蒌10g，法半夏10g，枳实20g，浙贝母15g，桔梗10g，紫菀10g，款冬花10g，百部10g，前胡10g，石上柏20g，白英20g，败酱草20g，龙葵15g，全蝎10g，蜈蚣两条，半枝莲30g，白花蛇舌草30g，壁虎15g。连服1个月，咳嗽减轻，胸腔积液减少，加白前10g。再服1个月，咳嗽进一步减轻，胸片未见胸腔积液，肿瘤无增大。以上方坚持服用，4个月后肿块缩小，咳痰甚少，色白。现仍在巩固治疗中。

（十二）咳血证治经验

吕某，男，54岁，1995年3月10日初诊。主诉：咳嗽，痰中带血两个月。两个月前因低热，自行服药退热后出现咳痰带血，纳可寐安，二便调。CT示：左肺中叶有边缘不规则的肿块。舌红，苔黄腻，脉弦数。患者要求服用中药。曾在某院求治，西医诊断为肺癌待排除。梅教授辨证属湿热郁肺，肺气不利，治以清热化湿，理气化痰。药用：法半夏10g，全瓜蒌10g，黄连10g，胆南星10g，浙贝母10g，款冬花10g，枳实15g，败酱草15g，前胡15g，紫菀15g，白英15g，地骨皮15g，薏苡仁30g，金刚藤30g，芙蓉花30g，丹参30g。服上药7剂后，咳血明显减轻，咳吐黄色痰，量多易出，舌红，苔黄厚腻。守方加冬瓜子60g。再服7剂后，咳嗽很少，吐少量黄痰，不带血，余无不适。仍守上方调治，巩固治疗。

按语：此案未袭凉血止血之俗套，藉化痰热之品而获佳效，用药看似平常，却抓住病机，丝丝入扣。患者痰热为患，郁阻气机，络脉为之不利，痰瘀交结，血液不能循常道，故随痰液咳出。治用清热解毒，理气化痰，兼以活血散血之法，俾痰热去而肺气清，气畅血行，未投血药而血自止，未治咳而咳自轻，此即清热化痰宁络，则止血之意已寓其中矣。梅教授引用《通俗伤寒论》中察舌辨色歌："舌红黏腻兼无渴，菖桔陈芩湿郁开，咯血勿用滋腻入，耳聋莫作少阳看。"娓娓道来，颇有情趣。若湿热证而滥用凉血滋腻之品，则不唯脾胃滞碍，且痰热未清，血络不宁，病将安除？梅教授治疗这类患者，或宣上，或宽中，或导下，因人而异，随证用药，无不活法。

妇科病证辨治

梅教授善治妇科疾病，对于虚证，主张使用缓补之法，少用峻补之品，谨防温补太过反生变证；对于实证，用祛邪法，邪去正盛，则病自愈。临床师古而不泥古，善用仲景方，并拓展经方途径治疗妇科疾病，对柴胡类方颇具心得，亦常运用花类中药加减治疗。

一、妇科疾病方药运用经验

（一）运用柴胡类方治疗妇科疾病经验

妇科与少阳和厥阴肝木关系密切，梅教授临证辨治妇科疾病擅长运用柴胡类方，如小柴胡汤、大柴胡汤、柴胡桂枝汤、柴胡桂枝干姜汤、柴胡温胆汤、柴胡陷胸汤、柴胡四物汤等。

1. 对少阳证与柴胡类方的认识

少阳经包括手足少阳经、相对应的脏腑及运行其间的气血，前者又分别与手足厥阴经互为表里，少阳所涉脏腑包括三焦、胆、心包、肝，常可累及其他如脾胃、血室等。少阳既不在太阳之表，又未入阳明之里，故成无己谓之"半表半里"，然《素问·阴阳离合论》有"少阳为枢"之说，故少阳亦可视为人身阴阳气机升降、出入、开阖之枢纽，若其生理功能失调，则均属少阳证。

柴胡类方是以《伤寒论》小柴胡汤为主，经过加减化裁而发展形成的一个方剂系列。小柴胡汤为柴胡类方之主方，具有和解少阳、运转枢机、宣通内外、运行气血之功，为"少阳枢机之剂，和解表里之总方"（《伤寒来苏集》），故其所治病证涉及外感、内伤，以及气血等方面。此外，少阳病证还涉及肝胆、脾胃、血室、三焦等脏腑。《伤寒论》中柴胡类方共6首：小柴胡汤、大柴胡汤、柴胡桂枝汤、柴胡桂枝干姜汤、柴胡加芒硝汤、柴胡加龙骨牡蛎汤，后世医家对本方的临床应用多有发挥，如柴陷汤、柴平煎、柴苓汤、柴胡四物汤、柴胡温胆汤等，均是传世名方，为临床运用柴胡类方广开了思路，以上皆为梅教授临床常用方。

2. 妇科疾病与少阳证的联系

中医学认为，妇科常见疾病的形成原因有外感、内伤之异，其病机变化不外脏腑功能失常（肾、肝、脾尤为关键）、气血失调和冲任督带损伤。如前所述，少阳包括手足少阳经、腑及其运行的气血。其中，手少阳三焦经与任脉关系密切。李时珍《奇经八脉考》云："三焦与任脉通。"又云："三焦即命门之用，与任脉通。"而任脉与另两条同出于女子胞的冲脉、督脉一样，皆属于奇经八脉，既隶于阳明，又与肝肾密切相关；足少阳胆经与足厥阴肝经在生理、病理上互相影响，所属胆、肝皆属风木，内寄相火，肝主疏泄、藏血，胆主决断、藏精汁（为肝气之余），二者相辅相成，维持着气血津液的正常运行，脾胃的正常运化，以及生殖功能的正常发挥等。由此可见，少阳证所累及脏腑、经络及气血皆与妇科疾病密切相关，和解少阳一定程度上既可调整脏腑功能、调和气血，又能恢复冲任督带损伤，从而达到治愈妇科疾病的目的。

3. 柴胡类方治疗妇科疾病示例

小柴胡汤被后世视为和解之第一首方，《伤寒论》第230条所论"上焦得通，津液得下，胃气因和"，足见其功效之广。仲师用小柴胡汤治疗妇人"热入血室"，开创了小柴胡汤治疗经期、产褥期发热性疾病的范例。梅教授常以本方加减化裁，治疗女子经行感冒、经行发热、经行情志异常、产后发热等。

大柴胡汤为和解少阳兼泻阳明热结而设，主治少阳阳明合病。梅教授认为，小柴胡汤可治疗少阳之经病，大柴胡汤则可治少阳之腑病，故常用大柴胡汤治疗多种妇科急性感染性疾病，如急性盆腔炎、急性乳腺炎、妊娠伴急性胆囊炎等，对于妇科术后腹胀也可加减治疗。

柴胡桂枝汤为少阳兼太阳表证之主方，为小柴胡汤、桂枝汤二方原剂量减半相合而成，有表里同治、调和气血、燮理阴阳之功。梅教授用本方治绝经前后诸证、产后发热、经行发热、月经不调等。与小柴胡汤相比，本方既可调和营卫气血，又可调和肝胆脾胃气机；既可解表散邪，又可清解郁热，临证伴见"支节烦疼""心下支结"者尤宜。

柴胡桂枝干姜汤主治少阳兼寒饮内停证，梅教授认为，本方既有胆经郁火，又见三焦饮阻，其手少阳见证乃水饮为患，而非湿热，治宜和解兼温化。故因少阳枢机不利，寒饮凝聚经脉所致的月经后期、闭经、痛经、经行头痛等，梅教授常在柴胡桂枝干姜汤的基础上加减用药。柴胡加龙骨牡蛎汤专为少阳胆火上炎，三焦枢机不利，痰浊内生，痰热扰神之烦惊谵语而设。梅教授对于妇人四期（经期、妊娠期、产褥期、更年期）出现神经精神症状者，常用柴胡加龙骨牡蛎汤化裁治疗。

梅教授运用柴胡类方治疗妇科疾病，常遵循以下几点。其一，"有是证，用是方"。强调辨证论治。经方所治疾病在《伤寒论》中虽为外感所致，但后世医家皆认为实则兼涉内伤。如前所述，妇科疾病的形成，无外乎外感、内伤两类，以"有是证，用是方"的指导原则，谨守病机，突出主证，把握病位，厘定脏腑，兼顾经脉，强调辨证论治自能适应病情需要，并能拓展经方运用范围。如妇科常见的乳腺增生病，在中医学中属于"乳癖"范畴。脾虚生痰，肝郁气滞血瘀，故气滞、血瘀、痰凝，使经络气血郁阻，聚结成核，是发生乳腺增生病的主要病机。患者常以经前期乳房胀痛为主症，多涉及肝、脾两脏，厥阴经受累，以小柴胡汤加减为主方，随证化裁，具有行气、解郁、祛痰、活血之功，使塞者通之、郁者达之、结者散之，从而肿消痛止，诸症消失。

其二，"上焦得通，津液得下，胃气因和"。重视通畅三焦，调和阴阳。揣度梅教授喜用柴胡类方的原因之一，应与此类方群属和解方之翘首有关，临床多种疾病在其发展中虽病情复杂，病机多端，但常不外乎阴阳失和、气血失调等，柴胡类方多可清利胆腑，通畅三焦，运转枢机，调达气机，使阴阳水火升降正常，则身体康健。如妇女绝经前后天癸衰竭，多有脏腑功能失调之象。梅教授认为，适其年而天癸衰竭，属自然现象，多数妇女可适应此波动期。唯其天癸由盛转衰之时，部分女性若一时不能适应内外环境之改变，阴阳衰退之时更易失调而见诸多不适，遂成绝经前后诸证，其中有肝胆气郁、枢机不利、胆火上炎者，可期运用柴胡类方加减化裁，如柴胡桂枝汤、柴胡温胆汤、柴胡四物汤等。

其三，"女子以肝为先天"。着重疏利肝胆，调畅气血。女子诸种生理功能无不以气血为用，肝主疏泄、藏血，凭借其特殊功能，在女子的生理、病理变化中发挥着举足轻重的作用。叶桂谓"女子以肝为先天"不无道理，对指导妇科疾病的治疗具有重要意义。柴胡类方多能疏利肝胆，调畅气血，在妇科疾病中颇为常用。对于经行感冒、经行发热、女子面部色斑、月经不调等，与肝失疏泄、气血不调有关者，梅教授常用小柴胡汤、柴胡桂枝汤、柴胡四物汤等方化裁使用，疗效颇佳。

（二）应用花类中药治疗妇科疾病经验

花类中药（简称花药）是取植物的花蕾、花朵入药，具有行气调经、散瘀止血、解毒利湿之功效。花药在药材市场上所占的比例较大，常见的花药在处方中出现的频率都很高，如金银花、红花、菊花、玫瑰花、月季花、梅花、辛夷等。由于花药质地轻灵，花香淡雅，药性不像某些中药那样猛烈，因而也少了许多副作用，对于秉性柔弱的女子而言更为适合，故在妇科疾病中应用甚广。梅教授认为"用药如用兵"，他在临床用药过程中极其审慎，也积累了一些应用花药治疗妇科疾病的经验心得，简要归纳如下，以供同道参详。

1. 解郁

花药多以花蕾入药，在含苞待放之时即采摘，极似肝气升发之性，因而很多花药都具有疏肝解郁、行气散结之功。梅教授临证常用的有玫瑰花、梅花、合欢花、佛手花等。

玫瑰花为蔷薇科植物玫瑰的干燥花蕾，甘、微苦，温，归肝、脾经，能理气解郁，和血调经，适用于肝气郁结所致胸膈满闷、胁肋胀痛、乳房作胀、月经不调、带下病等。《本草纲目拾遗》称其能"和血，行血，理气"。现代研究证实其具有扩血管、强心、解毒、利胆、抗肿瘤、抗氧化、抗菌、抗病毒等作用。梅教授认为玫瑰花药性温和，尤其适用于女性。女子可因各种情志不畅，致肝失疏泄，气滞血瘀，进而引发妇科常见的乳腺增生病、痛经、面部色斑、痤疮等。梅教授使用本品时，在配伍上多有讲究，如与柴胡、郁金或佛手等同用，可增其解郁功效；与月季花、梅花等同用，以祛斑疗疮，发挥其祛痘、淡斑之效果；与当归、益母草、泽兰等同用，以增其活血调经作用等。因性温行气，故阴虚火旺者慎服。

梅花为蔷薇科植物梅的干燥花蕾，微酸、涩，平，归肝、胃、肺经，具有疏肝和胃、理气化痰之功，临证常用于肝胃气滞或梅核气证。梅花感初春木气升发而生，其色绿，得木气最全，故最善入肝经以疏肝气，主治梅核气，肝胃气痛，食欲不振，头晕，瘰疬疮毒，以及精神抑郁等。梅花疏肝理气，有助散结，梅教授常以之治疗面部痤疮、色斑等。梅教授认为痤疮的形成多与肝、胃、肺三脏相关，病因多责之于肺热、胃热、血热、热毒、湿毒、血瘀等。梅花除具有疏肝和胃、理气化痰之功外，《本草纲目》亦认为其尚有清热之功，合行气活血之玫瑰花、解毒消肿之月季花，用于治疗痤疮尤为适合，临证多等量使用，常用 10g；血热者加鸡冠花 10g，疗效颇佳。

合欢花为豆科植物合欢的花或花蕾，味甘，性平，入心、脾等经，擅长舒郁安神，理气活络，临床多用于治疗郁结胸闷，失眠，健忘，风火眼疾，视物不清，咽痛，痛肿，跌打损伤疼痛等。女子生理功能经、孕、产、乳皆以血为本，以气为用。"阴常不足"的生理特性，使得心藏神、肝藏血而主疏泄的功能失衡，故女子多心血不足、肝气多郁。合欢花"安五脏，和心志，令人欢乐无忧"（《神农本草经》），"能养血"（《本草便读》），梅教授常用之治疗心虚失眠，且多与酸枣仁、首乌藤同用，合并心肾不交时，佐以交泰丸。梅教授临证多用合欢皮，有解郁安神、活血消肿的功能，若药材缺失，两者可相互代用。

2. **清热**

花药同其他中药一样，有寒、热、温、凉之分。具有寒、凉之性的花药，多具备清热、凉血、解毒等功效，梅教授临床常用的有金银花、菊花、野菊花、木槿花等。

金银花为忍冬科植物忍冬、华南忍冬、菰腺忍冬、黄褐色忍冬的花蕾，味甘，性寒，入肺、胃经，功善清热解毒，疏散风热，多用于痈肿疔疮、喉痹、丹毒、热毒血痢、风热感冒、温病发热等。梅教授常将其用于治疗妇科急性乳腺炎初期、乳腺癌、阴道炎、宫颈炎等，为减少患者经济负担，多以忍冬藤 15~30g 代之。本品药性寒凉，不宜久服，脾胃虚寒及气虚疮疡脓清者忌服。

菊花为菊科植物菊的干燥头状花序，花蕾、花瓣皆可入药，味甘、苦，性微寒，归肺、肝经，具有疏风清热、平肝明目、解毒消肿之功效，多用于风热感冒，头痛眩晕，目赤肿痛，眼目昏花等。菊花有黄、白之分，《纲目拾遗》认为其"专入阳分，治诸风头眩，解酒毒疗肿"。其中黄菊以疏散风热为主，白菊秉承秋金肃杀、敛降之性，故能祛风平肝，且能柔肝、敛肝、养肝。梅教授对于女子更年期综合征合并冠心病、高血压、高脂血症者多用，但药性寒凉，故气虚胃寒、食少泄泻之病，宜少用之。

野菊花为菊科植物野菊、北野菊或岩香菊的头状花序，味苦、辛，性凉，归肝、心经，能清热解毒，疏风平肝，多用于治疗疗疮痈肿，目赤肿痛，头痛眩晕等。本品以清热解毒见长，梅教授对于妇科急性乳腺炎、宫颈炎、子宫内膜炎属热毒者，多用野菊花15~30g。本品较菊花寒性更甚，故脾胃虚寒者、孕妇宜慎用。

木槿花为锦葵科植物木槿的花，味甘、苦，性凉，入脾、肺、肝经，具有清热利湿、凉血解毒之功，多用于治疗肠风，赤白下痢，痔疮出血，肺热咳血，带下病，疮疖痈肿，烫伤等。梅教授对于皮肤瘙痒性疾病，如妇人带下、湿疹等，多用木槿皮（花），认为此类疾病以湿热下注或郁于肌腠多见，本品既能清热利湿，消除病因，又有凉血之功，以防血热耗血动血之弊，又防血热、血虚加重瘙痒症状。梅教授临床多用木槿皮，或以木槿花代之。

3. 活血

活血类花药药性并无规律，偏温偏寒皆有，多数偏温，梅教授常用有红花、月季花、凌霄花等。

红花，又名红蓝花，为菊科植物红花的花，味辛，性温，入心、肝经，能活血通经，祛瘀止痛，用于经闭，痛经，恶露不行，产后瘀阻腹痛，癥瘕痞块，跌仆损伤，疮疡肿痛等。《本草纲目》谓之"活血，润燥，止痛，散肿，通经"。《金匮要略》用红蓝花酒治妇人六十二种风及腹中血气刺痛。古代医籍中也多有用红花酒治"热病胎死"（《妇人良方补遗》）、"胎衣不下"（《产乳集验方》）的记载，可见红花用于治疗妇产科疾病由来已久。梅教授认为本品养血和血宜少用，活血祛瘀宜多用，但又绝少大剂量使用红花，多与他药配伍以增其活血之力，防其破血之弊，如土鳖虫-红花、桃仁-红花等皆为梅教授常用药对。

月季花为蔷薇科植物月季的干燥花，味甘，性温，入肝、肾经。《本草纲目》谓之："活血，消肿，解毒。"对月经不调、痛经、痈疖肿毒、淋巴结结核（未溃破）有一定疗效。梅教授多将月季花、玫瑰花同用，治月经不调、痛经或面部色斑、痤疮等。梅教授曾以普济消毒饮合玫瑰花、月季花、梅花三药，治疗一例面部扁平疣患者，1个月内，患者面部密布的疣体消失；亦曾遇一位不愿煎服中药的女生，遂以玫瑰花、月季花、梅花三药等分，嘱其温热水泡后代茶饮，患者反馈不仅面部色斑减退，而且痛经明显减轻。

4. 止血

气血运行为遇温则行，得寒则凝，故止血类花药以寒凉者多见。梅教授临床常用的有蒲黄、槐花、鸡冠花等。

蒲黄为香蒲科植物长苞香蒲、狭叶香蒲、宽叶香蒲或其同属多种植物的花粉，味甘、辛，性凉，兼涩味，入肝、心经。本品功效有三：止血，祛瘀，利尿，用于各种出血、痛经、跌损、痈肿疼痛、血淋涩痛、带下病等。因其止血、祛瘀之功效，在妇科广泛用于催生、产后腹痛、痛经及心腹瘀痛等，常配五灵脂（即失笑散），能祛瘀止痛，是梅教授临床常用药对之一，对于妇科痛经、癥积、产后腹痛及其他因瘀所致疼痛，属必用之品，且多与郁金、片姜黄二药同用，唯散瘀止痛多生用蒲黄，止血每炒炭用，血瘀出血可生熟各半。

槐花为豆科植物槐的花及花蕾，味苦，性微寒，入肝、肺、心、大肠经。本品为凉血要药，功能凉血止血，清肝明目，多用于治疗肠风便血，血痢，尿血，血淋，崩漏，吐血，衄血，肝热头痛，目赤肿痛，痈肿疮疡等。梅教授对于妇科血热所致崩中漏下、倒经或合并痔疮出血者，多用槐花，并与地榆同用，出血多者炭用，但脾胃虚寒者需慎用。

鸡冠花为苋科植物鸡冠花的花序，味甘，性凉，入肝、肾经。本品凉血、止血，多用于治疗吐血，崩漏，便血，痔血，赤白带下，久痢不止。《本草纲目》中有"治痔漏下血，赤白下痢，崩中，赤白带下，分赤白用"的记载。梅教授对于女子月经过多、崩漏、带下病者多用之，阴虚者合女贞子、墨旱莲，血瘀者合茜草、海螵蛸，血热者合生地黄、牡丹皮，气虚合黄芪、仙鹤草等同用。

5. 和胃

梅教授辨治妇科疾病，善从肝论治，尤重肝脾之间的密切联系。若肝脾不和，土壅木郁，此时若一味温燥辛散，更易耗伤气阴，每当此时更可考虑使用花类中药。花类药质轻体薄性平，无劫阴耗液、损伤气机之弊。此类花药多为升浮之品，但也有例外，如旋覆花主降，厚朴花似厚朴能升能降。

旋覆花为菊科植物旋覆花、线叶旋覆花或大花旋覆花等的头状花序，味苦、辛、咸，性微温，归肺、脾、胃、大肠经。本品下气消痰，降逆止呕，散结行水，用于风寒咳嗽，痰饮蓄结，胸膈痞满，喘咳痰多，呕吐噫气，心下痞硬。《金匮要略》用旋覆花汤治肝着，亦治妇人半产漏下，更多情况下以旋覆花治痰饮在胸膈所致呕不止，心下痞硬者，如旋覆代赭汤（《伤寒论》）。旋覆花-代赭石是梅教授临床常用药对。前者辛散苦降温通，宣通壅滞，下气止呕，消痰平喘；后者苦寒，平肝泄热，重镇降逆，凉血止血。二者合用，有降肺胃、镇肝逆、下气消痰之功效，用于治疗痰浊中阻、气逆不降之咳喘呕逆、心下痞硬、噫气不除等症，亦可治疗气血并走于上之面红耳赤、头晕目眩，以及吐血、衄血、倒经等。

厚朴花为木兰科植物厚朴或凹叶厚朴的干燥花蕾，味辛、微苦，性温，归脾、胃经。厚朴花行气宽中，开郁化湿，用于肝胃气滞之胸脘痞闷胀满，纳谷不香，感冒咳嗽等。梅教授认为厚朴花似厚朴，宽中理气化湿，但药力小于厚朴，既可行气又可下气，尤善升降气机，化脾胃湿浊，多用于妊娠恶阻、经行腹胀等，临证多与扁豆花同用，或以之代厚朴。

6. 其他功用

其他花药如辛夷、葛花、扁豆花等，梅教授也颇为常用。辛夷是治疗鼻窍不通必用之品，多与苍耳子、细辛等同用，治疗经行感冒、过敏性鼻炎等；葛花解酒醒脾，临床观察显示其能缓解急性酒精中毒胃肠反应，梅教授对于平素饮酒过度，或湿热体质见烦渴，胸膈饱胀，呕吐酸水等症者，常配以葛花；扁豆花甘、平，健脾和胃，清暑化湿，对于外感暑湿、胸腹痞塞者尤为适宜。

总之，花药是中药的重要组成部分，具有发散解表、清热解毒、祛风除湿、芳香开窍、温中理气、活血化瘀、养心安神、平肝息风、滋阴补血、燥湿杀虫等功效，在临床中发挥着重要作用。

二、辨治妇科疾病临证举隅

（一）月经病

1. 肾气丸

《素问·上古天真论》明确提出："女子七岁，肾气盛，齿更发长，二七而天癸至，任脉通，太冲脉盛，月事以时下。"这是以七岁为律，按女性生理特点分期的最早记载，并探讨肾气的盛与衰、天癸的至与竭、冲任的充与少诸方面，与月经有着密切关系。《素问·金匮真言论》曰："精者，身之本也。"《素问·奇病论》云："胞络者，系于肾。"《傅青主女科》谓"经本于肾""经水出诸肾"，均说明肾气、肾精在月经产生的过程中起着主导作用。若阳气不足或肾精亏虚，冲任损伤，可致月经过多、月经过少、月经先期、月经后期、崩漏、痛经、闭经等多种月经病。梅教授常以肾气丸加减化裁治疗：生地黄、山茱萸、山药、茯苓、泽泻、牡丹皮、制附片、桂枝、月季花、鸡冠花等。此方稍加变化，便成一方三法。基本方为法一；法二：肾阴虚者去制附片、桂枝，另加二至丸；法三：肾阳虚而不宜桂附之温燥者，去桂附，加仙茅、淫羊藿、蛇床子等。对于女子月经来潮较晚，月经后期者，常用五子衍宗丸以补益肾精。

马某，女，25岁，18岁月经初潮，月经推迟1月至1年方至，经期腰痛、乳胀、量少，5~6天干净，面部及背部痤疮，舌苔薄白，脉缓。梅教授认为，该患者先天之肾精、肾气不足，故18岁月经方初潮，月经后期，量少，此人体内有热而致痤疮，故需以补肾益精为主，兼以清热，用肾气丸合五子衍宗丸加减，处方如下：生地黄10g，山药10g，山茱萸10g，枸杞子10g，菟丝子10g，覆盆子10g，五味子10g，车前子10g，黄芪30g，当归10g，淫羊藿30g，仙茅

15g，蛇床子 20g，鸡冠花 10g，梅花 10g，月季花 10g，益母草 10g。患者服用本方半年余，月经推迟时间缩短，痤疮基本消失。此人以虚为本，用缓补之药，未用峻补之品，谨防温补太过反生变证。梅教授常用能够美容养颜的"四花"（即玫瑰花、鸡冠花、梅花、月季花）治疗痤疮、黄褐斑，疗效理想。

2. 四逆散

《伤寒论》第 318 条云："少阴病，四逆，其人或咳，或悸，或小便不利，或腹中痛，或泄利下重者，四逆散主之。"凡是肝胃气滞、气机不畅所致的诸多病证，均可用四逆散。女子以肝为先天，肝藏血，主疏泄。若肝失调达，或暗耗阴血，或郁久化热，灼伤阴血，血虚不能濡养冲任，致月经过少、月经先期、月经后期、崩漏等月经病。梅教授常以四逆散为基础方加减：柴胡、郁金、枳实、白芍、炙甘草、月季花、玫瑰花、鸡冠花等。

陈某，女，21 岁，患者月经后期，背部痤疮，平时腰腹疼痛，毛发密集，舌质红，苔白厚，脉缓。西医诊断为多囊卵巢综合征，此病难治，然梅教授治疗多囊卵巢综合征的患者已有结婚生子者。梅教授认为，肝气郁结，气血不畅，致月经后期，腰腹疼痛；湿热蕴蒸肌肤毛发，致背部痤疮，毛发密集；舌象、脉象为均为湿热之象；故辨证为肝郁兼湿热致病，治以疏肝解郁为主，佐以利湿清热。梅教授运用四逆散加减，处方如下：柴胡 10g，郁金 10g，枳实 20g，白芍 10g，陈皮 10g，茯苓 30g，石菖蒲 10g，远志 10g，苍术 10g，黄柏 10g，当归 10g，川芎 10g，益母草 10g，月季花 10g，鸡冠花 10g，苏木 15g。服 4 剂后，痤疮明显好转，腰腹疼痛消失。梅教授用四逆散加减，属疏肝理气、祛邪扶正之法，使邪去正盛，则病自愈。

3. 四君子汤

《女科经纶》曰："妇人经水与乳，俱由脾胃所生。"明代医家薛立斋在《女科撮要》中云："血者，水谷之精气也，和调五脏，洒陈六腑。在男子则化为精，在妇人则上为乳汁，下为月水。故虽心主血，肝藏血，亦皆统摄于脾。补脾和胃，血自生矣。"又有"冲脉隶于阳明"之论。以上观点均表明脾胃与月经关系紧密，脾主运化水谷精微，为气血生化之源，脾气健运，血循常道，血旺而经调；胃主受纳，为水谷之海，为多气多血之腑，胃中水谷充盛，则冲脉之血盛，月事以时下。若脾失健运，或胃失和降，气血不足，引起月经先期、月经后期、月经量少、崩漏等证。梅教授常在四君子汤基础上化裁：人参、焦白术、茯苓、炙甘草、黄芪、生地黄、当归、川芎、白芍等。

李某，女22岁，患者诉月经淋沥不尽两个月，经期无腰腹疼痛，纳差。此人体瘦，面色淡白，苔薄白，舌质淡，脉缓。患者一派脾胃虚弱、气血不足之象，故用四君子汤加减，以健脾和胃，补益气血。梅教授处方如下：黄芪30g，生晒参6g（另包），焦白术10g，茯苓30g，炙甘草6g，生地黄10g，当归10g，川芎10g，白芍10g，阿胶10g（另包），艾叶炭10g，墨旱莲30g，三七粉10g（另包），女贞子10g。每日1剂，水煎服。1周后复诊，饮食好转，漏下减少，3个月后漏下消失，又调治半年后月经基本正常，此类疾病治疗周期较长，医患双方要有耐心与恒心。梅教授认为此类患者若无腰腹疼痛，多责之脾胃虚弱，气血不足，用四君子汤合四物汤加减；若兼有腰腹疼痛，多责之于湿热阻滞，气血瘀阻，以温胆汤加活血行气药为主方治疗。

4. 温经汤

温经汤出自《金匮要略·妇人杂病脉证并治》，问曰："妇人年五十所，病下利数十日不止，暮即发热，少腹里急，腹满，手掌烦热，唇口干燥，何也？师曰：此病属带下。何以故？曾经半产，瘀血在少腹不去。何以知之？其证唇口干燥，故知之，当以温经汤主之。"本条论述冲任虚寒兼有瘀血所致的崩漏证治，临床上病机与之相符即可用之，不必拘泥于崩漏一证。梅教授在温经汤基础上加减：当归、白芍、桂枝、吴茱萸、川芎、干姜、法半夏、牡丹皮、太子参、焦白术、阿胶等。

李某，女，23 岁，学生，2009 年 8 月 5 日初诊。痛经 5 年，痛甚则恶心呕吐乏力，需卧床两日，伴腰酸、经前乳胀，月经量多，月经周期正常。末次月经为 2009 年 7 月 24 日。现月经已净，感乏力，精神差，舌质淡，苔薄白，脉缓。其病机为胞宫虚寒，胞脉失于温煦濡养，经脉拘急，略兼瘀损。治以温经汤加味：桂枝 10g，吴茱萸 10g，当归 10g，白芍 15g，川芎 10g，干姜 10g，法半夏 10g，牡丹皮 10g，太子参 10g，阿胶 10g，延胡索 15g，炒川楝子 10g，郁金 10g，片姜黄 10g。14 剂。

2009 年 8 月 28 日二诊：月经 8 月 21 日来潮，腹痛明显减轻，唯腰部困倦，乳房不胀，经行 7 日净。便溏，眠差，纳可，舌质淡，苔薄白，脉缓，守上方加酸枣仁 30g，茯苓 15g，白蔻仁 10g，7 剂。后连续 3 个月痛经未发。

按语：本例患者痛经数年，痛甚时需卧床休息，影响学习及日常生活。该患者就诊时正值夏日，梅教授辨其属胞宫虚寒，若无真知，则难以定论。盖以夏日虽暑气当令，然则贪凉饮冷，热而汗出，急入空调房间，以及游泳等，并不罕见，故夏日而有寒证，不难理解。再结合患者舌脉，舌淡，苔白薄，脉缓，则虚寒明矣。若舌红，苔黄，脉数，又当别论。此患者之症状与《金匮要略·妇人杂病脉证并治》中温经汤证内容相符的症状不多，然用之确有佳效，印证了梅教授"谨守病机，不拘证候"的理论。

5. 柴胡四物汤

小柴胡汤和解枢机，为少阳病之主方，手少阳三焦与任脉关系密切，李时珍《奇经八脉考》云："三焦……与任脉通。"又云："三焦即命门之用，与任脉通。"足少阳胆与足厥阴肝为表里，而任脉既隶于阳明，又隶于肝肾。四物汤为调治气血之要方，而血脉与冲任密切相关，故柴胡四物汤亦可谓调冲任之方。梅教授将其为基础方加减：柴胡、黄芩、法半夏、生地黄、当归、川芎、白芍、阿胶等。

朱某，女，26岁，患者诉月经提前，经间期出血，经期腰腹疼痛，头晕，其舌苔白略厚，脉缓。梅教授认为，冲任不固致月经提前，经间期出血；少阳经脉不利，致经期腰腹疼痛，头晕，故治以和解少阳，调理冲任，用柴胡四物汤为主方加减，处方如下：柴胡10g，黄芩10g，法半夏10g，生地黄10g，当归10g，川芎10g，白芍10g，艾叶炭10g，阿胶10g（另包），墨旱莲30g，贯众炭10g，血余炭10g，山楂炭10g，杜仲5g，续断10g，石菖蒲10g，金刚藤30g。3周之后，患者月经来潮，无经间期出血，腰腹疼痛、头痛均消失。梅教授常用艾叶炭、贯众炭、血余炭、山楂炭等药以止血，治疗出血证效果显著。

何某，女，23岁，学生，2009年8月19日初诊。患者月经推迟2~3月一行，已5~6年，量少，经行腰腹疼痛，经前乳胀，面部痤疮密集，额部明显，不痛不痒，末次月经8月初，3天净。食纳可，二便调，舌质淡，苔薄白，脉缓。以和解枢机、养血和血凉血之柴胡四物汤加味：柴胡10g，黄芩10g，法半夏10g，生地黄10g，当归10g，川芎10g，白芍10g，延胡索10g，郁金10g，炒川楝子

10g，片姜黄 10g，梅花 10g，月季花 10g，玫瑰花 10g，冬瓜子 30g。以上方加减治疗 30 剂后，月经 9 月中旬来潮，仍量少，面部痤疮少许新发，无乳胀。经净后继以上方调理月余，月经正常。

梅教授认为小柴胡汤是少阳病主方，手足少阳分属三焦与胆，脏腑俱在三焦网络之内，故与脏腑关系十分密切。四物汤为理血之要方，而心主血脉，肺朝百脉，肝主藏血，冲脉为血海，任脉主胞胎等，无不与血有关，故柴胡四物汤可治经间期出血、月经后期、闭经、痤疮、黄褐斑、乳腺病等，见舌质红或边尖红，苔必薄白。

6. 柴胡桂枝干姜汤

柴胡桂枝干姜汤出自《伤寒论》第 147 条：“伤寒五六日，已发汗而复下之，胸胁满微结，小便不利，渴而不呕，但头汗出，往来寒热，心烦者，此为未解也，柴胡桂枝干姜汤主之。”柴胡桂枝干姜汤方本为少阳兼寒饮内停而设，梅教授用此方治疗少阳枢机不利，寒饮凝聚经脉所致的月经病。寒为阴邪，易伤阳气，寒性收引，主凝滞，易使气机阻滞不通。若阳气虚弱，寒饮内停，经脉阻滞，导致月经后期、闭经、行经头痛等。梅教授在柴胡桂枝干姜汤基础上加减：柴胡、黄芩、法半夏、桂枝、干姜、泽泻、煅牡蛎等。

刘某，女，46 岁，职员，2009 年 10 月 30 日初诊。反复发作经前头痛两年，现值经前期，已头痛两天，右侧为甚，无恶寒发热，恶心呕吐，伴失眠多梦，纳差，经期正常，经量减少，经色暗红，经行腰腹胀痛，经前乳胀，经后缓解，舌质淡红，苔薄白，脉弦。拟柴胡桂枝汤加减：柴胡 10g，黄芩 10g，法半夏 10g，桂枝 10g，白芍 10g，干姜 6g，煅牡蛎 15g，泽泻 10g，延胡索 10g，郁金 10g，蔓荆子 10g，全蝎 10g，蜈蚣两条。服此方 7 剂后，头痛消失。

按语：经前右侧头痛较剧，经期腰腹部胀痛，乳胀等，俱与少阳经气不利有关。腰痛部位属足太阳经。又冲、任、督三脉均起于胞宫，"冲为血海""冲为十二经之海"，能调节十二经气血；"任主胞胎"，为阴脉之海；督脉为阳脉之海，与足太阳相通，统领一身阳气，而主胞宫。头为诸阳之会，五脏六腑之气皆上注于头，经行时阴血下注胞宫，经脉失养或经脉瘀阻则头痛；胞宫受寒，经脉挛急，或兼瘀血者，则为经期腰腹疼痛等；可以调和营卫，以畅达血脉，此即是使用柴胡桂枝汤之由来。方中有干姜、桂枝，乃调和中兼有温法，合柴胡桂枝干姜汤之义。

（二）绝经前后诸证

绝经前后诸证，又称围绝经期综合征或更年期综合征，诸家据"女子……七七任脉虚，太冲脉衰少，天癸绝，地道不通，故形坏而无子也"（《素问·上古天真论》），认为绝经前后诸证之病机，以肝肾不足为主，其治法以补益肝肾为要。此论有据，梅教授亦有援用之案例。所需探讨的是，梅教授从人体生理演变之基本规律和六经辨证之广泛联系出发，提出以下论点。

首先，女子约半百之年而天癸竭，乃自然现象，不可看作病态。此时女子有许多不出现症状，或有而甚轻，可不药而愈者，是其例也。不过女子正值天癸由盛转衰之时，原有之阴阳平衡正在发生变化，而新的阴阳平衡尚未完全建立。有部分人尚不能适应这种变化，故产生诸多症状。无论经过治疗，抑或将息调养，将可逐渐适应新的阴阳平衡之内环境，仍复健康无病，亦其例也。其二，从有明显症状者言之，还需注意少阳与本证之联系。少阳者，乃手足少阳而言。足少阳胆，主枢机属木，而性喜条达，以行疏泄之令。本证多有气机郁结，或胆郁火旺之象，不可概以阴虚火旺而言。手少阳三焦为水火气机运行之通路，若女子不能适应此期之生理变化，亦可引起气机逆乱，水火运行失常，或为火旺，或为水湿（热）内停，并不罕见。《难经·六十六难》曰："脐下肾间动气者，人之生命也，十二经之本也，故名曰原。三焦者，原气之别使也。"又曰："原者，三焦之尊号也。"故不可仅知"天癸"与肾之关系，亦应知"天癸"与三焦之联系。总之，调达少阳枢机，疏利三焦，或予小柴胡汤加减，和解枢机而泻胆火，或予柴胡温胆汤和解而兼分消湿邪等法，乃梅教授常用常效之法也。其三，"天癸"固属先天之禀赋，然则与冲任二脉关系密切。任脉起于胞宫，主胞胎之事，《素问·平热论》曰："月事不来者，胞脉闭也。胞脉者，属心而络于胞中。"高士宗在《黄帝内经直解》中云："胞脉主冲任之血。"张景岳在《类经》中云："胞脉者，子宫之络脉也。"冲脉亦起于胞宫，《灵枢·逆顺肥瘦》曰冲脉"其上者，出于颃颡，渗诸阳，灌诸精……其下者，并于少阴之经，渗三阴"。又曰："夫冲脉者，五脏六腑之海也，五脏六腑皆禀焉。"《素问·痿论》曰："冲脉者，经脉之海也，主渗灌溪谷。"可见本证之发生，未必便是肝肾虚损证候，而属冲任之阴血不调者，亦常见之，故宜调理阴血，四物汤为首选之方，若兼胆郁火旺者，柴胡四物汤亦为妙法。梅教授临证以和解枢机为切入点，酌情配用清化痰热（湿）、行气燥湿、活血通络、凉血活血、化痰开结等法，拓展柴胡类方治疗围绝经期综合征的经验，条述于下。

1. 柴胡温胆汤

患者，女，48 岁，2012 年 9 月 19 日初诊。患者失眠半年余，面乍赤，乍热乍汗，平素月经不调，月经已 5 个月未潮，见胸闷，心烦易怒，时有燥热感，腰部酸痛，尿频，夜尿 3 次，脉缓，舌苔白厚。诊断：围绝经期综合征，病机为枢机不利，三焦失和，胆火夹湿（痰）热上犯，血络瘀滞。处方：柴胡 10g，黄芩 10g，法半夏 10g，陈皮 10g，竹茹 10g，枳实 20g，炒栀子 10g，淡豆豉 10g，石菖蒲 10g，郁金 10g，茯苓 30g，墨旱莲 50g，女贞子 10g，当归 10g，川芎 10g，鸡冠花 10g，益母草 10g，7 剂，水煎服，每日 1 剂。9 月 27 日复诊，诉诸症好转，唯余尿频，夜尿仍多，脉缓，苔白略厚。守原方加萆薢 30g，乌药 10g，7 剂，诸症基本消失。

按语：梅教授据此例已近"七七"之年，月事未行，时有燥热感，面乍赤，乍热乍汗，心烦失眠等，诊断为围绝经期综合征。此证看似肝肾阴虚，实则区别明显。盖肝肾阴虚证固有面赤燥热等，然多发生于午后，夜半自行缓解，而本证乍热乍汗、面赤等，昼夜随时发生，此其一也。其二，肝肾阴虚火旺者，舌苔必薄而干，或为少苔，而此例舌苔白厚，显属湿邪。其三，心烦易怒，若属肝肾阴虚，则舌苔以白干为主，或干而少苔，此例之舌苔白厚，知为三焦湿热相火所为。病机分析如上，此例治宜和解枢机，清热化湿（痰），和血通络，方用柴胡温胆汤加减。梅教授所用之柴胡温胆汤，乃小柴胡汤与温胆汤加减而成（即柴胡、黄芩、法半夏、陈皮、茯苓、竹茹、枳实、生姜），其方去掉小柴胡汤中补益壅滞之人参、大枣、甘草，若呕恶甚者，可用生姜。需要说明的是，方中栀子豉汤，是据"心中懊憹，舌上苔者，栀子豉汤主之"（《伤寒论》第 221 条），此方为上焦清热除烦之圣方。若舌干苔少者，宜慎用；石菖蒲配郁金可芳香化痰，以开心窍；当归、川芎合鸡冠花、益母草疏肝理气，调和气血；二至丸滋而不腻，皆为调理冲任，属兼治之法。

2. 柴胡陷胸汤

患者，女，57 岁，胸闷、胸痛 1 年余，于 2011 年 11 月 17 日初诊，症见心悸、胸闷、胸痛、气短，失眠，周身乏力，偶有乍热乍汗，易疲劳，少腹胀满不适，尿频，排出不畅，大便日行 2~4 次，不成形，脉弦缓，苔白厚，质胖，停经两年。处方：柴胡 10g，黄芩 10g，法半夏 10g，全瓜蒌 10g，黄连 10g，枳实 20g，石菖蒲 10g，远志 10g，郁金 10g，当归 10g，川芎 10g，土鳖虫 10g，红花 10g，生蒲黄 10g，五灵脂 10g，延胡索 15g，7 剂，每日 1 剂，水煎服。11 月 25 日二诊：诉心悸、胸闷、胸痛、气短、失眠、乏力好转。小腹仍胀，尿不畅，大便不成形，日行 2~3 次，脉弦，苔白薄，质绛。守原方加土贝母 10g，土牛膝 10g，羊蹄（土大黄）20g，土茯苓 30g，7 剂，每日 1 剂，水煎服，其效亦佳。

按语：此例病情与前例同中有异，所同者，如胸闷、胸痛、失眠、乍热乍汗，乃少阳枢机不利，胆火内郁。舌苔白厚，质胖，是三焦湿（痰）内停。所异者，此例心悸、胸闷、胸痛、气短、乏力、易疲劳，活动后症状明显加重。此类症状，经绝期诸证固然有之。然则近花甲之年，而此象明显，当虑其有胸痹心痛之病。因经济条件所限，患者未做任何体检。虽不能明确诊断为冠心病，而医者宁愿作胸痹心痛对待，方为万全之策。何况胞属心，当胞脉已闭者，则心脉之痹阻，已成当务之急。综观此例，当是少阳枢机不利，痰热与瘀血痹阻心脉，梅教授常以柴胡陷胸汤加减，治以和解枢机，化痰开结，活血通络，获效良多。至于少腹胀满、尿频、排出不畅等，乃痰热之邪循三焦而下犯水道所致，故加入梅教授自创之四土汤〔土茯苓、土牛膝、羊蹄（土大黄）、土贝母〕，有清热祛湿、利水通淋、和血散结之效。全方上下分治，共奏其效。

（三）产后病证

人工流产是指妊娠 12 周以内用人工方法终止妊娠的手术，包括刮宫、药物流产等方法。其中刮宫术具有一定的创伤性，因而常继发子宫出血、产道感染、月经不调、不孕症等。梅教授对此类病证的辨治经验颇丰，兹将其治疗人工流产后并发症验案两则介绍如下。

徐某，女，26岁，2009年2月11日初诊。患者人工流产后3天，持续脐周疼痛两天，甚则呕吐，阴道出血量多，咳嗽，少许黄痰，纳差，腹胀，二便正常，舌苔白厚，脉弦细。经某院妇科检查发现阴道感染。予以平胃散加味。处方：苍术10g，法半夏10g，陈皮10g，藿香10g，佩兰10g，郁金10g，炒川楝子10g，片姜黄10g，艾叶炭10g，荆芥炭10g，当归10g，川芎10g，白芍10g，生姜10g（自备），厚朴20g，茯苓30g，炙甘草6g，延胡索15g。7剂。每日1剂，水煎分3次温服。服药至第3剂，阴道出血止。7剂服完，则诸症消失。

按语：一般产后恶露不尽或出血较多而腹痛严重者，多以生化汤为主方，此乃常法。因产后多虚，且兼有瘀血，或寒邪凝滞，为虚实夹杂之证，故用生化汤于温补之中兼以活血通脉为主，乃不易之法。然而产后出血、恶露不尽、腹痛等，其病机未必如前述，故定法之中必然寻求变法。本案中，梅教授认为患者持续脐周疼痛，甚则呕吐，腹胀，咳嗽黄痰，纳差，舌苔白厚，脉弦细等症，乃湿热阻滞之象。或因太阴阳明功能失调在先，湿邪内伏，暂未发病，适逢人工流产受伤而发，或人工流产术后，机体受损，外受湿热之邪所致。从前述症状来看，当属湿热之邪侵犯中上二焦，故有腹胀、腹痛、咳嗽黄痰等。然出血量多又当何解呢？梅教授指出，人工流产手术固然多属安全范围，然而对胞宫毕竟有所损伤，而冲脉起于胞宫，为经脉之海，"主渗灌溪谷"（《素问·痿论》）。任脉亦起于胞宫，主胞胎之事，在功能上既隶于阳明，又隶于肝肾；冲脉与阳明亦有密切联系。今人工流产术损伤胞宫及冲任二脉，更兼湿热之邪乘机下犯，伤其所伤，血脉难以安宁，故有阴道出血量多、腹痛等症，此即梅教授主用平胃散，兼以芳香化浊、理气止痛、活血止血方药而获良效之由来。

卞某，女，28 岁，2009 年 2 月 20 日初诊。患者人工流产后两周，出血量多，某医院疑为胎盘残留，曾注射催产素 4 天，以致大出血。目前恶露不尽，腰酸，腹不痛，面色萎黄，近日感冒，咳嗽，纳可，二便正常，舌苔白厚质淡，脉缓弱。素有慢性胃炎病史，在此期间曾多次发作胃痛。予以自拟八珍胶艾汤化裁。处方：黄芪30g，茯苓 30g，墨旱莲 30g，生晒参 6g（另包，泡服），炙甘草 6g，焦白术 10g，杜仲 10g，当归 10g，续断 10g，川芎 10g，艾叶炭 10g，荆芥炭 10g，血余炭 10g，阿胶 10g（另包，烊化），三七粉 10g（另包，冲服）。7 剂，每日 1 剂，水煎分 3 次温服。

按语：本案亦是人工流产术后，出血量多，恶露不尽，历时两周，已成虚证，故出现面色萎黄、体虚易感冒、腰酸等症。脾虚不能摄血，故出血量较多，并易招致外邪侵袭，而兼外感之象。又脾虚者，多易生湿，湿邪中阻，则使胃病复发，而生胃痛；湿邪下渗，侵凌已虚之冲任，与离经之血为伍，故有恶露不尽、舌苔白厚质淡等。其方主用八珍胶艾汤化裁，甚为合拍；又加杜仲、续断补肾强筋骨而止腰痛；墨旱莲兼补阴血；墨旱莲又合三七粉、荆芥炭、血余炭，有较强的止血作用，故能应手而效。

梅教授指出，中医学对某些病证固然有若干有效之成法，应视为常法，然而治法有常，而病证无常，故在临证之中，必须探讨活法与变法，如上述两则案例同属人工流产后阴道出血，但是在治疗上均未采用生化汤，且两案的治法亦完全不同。此即张仲景所言："观其脉证，知犯何逆，随证治之。"

（四）黄褐斑诊治经验

黄褐斑是一种临床较为常见的色素障碍性皮肤病，患者以中年妇女居多，多发于两颧、两颊、鼻周、额头和眼周。西医学认为，本病多与内分泌失调有关，尤其是和女性的雌性激素水平异常有关，因此月经不调、服用避孕药、肝病、慢性肾病或药物性肝肾损害等都会形成黄褐斑，日晒和精神压力会加重病情，并影响治疗效果。黄褐斑无明显自觉症状，发病率较高，病情较顽固。西医学对其尚无有效的治疗措施，而中医学对其有较多的治疗方法。本病属中医学"黣""黧黑斑"等范畴。《医宗金鉴·外科心法要诀》云："此证一名黧黑斑，初起色如尘垢，日久黑似煤形，枯暗不泽，大小不一，小者如粟粒赤豆，大者似莲子、芡实，或长、或斜、或圆，与皮肤相平。"多因肾阴不足，水衰火旺，肾水不能上承，或因肝郁气结，郁久化热，或脾虚不能生化精微，气血两亏，肌肤失荣而发病。

梅教授熟谙中医经典，善用经方治疗各种疑难杂症，虽以治疗心血管及消化系统疾病见长，亦善治妇科疾病。不少妇人面部黄褐斑，经梅教授的调理，亦能获得确切疗效，现将梅教授常用治疗该病的经方介绍如下。

1. 四逆散

黄褐斑的形成关乎肝、脾、肾，因常见于女子，前人亦有女子以肝为先天之说，故本病责之于肝者较多。梅教授认为，因肝失条达，或暗耗阴血，或郁久化热灼伤阴血，血虚不能上荣于面，可致本病发生。《医宗金鉴·外科心法要诀》曰："原于忧思抑郁成。"自注云："由忧思抑郁，血弱不华，火燥结滞而生于面上，妇女多有之。"另外，脾主运化水谷精微，脾虚则水谷运化失职，气血生化乏源，肌肤失荣而面色晦暗，故肝脾不和常引发此病形成。梅教授常以四逆散作为基础方加减治疗：柴胡、郁金、枳实、芍药、炙甘草、梅花、玫瑰花、月季花等。伴乳房胀痛者，加橘核、荔枝核；肝郁化热而见口苦，舌红苔黄者，加牡丹皮、丹参、栀子；精神不振，易乏力者，可加黄芪、太子参、红景天；血虚甚者，可合四物汤等。

2. 肾气丸

肾为一身阴阳之根本，为水脏，主藏精，以五行配五色，则主黑。若阳气不足，肾水上泛，或水亏火盛，肾精不足，肾色显现于面，则生黧黑。如《外科正宗》曰："黧黑斑者，水亏不能制火，血弱不能华肉，以致火燥结成斑黑，色枯不泽。"梅教授指出，不能但见面黑即为肾虚，唯见肾虚之证方可确认。如病者无肝脾失调之象，而见头晕目眩，腰腿软，或形寒肢冷，或舌红少苔等，则多责之于肾。其斑褐黑，边界清楚，状如蝴蝶，面色晦暗。梅教授常以肾气丸加减化裁治疗：生地黄、山茱萸、山药、茯苓、泽泻、牡丹皮、当归、川芎、制附片、桂枝、梅花、玫瑰花、月季花等。此方常有加减，若肾阴虚，去附子、桂枝，加墨旱莲、女贞子；若肾阳虚而不宜桂、附之温燥者，则去之，加淫羊藿、仙茅、蛇床子等温而不燥之品。

3. 温经汤

黄褐斑的形成，还与瘀血及寒邪相关。由于瘀血不去，新血不生，血虚不能上荣于面，更兼寒邪凝滞，其人必多晦暗之瘀。温经汤被视为调经之祖方，直指冲任虚寒、瘀血阻滞之病机，有温经散寒、养血祛瘀之功效。以此方治疗黄褐斑多伴有妇科疾患者，如经血瘀块较多，或经血量少而紫暗，或虽少而淋沥难净，腰腹疼痛或冷痛，或形寒肢冷，面部黄褐斑，其色较深，舌质紫暗，或有瘀斑、瘀点，脉沉弦细等。梅教授常选温经汤加减治疗：吴茱萸、桂枝、干姜、当归、川芎、干地黄、芍药、牡丹皮、梅花、玫瑰花、月季花等。瘀血较重者，可加丹参、土鳖虫；伴痛经者，加延胡索、片姜黄；有积聚者，可加制三棱、制莪术等。

4. 柴胡四物汤

较之以上三方，梅教授尤喜将小柴胡汤与四物汤合用，其思路仍强调女子以肝为先天，以血为用，故常将柴胡四物汤作为基础方加减化裁。药用：柴胡、黄芩、法半夏、生地黄、当归、川芎、白芍、太子参、梅花、月季花、玫瑰花等。

徐某，女，33岁，2006年10月11日初诊。患者面部蝴蝶斑，黑眼圈明显，自觉脚软乏力，易疲劳。平素月经正常，末次月经10月10日，无腰腹疼痛，无乳胀，血红蛋白72g/L，脉缓，苔薄白。拟柴胡四物汤加减：柴胡10g，黄芩10g，法半夏10g，生地黄10g，当归10g，川芎10g，白芍10g，太子参10g，梅花10g，月季花10g，玫瑰花10g，白鲜皮10g，黄芪30g，冬瓜子30g，7剂。二诊：10月18日，患者黑眼圈及面部色斑明显变淡，仍觉脚酸软，易疲劳，脉弦细，苔薄白。守上方，加淫羊藿30g，如此主方不变，加减1月余，患者黑眼圈消失，面部色斑已不显。

黄褐斑的临床分型呈多样化，但常见肝郁血虚、肝郁气滞、肝脾不和、肝肾不足及瘀血阻滞等证型，故治疗可用柴胡四物汤、四逆散、肾气丸、温经汤等，以调理肝、脾、肾脏，平衡阴阳，使气血充足，运行通畅，促进皮肤新陈代谢，从而消除面部黄褐斑。其中梅教授常用的柴胡四物汤，喜用梅花、玫瑰花、月季花等药，在治疗思路上确有独到之处。

其他病证辨治

一、颅脑疾病辨治

（一）颅内肿瘤

肿瘤一名，中医古今皆无，且无良恶之分，其判断当依西医辅助检查而求之。梅教授认为，本病临床表现除头昏、头痛、失眠，甚或恶心呕吐等一般症状外，多无特定征象。故其辨证须将体质强弱、病程长短及症状体征等因素进行综合分析，方能明之。肿瘤一病，演变缓慢，常十年或数十年，病久则正气多有耗损；肿瘤总为有形之物，常乃瘀血、痰浊、湿邪、毒邪等聚集、交织而成。因此，本病多虚实混杂，病之初多虚证不显而实象却明，病之中则虚实并著，病之末则虚盛而实少。虚者，气虚为首，责之肺脾，治宜重用黄芪配四君子以补脾益肺；血虚为次，责之心肝，治当选四物以养心肝；阴阳俱虚，气血衰竭，大肉已脱，多为病至末期，须大补气血，阴阳俱益。治实之法，以化瘀为主，解毒为辅，痰者涤痰，湿者除湿，灵活变通。活血常选赤芍、川芎、丹参、郁金或桃仁、红花、泽兰、水蛭等；解毒多选重楼、半枝莲、白花蛇舌草、金刚藤、山慈菇、黄药子等；涤痰可选法半夏、陈皮、胆南星、天竺黄、竹沥等；除湿可选佩兰、苍术等。本病日久，血液为之瘀，津液为之痰（湿），致肝木失养，疏泄失常，横逆太过，虚风内生，夹痰夹瘀，上窜于脑，可见头昏而步履飘摇，甚或跌倒而双手震颤。故平息肝风亦当融于上法之中，可酌情选用钩藤、天麻、全蝎、蜈蚣、僵蚕。

王某，女，38岁，患者左侧头痛10年，加重伴枕后头痛两年，1992年10月7日初诊。患者初起以左侧耳后疼痛为甚，自疑为耳部疾患而未予重视。1990年头痛渐甚，并延及后脑，呈间断性，影响生活与工作；1992年6月30日在湖北某市医院经CT检查，提示"颈静脉瘤（大小1.20cm×1.0cm）；后经武汉市某医院、北京市某研究所MRI及某医院血管造影等检查，确诊为"左侧椎动脉核形动脉瘤、血管母细胞瘤"。曾于1987年行卵巢囊肿切除术，术后月经即止至今。患者恐再次手术而求中医诊治，诉其头痛以左侧、枕后及颠顶为著，头晕目眩，行走不稳，步履飘摇，需人扶持，重则恶心欲呕，失眠神萎，纳呆面黄，舌淡紫而苔薄腻略黄，脉缓滑而无力。证属气虚血瘀，痰热阻滞，虚风内动，毒邪瘀积。治宜补中土以扶正，行瘀滞以生血，除痰热以开胃，息风以平肝，解毒邪以消瘤。药用：黄芪30g，生晒参6g（另煎），焦白术10g，茯苓30g，当归10g，川芎10g，赤芍、白芍各10g，鸡血藤30g，重楼15g，半枝莲30g，金刚藤30g，全蝎10g，蜈蚣两条，天麻10g，山慈菇10g（另煎），黄药子10g，每日1剂，1日3次。连服20剂后，头痛大减，步履较前稳重，可自行上下楼，精神食欲转佳，已能正常生活、工作，唯左手握物不稳，于上方再加王不留行10g，共服药118剂，诸症悉除，生活工作如常人，经MRI复查，未见脑部异常。梅教授主治同类疾病10余例，其效皆如是。

（二）颅脑外伤

颅脑外伤在脑外科中并非鲜见，其治疗固当以手术为先，然手术之后多留有不同程度的后遗症，如肢体瘫痪、意识障碍、语言謇涩、二便失禁等。对肢体、意识、语言及二便正常功能的恢复，虽有电磁疗、针灸、推拿、气功等，但仍是治疗中的一大难题。梅教授认为，本病乃以瘀血阻滞、水饮停蓄为中心病理环节，其瘀血来源有二：为外伤之时，脑血管损伤，血溢于外而成血肿；二为手术之后，既有未完全清除之淤血，亦有少量渗血而成新的淤血。水饮之形成，则源于脑血肿致血液回流受阻而水液淤积。纵然手术根除血肿视为必然，可缓一时之急，但时间稍长则水血淤积，颅内压增高而头痛复甚。这种增高现象多为脑水肿所致，故临床上常用脱水或抽取脑脊液以降低颅内压，而达到止痛的目的。由此可知，中医化瘀利水法是治疗颅脑外伤之重要原则。然气行则血行，气动则水流；况大病重病之际，焉有气不耗损、血不亏虚之理？故化瘀勿忘补气补血，利水勿忘行气活血。梅教授常仿《伤寒论》桃核承气汤，略加变化，以上病取下而治本病，每获良效。

患者，男，63岁，1993年1月15日患者因头部严重外伤，当即重度昏迷，送到当地某医院脑外科，经CT扫描，示"左颞部大量血肿"，急行开颅及气管切开术。术后5周，神志渐清，能识人，语言不甚流畅，右上下肢虽能轻度活动，而肌力为0级，且头痛又甚，经每日抗凝、脱水治疗，收效甚微，遂抽脑脊液而头痛缓解，然隔2~3日后痛发，连抽3~4次，患者无法忍受，求救于中医以存一线希望。询其饮食差，大便数日未解，腹略胀，小便尚可，舌红而苔少，脉虚弱无力。证属瘀血水饮阻滞于脑，且有化热之势，兼气虚气滞。治宜凉血活血，化瘀利水，补气行气。方以桃核承气汤加减。药用：桃仁10g，桂枝10g，酒大黄8g，黄芪30g，生地黄10g，丹参30g，赤芍20g，沙参15g，红花10g，泽兰10g，全蝎10g，土鳖虫10g，益母草30g，鸡内金10g，刘寄奴25g，当归10g。每日1剂。连服22剂后，神志清楚，语言流利，对答切题，记忆力恢复，头痛消失，右上肢活动略受限，双下肢功能基本恢复正常，能自行乘车、坐船及去医院就诊；后以上方再加太子参 10g，枸杞子 15g，每日 1 剂，连服 5 个月，随访其生活如常人。

（三）脑梗死

脑梗死最常见的原因为脑动脉硬化。高血压、高脂血症、糖尿病等往往会加速脑动脉硬化的发展，致使动脉内膜损伤，血流滞缓，胆固醇沉积，管壁增厚，血小板及血中其他成分黏附于粗糙的血管内膜上，形成动脉管壁血栓，阻塞血流，脑梗死的表现因血栓堵塞部位及程度的不同而有所差异，且常与高血压、冠心病、糖尿病等并见。梅教授认为，对本病机制的分析，既要重视中医辨证，又要结合西医学检测，如血压、血脂、血糖、血流变、自由基等，须从中、西医两种不同角度来认识其病理改变。梅教授从众多的临床资料分析中，提出了痰瘀相合为本病中轴。痰者，或痰湿，或痰热；瘀者，或血热而瘀，或血寒而凝，故须以化痰除湿、清化痰热及凉血化瘀、祛瘀通络为重点。再者，本病之加重，常由肝气鸱张所诱发，是以狂欢饮酒或暴怒惊骇等情志失常时，气血逆乱，肝风内动，夹痰夹瘀。风、痰、瘀相兼为患，阻塞脑络而发病。故化痰行瘀之时，须与息风平肝为伍。本证合并他病之时，应分辨主次，综合分析，或突出主症、参以病机，或病机为重、参以主症，灵活施治。

吴某，男，74 岁，左侧肢体活动不灵 8 个月，伴带状疱疹环绕背、胸部 1 周，1993 年 2 月 5 日初诊。西医诊断：脑梗死，慢性支气管炎并哮喘，前列腺炎，带状疱疹，高血压。就诊时言左侧肢体活动无力，难以行走，需人扶持，双手颤抖，握物不稳，左手中、示指关节痉挛掣痛，双下肢浮肿（++）及麻木；胸背部周围满布疱疹，约手掌宽度，其色鲜红，表皮溃烂，黄水溢出，痛痒难忍，饮食如常，小便淋沥，语言不流畅，舌质红赤，边有瘀点，苔薄黄腻，分布不均，中后为甚，脉滑数。血压 184/118mmHg。证属湿毒蕴积，血热阻滞，水液下聚，肝风夹痰。治当除湿解毒，凉血化瘀，涤痰息风，通行水津。药用：土茯苓 30g，土贝母 10g，土牛膝 15g，大血藤 30g，紫草 30g，金刚藤 30g，生地黄 10g，牡丹皮 10g，赤芍 20g，丹参 30g，当归 10g，全蝎 10g，蜈蚣两条，钩藤 30g，益母草 30g，泽泻 10g。每日 1 剂，每日 3 次。7 剂之后，浮肿消退，关节疼痛大减，震颤亦减，可自行上下楼或履平地，疱疹疮面吸收干结，且无新发，其痛痒亦减轻；舌苔复常，唯夜间潮热盗汗，心烦少寐，虑心肺气阴亏虚。药用：生地黄 10g，牡丹皮 10g，赤芍 20g，丹参 30g，生晒参 6g，麦冬 10g，五味子 10g，黄芪 30g，红花 10g，生蒲黄 15g，全蝎 10g，蜈蚣两条，土茯苓 30g，土贝母 10g，金刚藤 30g，当归 10g。连服 35 剂，疱疹全部消失，唯留黄褐色色素沉着，左手稍有颤抖，可持筷握笔，行走无异。随访数月，全身情况均好。

（四）脑血管意外后遗症

脑血管意外后遗症在老年人中甚为常见，多因血压升高伴脑动脉硬化所致。血压升高可能于青年时期就存在，而脑动脉硬化则形成较为缓慢，一般至老年时方能发现。血压升高与动脉硬化可相互促进，在动脉硬化、脆性增加的基础上，一旦血压急剧升高，则易致脑血管破裂而出血，发生突然的意识障碍、不能言语、二便失禁、肢体瘫痪，甚至呼吸衰竭、心衰、休克等危重症。若经西医积极抢救，可度过危险期而再获生命，但往往形成终生后遗症，如语言謇涩，肢体瘫痪，二便失禁等。对此类后遗症的治疗，目前多采用物理放射、针灸气功等手段，以及配伍功能锻炼；然其疗效并非尽如人意。且从临床观之，此病常合并他症，如冠心病、高脂血症、肾功能不全及慢性心衰等；病情复杂，病程漫长，若不配合内服药，则难以获得满意疗效。对这种合并症颇多、缠绵难愈之病的内科治疗，梅教授认为，须综合考虑，全面分析，紧扣病机，抓住主症；祛邪扶正，比例适宜；破血或虫类之品须用之得宜，不可贸然施治。

患者，女，63岁，1992年4月9日初诊。患者有高血压病史20余年，血压常为150~210/105~120mmHg。患者于1983年5月突然发生脑出血，经抢救，性命得保，唯语言不利，口角㖞斜，饮水则外流，右上下肢瘫痪，难以站立；1987年2月起又感阵发性心前区疼痛，向肩背放射，含化硝苯地平后2~3分钟缓解。经某院住院检查，诊断为高血压、冠心病、脑出血后遗症、颈椎病、心律失常（房颤）。给予硝苯地平、巯甲丙脯酸、丹参片等治疗，病情时轻时重。近两年来患者活动后短气，心慌，胸闷，不能平卧，夜间阵发性呼吸困难，双下肢浮肿，口唇肢端发绀，又住医院数次，未见明显好转。查询其四肢畏寒，夜尿频多，纳差，口干，咳嗽咳痰，色黄而稠；形体肥胖，面色潮红虚浮，下肢无力，不能站立，舌体胖而紫暗，苔黄薄腻，脉沉弱无力。血压170/110mmHg，心率108次/分钟，房颤；近日在医院测得总胆固醇7.9mmol/L，甘油三酯4.5mmol/L，血流变学各项指标均增高，有心衰（Ⅱ~Ⅲ度）存在。梅教授认为，其病机上有痰热伏积，下有阳气虚衰，瘀血水饮内停，虚阳有上浮之势，肝风有内动之趋；采取益气温阳、活血利水、清化痰热、平息肝风、疏通经络等法治疗。药用：黄芪30g，当归10g，川芎10g，焦白术10g，茯苓（连皮）60g，制附片10g，益母草30g，赤芍10g，丹参30g，淫羊藿30g，泽泻10g，陈皮10g，竹茹10g，枳实10g，黄连6g，全蝎10g，僵蚕10g，钩藤30g。每日1剂，1日3次。1周之后，患者心慌、呼吸困难好转，双下肢浮肿消退十之八九，血压降至150/98mmHg，心率88次/分钟，房颤律。右下肢活动有所改善，语言较流畅，口角稍有歪斜，但进食饮水均能进行，四肢转温，苔转薄白。后改以益气活血、舒筋通络为主。药用：黄芪 30g，生晒参 6g，当归 10g，川芎 10g，丹参 30g，焦白术 10g，茯苓（连皮）60g，制附片 10g，麦冬 10g，五味子 10g，益母草 30g，土鳖虫 10g，水蛭 10g，刘寄奴 25g，全蝎 10g，蜈蚣两条。每日 1 剂，连服 5 日，其心衰得以控制，未再复发，右上下肢肌力增强，能借助拐杖下床四处活动，血压稳定，房颤减少。再以上方改汤为丸，嘱其久服以巩固疗效。

二、肿瘤放疗后诸症辨治

肿瘤属于中医学"瘤""岩"等范畴。放疗是西医治疗肿瘤的主要手段之一，但其不良反应十分明显，中医药在防治放疗的不良反应方面很有优势。

（一）病因病机

梅教授潜研伤寒，验之临床，结合《伤寒论》第 114 条、第 116 条等，以及根据患者常见的临床表现审症求因，认为放疗类似于"火邪"。《伤寒论》第 114 条云："太阳病，以火熏之，不得汗，其人必躁，到经不解，必圊血，名为火邪。"太阳病，当发汗解表。今误以火熏，不仅不得汗解，反致阳热更甚，火邪内攻，心神被扰，则其人烦躁不安。"太阳病，头痛至七日以上自愈者，以行其经尽故也"。太阳经尽之日，病证仍然不解，即所谓"到经不解"，说明邪热火毒太甚，入于经脉，灼伤阴络，发生便血。其证火热为患，故名曰"火邪"。《伤寒论》第 116 条云："火气虽微，内攻有力，焦骨伤筋，血难复也。脉浮，宜以汗解，用火灸之，邪无从出，因火而盛，病从腰以下必重而痹，名火逆也。"该条论述了阴虚内热者不可用灸法，"火邪"内攻使阴血耗伤、筋骨失养，或出现火逆证的一些表现等。临床上接受放疗的患者相当于"火邪"内攻，"火邪"侵袭人体之后最易伤阴耗气、损阴伤津，故常见口眼部干涩，皮皱发脱，气短乏力，甚则肉削骨立等。此外，从作用原理来讲，放疗过程与"火邪"内攻也具有相似性，都是将能量集中在体内的局部产生作用。因此，把放疗从病因层面类比为《伤寒论》中的"火邪"是可取的。

梅教授认为放疗既属火邪，但这只是放疗后的病机因素之一，而不能视为唯一。放疗属治疗手段，是一把双刃剑，既可杀伤癌细胞，又可损伤人体正常细胞。放疗后，还要考虑以下因素：就杀伤癌细胞而论，则必然引起大量癌细胞死亡，死亡的癌细胞又必然被分解、吸收，产生有毒物质，从而伤害人体。就损伤人体正常细胞而言，即相当于损伤"正气"，有伤阴伤血者，有耗气伤阳者，也有成痰（湿）热者。因此，梅教授认为放疗后导致一系列病变的因素主要有两个，即包括"火邪"因素和细胞坏死后的毒物因素。也有学者认为放疗具有"火热"的致病特点，又兼具"毒"邪致病的特征。

梅教授认为"火邪"为患，最易损津伤阴，故临床上伤阴者最著。另外，"少火生气，壮火食气"，"火邪"具有"焦骨伤筋"之力，属于"壮火"，易伤阳气；火法迫汗伤津，"汗为心之液""阳加于阴谓之汗"，生于阴而出于阳，"火邪"既可损伤津血，又可损伤心阳，临床上伤阳者亦可见之。"火邪"导致伤阴、伤阳者不难理解，需要注意的是，为什么放化疗后会出现痰（湿）热的变化。临床上常见恶性肿瘤患者经放疗后，出现胃胀痛或痞塞、纳差、腹胀、便溏等胃肠道症状，这是因为放疗后脾胃功能损伤，致使气机不畅，纳运不济，水停为湿，久而化热，或素体蕴热，而成湿阻、湿热或痰热。此外，梅教授认为放疗后诸症，虽有火邪伤阴之弊，但也因体质不同而有转化之差异。观当今之人士，无体力之劳者渐多，喜食肥甘厚味，并无饥寒之虞者益甚，故越来越多的人素体偏于痰湿或痰热之质。因此，放疗后导致伤阴者最著，湿热者恒多，伤阳者亦可见之。

（二）治则治法

1. 扶正祛邪，以和为贵

《素问·刺法论》曰："正气存内，邪不可干。"《素问·评热病论》曰："邪之所凑，其气必虚。"提出了机体抵御病邪是"正气"使然。因此，梅教授非常重视"正气"在治疗癌病中的作用，可以通过扶正来达到消癥散结的目的；同时强调，肿瘤特别是放疗后不可一味攻毒祛邪，如此会耗损正气，不利于机体向愈，而要使人体与疾病和谐共处，即达到"邪气不盛，正气不虚"的状态，以此来确定扶正祛邪的治疗大法。如某些肿瘤患者在放疗后出现皮肤瘙痒或湿疹等，又素有胃病，饮食欠佳，考虑顾护脾胃，梅教授常内外分治，内服方调理脏腑，外用方给患者煎汤外洗，效果良好，相得益彰。再如某些患者病情迁延，开始以汤药进之，待稳定以后，予丸药缓图等。梅教授在治疗上强调"扶正祛邪，以和为贵"的原则，即认为人与疾病要和谐共处，这也与近些年来推崇的"姑息疗法"不谋而合，目前强调恶性肿瘤采用姑息治疗的重要性，已成为医学界的共识。

2. 基本证型，常用治法

根据"火邪"的致病特点和患者体质的转化差异，临床上肿瘤放疗后诸症常见有三种基本证型，即阴伤证、湿热证与阳虚证。阴伤证的患者，临床可见心悸失眠，口干咽燥，饮食乏味，精神欠佳，脉缓或细弱，舌质淡或红或绛，或见裂纹舌，苔薄白或少苔，或无苔，或花剥苔等，治疗以甘寒养阴为主；湿热证的患者，临床可见胸闷脘痞，胃脘胀痛或嘈杂，或反酸，或嗳气，精神困倦，身体沉重，大便溏或秘结，脉缓或弦数，舌质红绛或紫暗，苔白厚或黄腻等，治疗以清热化湿为主；阳虚证的患者，临床可见恶风寒，自汗，气短乏力，食少便溏，脉缓弱，舌质淡或紫暗，苔薄白等。关于阳虚证的治法，梅教授认为阳虚证者切忌妄用附子、干姜之品，如此反耗气，伤阳更甚，当以甘温扶阳为主，徐徐温之，方能祛寒。

3. 病证兼夹，圆机活法

虽说阴伤证、湿热证与阳虚证是肿瘤放疗后诸症常见的三种基本证型，但临床上具有典型的基本证型者鲜有，患者往往病证纷杂，两种或三种证型交错，此时当灵活变通，勿囿于常法。梅教授在临床上治疗的肿瘤种类很多，如鼻咽癌、食管癌、胃癌、肝癌、胆囊癌、乳腺癌、宫颈癌、结肠癌、直肠癌等，部位涉及上中下三焦，病证纷杂。在遣方用药上，梅教授在扩大经方临床运用途径中有八种方法，如"根据部位，参以病机"，对于湿热证的患者，喜用小陷胸汤治疗中上二焦病变，用四妙散或四土汤治疗下焦病变。如湿热与阴伤并存者，养阴与祛湿法当兼顾，即所谓"滋燥兼行"。在兼夹的病证中，梅教授强调临证当四诊合参，尤其重视舌象对辨证的指导意义，如虽有阴虚之象，但舌苔厚者不宜用沙参、麦冬之品，因为此时患者虽有阴虚，但以湿热为主，故不用沙参、麦冬等甘寒养阴，而往往用红景天、山药等健脾滋阴，因其性平和，滋阴而不滋腻，待湿热渐去，再加强甘寒养阴治法。此外，还应当注意病证在治疗过程中的变化，如湿热证者，当湿热十去七八后，应甘淡益脾化湿，这又是常法中的变化之处。梅教授言常法不效，或疗效不佳者，当思其变法，勿囿于所见。

（三）验案举隅

患者，女，72岁，2014年7月2日初诊。患者右上肺癌放疗后两个月，自2014年5月14日PET发现右上肺癌，已做放疗12次，现轻微咳嗽，少许白痰，无胸闷胸痛，肢软乏力，精神差，饮食欠佳，大便日1次，成形或不成形，脉缓，舌质绛，苔白厚。西医诊断：肺癌放疗后；中医诊断：癌病，湿热遏伏、痰毒郁肺证。患者经放疗后脾胃受损，湿邪内聚，郁而生热，湿热犯于胸膈，故见咳嗽、精神及饮食欠佳。叶天士言："白苔绛底者，湿热遏伏。"患者苔白厚，舌质绛，亦为湿热遏伏的明证。治法为清热解毒，化痰散结，予小陷胸加枳实汤加味，处方：法半夏10g，全瓜蒌10g，黄连10g，枳实20g，浙贝母15g，桔梗10g，白英20g，龙葵15g，半枝莲30g，白花蛇舌草30g，石上柏20g，制三棱10g，制莪术10g。7剂，水煎服，日1剂。二诊（2014年7月11日）：服药后便溏，后逐渐成形，轻微咳嗽，纳可，脉缓，苔白厚，舌质绛。前方加红景天20g，当归10g，川芎10g。14剂，水煎服，日1剂。其后以上方略事加减，前后共服药3个月。2014年10月17日来诊时，患者诉复查肺部CT（2014年9月12日）示：肺部肿瘤明显缩小，有炎性反应表现。微咳，言语较快时微喘，纳可，大便成形，脉缓，苔白厚，舌质绛。处方：法半夏10g，全瓜蒌10g，黄连10g，枳实20g，浙贝母15g，桔梗10g，白英20g，龙葵15g，半枝莲30g，白花蛇舌草30g，石上柏20g，制三棱10g，制莪术10g，红景天20g，当归10g，川芎10g，山慈菇10g。21剂，水煎服，日1剂。此后改为丸剂，守方服药，效果稳定。

按语：患者经放疗后肺胃之气阴受损，故出现咳嗽气喘、饮食不振等症状，观其舌白苔绛底者，知其湿热内伏也。故病机为肺胃气阴不足，湿热阻滞中上二焦。《伤寒论》第 138 条云："小结胸病，正在心下，按之则痛，脉浮滑者，小陷胸汤主之。"心下即胃脘，按之则痛，是痰热结聚的表现。梅教授认为胃脘与胸仅以横膈而相邻，其病机常相互影响，故本方也可治疗肺系疾患。处方以小陷胸加枳实汤清热化痰，宣肺散结；加浙贝母、桔梗化痰止咳；加白英、龙葵、半枝莲、白花蛇舌草、石上柏清热散结，抗癌解毒；加制三棱、制莪术破血消积。诸药并用，共奏清热解毒、化痰散结之功。在患者复诊的过程中，大便的变化情况值得关注。叶天士《温热论》言："湿温病大便溏为邪未尽，必大便硬，慎不可再攻也，以粪燥为无湿矣。"该患者服药后初大便溏，后渐成形，说明体内的湿热之邪渐化，从舌苔由厚转薄亦可明证，故梅教授紧扣病机，一直守方加减治疗。患者经该方加减服用近 3 个月后复查肺部 CT，发现肿瘤明显缩小，并且自觉无明显不适，由此可见辨证精准，效如桴鼓。当患者正气不虚时，酌情加用白英、龙葵、石上柏、半枝莲、白花蛇舌草、石见穿等攻毒抗癌、清热散结之品；当患者湿热不重时，随症选用红景天、黄芪、生晒参、五味子、焦白术、党参等益气养阴、扶正补虚之品。同时要求患者养成良好的饮食、生活习惯，调畅情志，以利于病情稳定。

三、口疮（复发性口腔溃疡）辨治

复发性口腔溃疡属中医学"口疮""口糜"范畴。本病因发病时灼痛较剧，甚则影响说话、进食，且迁延反复，缠绵不愈，给患者身心带来了巨大痛苦。目前可行的治疗方法只能减少溃疡发生的频率，减轻溃疡发生的严重程度，尚无理想的方法防止其复发。梅教授以滋阴清火、化痰活血为法，以口疮溃疡基本方加减治疗，在减少其发病次数、改善症状、提高疗效及治愈率等方面效果明显。

（一）病机述要

《素问玄机原病式》云："诸痛痒疮，皆属于火。"然火有虚实之分，复发性口腔溃疡一病，以病程日久、缠绵难愈为重要特征，其病机当从以下两方面加以辨析：其一，经久不愈，知为虚热（火）。如《景岳全书》云："口疮连年不愈者，此为虚火也。因而辨证须仔细方能奏效。"口腔溃疡疼痛即便非复发性口疮，而伴见盗汗，脉细数等，亦知为虚热伤阴。其二，病缠绵，乃湿邪外象之一，此类患者不仅仅以虚见证，其外象之二，如舌红或绛，苔白厚，或苔白略厚，或黄厚等。叶天士《温热论》曰："若白苔绛底者，湿遏热伏也。"梅教授曰：具备以上病机要素者，即令"苔白薄，舌质鲜红者，仍属湿（痰）热之类"。故可知其则阴虚内热，兼夹痰热阻滞，不解自明。且脾开窍于口，《灵枢·脉经》云："脾足太阴之脉……属脾，络胃，上膈，夹咽，连舌本，散舌下。"故痰（湿）热兼阴虚内热循经上扰，熏蒸于口舌，可致络损肉败，发为口疮。络者，血也，与营血相关，类属阴分，然非温病学之热入营血可比，而凉营宁络之药尚可为用，此为活法也。

梅教授认为，口腔溃疡之所以反复发作，缠绵难愈，原因大致有四：一为饮食不节，嗜食辛辣肥甘，生痰化湿蕴热，郁热外发则为溃疡，痰湿内蕴则缠绵难愈。二为素体阴虚，劳伤过度，亏耗真阴，虚火上炎，熏灼口唇，发为溃疡；实火易清，虚火难疗，故缠绵难愈。三为年高体弱，劳倦内伤，脾虚气陷，阴火上乘，上熏于口，则发为溃疡；气血亏耗，疮疡难敛。四为口疮日久，瘀血内停，脉络不通，腐肉难去，新肉难生。正如《医宗金鉴》所云："口糜由阳旺阴虚，膀胱湿水泛溢脾经，湿与热瘀，郁久则化为热，热气熏灼胃口，以致满口糜烂，甚于口疮。"饮食不节，劳倦内伤，思虑劳神，脾胃虚损，转运不力，痰湿内生，化热成瘀而致者多也。

（二）遣方用药

梅教授取清骨散方义，自拟基础方：银柴胡 10g，南沙参 10g，北沙参 10g，地骨皮 10g，胡黄连 10g，海蛤粉 10g，飞青黛 10g，丹参 30g，牡丹皮 10g，赤芍 10g，法半夏 10g，陈皮 10g。以银柴胡甘苦微寒，善退虚热而无苦泄之弊。《本草正义》言其："退热而不苦泄，理阴而不升腾，固虚热之良药。"胡黄连入血分而清虚热；地骨皮降伏火，凉血退蒸，从阴分以清伏热于里；南沙参、北沙参清热养阴益胃。又加海蛤粉、飞青黛以清热解毒，收涩敛疮；法半夏、陈皮理气健脾，燥湿化痰；丹参、牡丹皮、赤芍凉营宁络。故若有其他兼夹症状，梅教授遵仲景之意，"知犯何逆，随证治之"。

（三）验案举隅

1. 滋阴清火，化痰活血，利湿解毒

实火、虚火皆能上炎于口唇，发为溃疡，然实火者既有实火证，必有实火之因。因痰湿而致者，其苔多厚腻，因宿食而致者，多纳谷不馨，因气滞而致者，其胸腹多胀闷，治疗当各随其所得而治之。然口腔溃疡急性发作期，因湿热、痰瘀、毒邪互结所致者亦不少见，可酌情加用二妙散、四土汤、白英、半枝莲、白花蛇舌草等以利湿解毒。如患者，男，5岁，主诉：扁桃体反复肿大，化脓、发热近3年。刻下症见：扁桃体肿大，舌面及右侧牙龈溃烂，纳差，餐后脐周隐痛，大便每日一行，舌淡，苔中根部淡黄而厚，脉缓。患者纳差，餐后脐周隐痛，苔中根部淡黄而厚，口腔溃疡多发，为湿热蕴蒸、胃肠气滞、郁火上灼所致，治疗当清热燥湿，理气化痰，解毒消疮。处方：苍术 6g，黄柏 3g，胡黄连 6g，化橘红 6g，法半夏 6g，茯苓 8g，土贝母 6g，土牛膝 6g，射干 6g，马勃 6g，败酱草 6g，白

英 6g，半枝莲 8g，白花蛇舌草 8g。7 剂。方以二妙丸合二陈汤以清热燥湿，理气化痰；土贝母、土牛膝、射干、马勃、败酱草、白英、半枝莲、白花蛇舌草利湿解毒；胡黄连燥湿厚肠，清退虚火。二诊：扁桃体红肿稍退，口腔溃疡初愈，疼痛减轻，易醒，梦多，盗汗，纳差，二便正常。舌淡，苔薄白，脉缓。二诊诸症缓解，舌苔转薄，唯口腔溃疡，纳差，颌下淋巴微肿，为湿热将去、热毒稍减、胃气未复所致，治疗当滋阴清火，化痰消食。处方如下：银柴胡 6g，南沙参 6g，北沙参 6g，地骨皮 6g，胡黄连 6g，海蛤粉 6g，飞青黛 6g，陈皮 6g，法半夏 6g，土茯苓 8g，土贝母 6g，土牛膝 6g，鸡内金 6g，建曲 6g。7 剂。方以自拟口腔溃疡方为主方，去活血化瘀之药，加土茯苓、土贝母、土牛膝利湿解毒；鸡内金、建曲以消食醒脾。两个月后复诊，自觉症状缓解，盗汗减少，扁桃体肿大不明显，口腔溃疡已愈。

2. 滋阴清火，化痰活血，清热通络

口疮日久，瘀血内停，脉络不通，腐肉不去，新肉难生。治疗可在基本方基础上加忍冬藤、金刚藤等，以滋阴清火，化痰活血，清热通络。如患者，女，54 岁，患者口腔溃疡反复发作 10 年，近来发作两天。初诊症见：上下唇均出现溃疡，疮面色红、凹陷，疼痛较剧烈，头昏，目胀不适，纳可，二便正常，舌淡，苔白略厚，脉缓。其疮面色红、凹陷，疼痛较剧烈，为火热之象自不待言，然其头昏、目胀，则为下焦虚火攻冲清窍所致。其苔白厚，然食纳可，其痰湿不在脏，乃循经搏于口唇也；湿性缠绵，故迁延难愈。其病机为虚火上炎、痰瘀阻结、脉络不通所致，治以滋阴清火，化痰活血。处方：银柴胡 10g，南沙参 10g，北沙参 10g，地骨皮 10g，胡黄连 10g，海蛤粉 10g，飞青黛 10g，法半夏 10g，茯苓 30g，牡丹皮

10g，炒栀子 10g，忍冬藤 30g，浙贝母 10g，桔梗 10g，胆南星 10g。7 剂，日 1 剂，水煎，分 3 次餐后温服。二诊：口腔溃疡将愈，疼痛减轻，头部紧绷感好转，急躁，仍有心烦。其急躁，为肝肾阴虚、肝阳偏亢、疏泄太过所致；虚火上炎，母病及子，则发为心烦。处方：守上方，加丹参 30g，墨旱莲 30g。三诊：口腔溃疡新发一处，疼痛，齿根满口痛，咽喉不适，太阳穴处胀痛。舌绛，苔薄白，脉缓。舌苔转薄，痰湿稍去；其舌绛、病情反复，为虚火内灼、痰瘀内结、脉络不通所致。治宜滋阴清火，化痰活血，清热通络。处方：银柴胡 10g，南沙参 10g，北沙参 10g，胡黄连 10g，海蛤粉 10g，飞青黛 10g，法半夏 10g，化橘红 10g，茯苓 30g，丹参 30g，牡丹皮 10g，赤芍 10g，金刚藤 30g，忍冬藤 30g。10 剂。四诊：口腔溃疡已愈，牙龈肿痛消失，两太阳穴胀痛，心烦，舌淡，苔薄白，脉缓。诸症悉除，唯心烦、双侧太阳穴胀痛，故加炒栀子以清血分郁热；延胡索、郁金以活血止痛，行气解郁。改做丸剂，续服月余，随访半年未发。

3. 滋阴清火，化痰活血，扶正敛疮

年高体弱，劳倦内伤，脾虚气陷，阴火上乘，上熏于口则发为溃疡；气血亏耗，疮疡难敛。治疗可在基本方的基础上加黄芪生脉饮、理中汤、肉桂等，以滋阴清火，化痰活血，扶正敛疮。如患者，女，40 岁，患者乳腺癌术后两年。目前常发口腔溃疡，去年 11 月做乳腺癌复查，未见异常，查白细胞减少。共化疗 6 次，化疗后月经至今未行，饮食及二便正常。舌淡，苔薄白，有裂纹，脉缓。患者大病术后，气阴亏虚，虚火上浮，发为口疮，治疗当滋阴清火，化痰活血，扶正敛疮。拟方：黄芪 30g，生晒参 6g（另包，泡服），麦冬 10g，五味子 10g，银柴胡 10g，南沙参 10g，北沙参 10g，地骨皮

15g，海蛤粉 10g，丹参 30g，大青叶 10g，法半夏 10g，化橘红 10g，壁虎 10g。7 剂。方以黄芪生脉饮合自拟口腔溃疡方为主方，加大青叶、壁虎以清热凉血，解毒散结。二诊：口腔溃疡消失，自觉症状不明显，饥饿感不明显，饮食尚可，舌淡，苔薄白，脉缓。患者诸症缓解，溃疡已愈，苔薄白，然正气亏虚，故守上方，去苦寒之大青叶、温燥之法半夏，加当归、川芎、垂盆草以养血活血，清热解毒。7 剂。三诊：自觉症状不明显（建议复查血常规），有饥饿感，口干，舌淡，苔白略厚，脉缓。患者舌转厚，故守上方，去海蛤粉，加法半夏、陈皮、鸡内金、建曲，以化痰消食，扶正愈疡。

（四）总结

临床所见口腔溃疡典型病例较少，而不典型者较多，故有主证虽同，而病机难以丝丝入扣者。此时用方，但求病机大体相合，无寒热虚实之径庭，便可据证用方。如患者仅见口腔溃疡，舌淡，苔白，余症不显，口腔溃疡方亦在使用之列，即突出主证，参以病机。辨证使用自拟口腔溃疡方，能明显缩短溃疡持续的时间，缓解疼痛等不适症状，减少发作周期。病情稳定后，改为丸散剂，持续服用两个月左右，同时要求患者养成良好的饮食、生活习惯，调畅情志，以减少复发。

四、汗出异常辨治

（一）论汗

《素问·阴阳别论》云："阳加于阴谓之汗。"王冰注释为："阳在下，阴在上，阳气上搏，阴能固之，则蒸而为汗。"说明阳作用于阴可致汗出，是阳气蒸腾津液从腠理出于体表的代谢产物。秦伯未《内经类证》云："无论阳虚、阴虚，如果没有内热及虚火烦扰，不会迫汗外泄。"指出汗出必定有热，包含实热、虚热及湿热等。《灵枢·决气》云："腠理发泄，汗出溱溱，是谓津。"汗为五液之一，属津液，汗出异常即为津液代谢失常。

汗出有生理与病理之分，病理性汗出（即汗出异常）包括汗出过多与汗出减少。汗出过多分为阳汗与阴汗，如《张氏医通》所言："汗证有阴阳，阳汗者热汗也，阴汗者冷汗也，人但知热能致汗，而不知寒亦致汗。所谓寒者，非曰外寒，正以阳气内虚，则寒生于中，而阴中无阳。阴中无阳，则阴无所主，而汗随气泄，故凡大惊大恐大惧，皆能令人汗出，是皆阳气顿消，真元失守之兆。至其甚者，则如病后产后，或大吐大泻失血之后，必多有汗出者，是岂非气怯而然乎？故经曰：阴胜则身寒，汗出身常清，数栗而寒，寒则厥，厥则腹满死。仲景曰：极寒反汗出，身必冷如冰，是皆阴汗之谓也。故凡治阴汗者，但当察气虚之微甚。微虚者，略扶正气，其汗自收；甚虚者，非甘、姜、桂、附，速救元气不可。"亦可分为自汗与盗汗，或按汗出部位分为半身汗出、头汗出、股及阴囊汗出等，亦可见饮水后汗出、乍汗等。

（二）汗出异常验案举隅

1. 自汗

自汗是指不因劳累活动，不因天热及穿衣过暖和服用发散药物等因素，而自然汗出的表现。《三因极一病证方论·自汗证治》云："夫自汗，多因伤风、伤暑，及喜、怒、惊、恐，房室、虚劳，皆能致之。无问昏醒，浸浸自出者，名曰自汗。"《景岳全书》云："自汗者，濈濈然无时，而动作则益甚；盗汗者，寐中通身汗出，觉来渐收。诸古法云：自汗者属阳虚，腠理不固，卫气之所司也。人以卫气固其表，卫气不固则表虚，自汗而津液为之发泄也，治宜实表补阳。"

患者，男，38岁，易汗出，汗量多，自汗为主，偶见盗汗，颈部以上汗出尤多，不恶风寒，伴口干，小便黄，自觉燥热，口臭，易疲劳，大便每日两次，便溏，脉缓，舌苔白厚，舌质红。患者自汗明显，汗出不恶风，伴见口干、尿黄、燥热等症，舌质红，苔白厚，辨为湿热弥漫三焦，上扰心神，气不行水。以化湿热、安心神、行水气治疗，拟温胆汤、五苓散合凉膈散加减。处方如下：法半夏10g，陈皮10g，枳实20g，茯苓30g，猪苓10g，炒白术10g，桂枝10g，泽泻10g，黄芪30g，竹叶15g，连翘10g，荷叶15g，浮小麦30g，煅龙骨15g，煅牡蛎15g，红景天20g。7剂。服用上方7剂，自汗明显减少，口干、口臭、燥热及乏力改善，睡眠欠佳，舌苔仍白厚。守上方，法半夏用量增至15g以助睡眠，另加芦根15g，白茅根15g，进一步利湿清热，诸症悉除。

按语：古法多认为，自汗属阳气亏虚、卫气不固所致，多采用补气固表法治疗，最常用之方非玉屏风散莫属。张蕙等认为，玉屏风散治疗表虚自汗疗效甚好，而用于气虚与过敏体质患者亦不错。然薛生白《湿热病篇》指出："湿热证，始恶寒，后但热无寒，汗出胸痞，舌白，口渴不引饮。"明确提出湿热易汗出，汗出为湿热证的主症之一。本例患者即为湿热汗出，出汗明显多于常人，自汗为主，伴有盗汗。

2. 盗汗

盗汗是指入睡后汗出，醒后汗泄即止为特征的一种病征。如《素问·脏气法时论》云："肾病者……寝汗出。"寝汗者，盗汗也，其状夜卧汗出，溱溱周身，醒则汗止。《明医指掌·自汗盗汗心汗证》曰："盗汗者，睡而出，觉而收，如寇盗然，故以名之。"《景岳全书》言："盗汗者，寐中通身汗出，觉来渐收。诸古法云：盗汗者，属阴虚，阴虚者阳必凑之。故阳蒸阴分则血热，血热则液泄而为盗汗也，治宜清火补阴。"

患者，女，76岁，患者中风后卧床3年，夜间盗汗1个月。患者虽年事已高，且卧床多年，但精神尚可，饮食、睡眠及大小便均正常，近1月来患者每于夜间入睡后即出现盗汗，醒后衣被皆湿，甚是烦恼，余无其他不适，脉弦缓，舌苔白厚，舌质红。辨证为湿热阻滞汗出，拟温胆汤加减，处方如下：法半夏10g，陈皮10g，茯苓30g，竹茹10g，枳实15g，石菖蒲10g，郁金10g，远志10g，芦根15g，滑石10g，荷叶15g，丝瓜络10g，浮小麦30g，煅龙骨15g，煅牡蛎15g。7剂。服上方7剂，盗汗尽失。另一患者徐某，女，28岁，夜间盗汗3天，脉缓，舌苔白厚腻，舌质红，仿上方略施加减，服药3剂而盗汗若失。

按语：先贤多认为盗汗属阴虚，梅教授认为盗汗不全是阴虚。正如《景岳全书》所言："不得谓盗汗必属阴虚也。"《丹溪心法》云："盗汗属血虚。"王清任《医林改错》谓："竟有用补气、固表、滋阴、降火，服之不效，而反加重者，不知血瘀亦令人自汗、盗汗，用血府逐瘀汤。"此处两例患者均以盗汗、舌苔白厚及舌质红为主症，乃湿热使然，非阴虚所致。

3. 半身汗出

半身汗出指一侧身体（或左或右）汗出，亦指上半身或下半身汗出，汗出部位多为健侧，若汗出明显增多，超越正常，则属病态。

患者，女，44岁，左侧乳腺癌切除术后两年，并行放化疗多次。就诊时表现为容易汗出，以上半身明显，恶风寒，颈项强，双上肢麻木僵硬，左侧臀部外侧疼痛，双足底及跟腱麻木，胃脘部恶寒，睡眠、饮食及二便尚可，脉缓，舌苔中根部白而略厚。患者以上半身汗出、恶风寒及舌苔厚为主症，辨证属湿热阻滞，营卫失调，拟温胆汤合桂枝汤加减化裁。处方如下：桂枝 10g，白芍 10g，法半夏 10g，陈皮 10g，茯苓 30g，枳实 20g，石菖蒲 10g，远志 10g，郁金 10g，当归 10g，川芎 10g，鹿角霜 10g，煅牡蛎 25g，泽泻 10g，红景天 20g，壁虎 10g，半枝莲 30g，白花蛇舌草 30g，白英 20g，龙葵 15g。7 剂。服上方 7 剂后复诊，上半身汗出明显减少，恶风寒减轻，余症改善，脉缓，舌苔薄白。守上方，加黄芪 30g，防风 15g，又 7 剂，汗出正常。

按语：患者行乳腺癌切除术与放化疗后，功能受损，始出现上半身明显汗多，恶风寒，全身肌肉关节不适，而舌苔中根部偏厚，乃营卫之气受损，功能不调，湿热内生，合而为病，采用补气调营卫、化湿清热法治疗，合桂枝汤、玉屏风散与温胆汤于一炉，仅半月治疗而汗出正常，恶风寒消失。因桂枝汤能"益阴和阳，调和营卫"以治汗出。

4. 头汗出

《张氏医通》云："头为诸阳之会，额上多汗而他处无者，湿热上蒸使然，或蓄血结于胃口，迫其津液上逆所致。"提出头汗的病机治法有："头汗小便不利，而渴不能饮，此瘀蓄膀胱也，桃核承气汤。胃热上蒸，额汗发黄，小水不利者，五苓散加茵陈，甚则茵陈蒿汤微利之。伤寒胁痛耳聋，寒热口苦，头上汗出，齐颈而还，属少阳，小柴胡加桂枝、苓、术和之。凡头汗，服和营卫逐湿豁痰理气散瘀药，或发寒热，下体得汗者，为营卫气通，日渐向愈之机也，食滞中宫，热气上炎，亦令头汗。"并认为："服和营卫逐湿豁痰理气散瘀药，或发寒热，下体得汗者，为营卫气通，日渐向愈之机也。"

患者，女，21 岁，就诊时正值春末夏初，天气暖和，气温 15℃

左右，但患者头部明显汗出，心烦，口干，小便短少，睡眠、饮食及大便正常，脉弦数，苔白略厚，舌质红。患者以头汗出为主症，伴心烦燥热、口干、小便短少，结合舌苔与脉象，辨证为湿热上蒸，上扰心神，水气不利。治以清热利湿，化气行水，清心除烦，拟五苓散合凉膈散加减。处方如下：茯苓30g，猪苓10g，泽泻10g，焦白术10g，桂枝10g，竹叶15g，连翘10g，栀子10g，淡豆豉10g，荷叶15g，浮小麦30g，煅龙骨15g，煅牡蛎15g。7剂。服上方7剂，头汗出明显减少，心烦燥热、口干及小便短少大为减轻。

按语：《难经·四十七难》云："人头者，诸阳之会也。"人体手足三阳经均达头部，头部阳热偏盛常易汗出，多属生理现象，但头汗出较多，伴见其他不适时，则为病态，应予以治疗。头汗出多为头部热盛，见舌苔厚时，属湿热上蒸，伴见口干、小便不利，则为膀胱湿热，须配五苓散治疗。若见心烦燥热等神志病变，当配栀子豉汤或凉膈散，从上述案例分析，此法疗效较好。

5. 股及阴囊汗出

《张氏医通》谓："阴囊汗与股汗，属下焦湿热，多为肝家湿热下渗，龙胆泻肝汤加风药一二味，风能胜湿也，或当归龙荟丸，及二妙散俱效。阴囊湿者，以炉甘石煅过扑之，密陀僧末亦佳。"股及阴囊汗出临床较为常见，常因饮食肥腻辛辣，嗜酒好烟，情志不畅，起居不慎及疲劳，致湿热下扰所致。

患者，男，46岁，患者常年阴囊及股部汗多潮湿，伴有局部瘙痒，夏季天热时尤重，余无明显不适，脉缓，舌苔中根部白厚腻。该患者形体偏胖，平素喜好饮酒，饮食口味偏油腻，患此病数十年，因症状不重，未予重视，近半年来症状明显加重，故来诊，症状如上所述。辨证此病属于湿热下扰，拟二妙散加减。处方如下：苍术

10g，黄柏 10g，薏苡仁 30g，荆芥 10g，防风 10g，白鲜皮 10g，地肤子 10g，竹叶 10g，荷叶 15g，蚕沙 10g，灯心草 10g。7 剂。经服上方，阴囊及股部潮湿汗出明显好转，瘙痒减轻，为巩固疗效，上方继服。

按语：阴囊及股部隶属足少阳胆经，此处潮湿汗出多辨证为肝胆湿热，用龙胆泻肝汤者多，有一定疗效；然本病辨证为湿热下注，其理易明，以二妙散加减治疗，效如桴鼓，此例患者即是明证。

6. 饮水后汗出

张某，女，39 岁，2009 年 10 月 16 日初诊。患者饮水后汗出、恶风半年，就诊时症见饮水后汗出、恶风，饮冷水后尤甚，后背部冷，口干欲饮，有颈腰骶椎病变史，轻微腰部酸痛，月经周期正常，脉沉缓，舌苔白厚。辨证属痰饮，乃膀胱气化失职，津液输布失常所致。治以温阳化气利水，兼活血止痛，拟五苓散加减。处方如下：桂枝 10g，猪苓 10g，茯苓 30g，焦白术 10g，泽泻 10g，枳实 20g，藿香 10g，佩兰 10g，丝瓜络 10g，荷叶 10g，浮小麦 30g，刘寄奴 25g，徐长卿 25g。7 剂。服用上方 7 剂后复诊，汗出减少，口干、腰痛及后背部冷均减轻，脉缓，苔白略厚。上方有效，略施加减，拟方如下：桂枝 10g，猪苓 10g，茯苓 30g，焦白术 10g，泽泻 10g，炙甘草 6g，黄芪 30g，枳实 15g，桔梗 10g，当归 10g，川芎 10g，法半夏 10g，陈皮 10g。又 7 剂。服用上方后汗出不明显，背部冷及口干多饮显著减轻，脉弦，苔白略厚。守上方加鹿角霜 10g，继服 7 剂，饮水后汗出及背部冷消失。

按语：本病属膀胱气化失职，津液输布失常致水饮内停使然。水饮内停致厥冷，因痰饮阻滞，阳气不通引起，如《金匮要略·痰饮咳嗽病脉证并治》谓："夫心下有留饮，其人背寒如掌大。"先治其水后治其厥，拟五苓散加减，获良效。《素问·灵兰秘典论》曰："膀胱者，州都之官，津液藏焉，气化则能出矣。"可见，膀胱功能当分两部分：其一，津液是否能藏；其二，所藏津液是否气化能出。《素问·经脉别论》曰："饮入于胃，游溢精气，上输于脾，脾气散精，上归于肺，通调水道，下输膀胱，水精四布，五经并行。"说明膀胱的另一功能是与脾、胃、肺功能的相互配合，而使水精四布，五津并行。患者就诊于10月中旬，武汉当属凉爽之时，何以饮冷水后，自觉身热汗多？必是膀胱气化功能不健，水津不能正常输布。如口渴饮水，若能正常输布，则水能止渴，而汗出不多；凉爽之时，小便量应略有增加。今患者适得其反，则说明津液不能潜藏，膀胱气化功能失司。《伤寒论》第72条云："发汗已，脉浮数烦渴者，五苓散主之。"此条未言小便不利，而主证为烦渴，恰与本案相合。或问此条无"汗多"一症，当作何解？答：设想烦渴饮水，汗出不多或无汗，小便又未增加，则必然水肿，而本案无水肿，亦可从此说明津液输布失常。至于恶风寒、项强、背部冷、腰痛、自觉身热等，是缘于汗出过多，玄府疏豁，营卫功能亦受影响所致。但得气化功能恢复，津液四布而濡养机体，则口必不渴，汗亦不多。此为梅教授应用五苓散化裁之心法。

7. 乍汗

乍汗指在没有明显诱因的情况下突然汗出，持续时间较短，一般先有乍热，继而汗出，汗出后有恶寒者，亦有不恶寒者，每日多次发，多见于更年期妇女。由于此症多突然发作，常伴乍热乍寒，心烦，情绪不宁，故患者甚为苦恼。

患者，女，50岁。近半年来患者多次出现突然发热，继而汗出，无明显恶寒，一日几度发，伴有心烦易怒，加重1个月而来就诊，月经已 3 个月未行，睡眠、饮食及大小便正常，舌苔白厚，舌质红，脉弦缓。从患者症状、舌脉及年龄上分析，当属更年期反应，乃痰热阻滞三焦，少阳枢机不利，拟和解少阳、清化痰热治疗。以柴胡温胆汤加减，处方如下：柴胡 10g，黄芩 10g，法半夏 10g，陈皮 10g，茯苓 30g，竹茹 10g，枳实 15g，石菖蒲 10g，远志 10g，郁金 10g，当归 10g，川芎 10g，炒栀子 10g，淡豆豉 10g，墨旱莲 30g，女贞子 10g。7 剂。服上方 7 剂后复诊，诸症大减，心情畅快，较前痛苦状仿佛判若两人。

按语：乍汗实为女性更年期常见症状，多表现为突然汗出，不分昼夜，首先应与发作有时的潮热盗汗鉴别。女性绝经期前后人体的功能状况发生一定改变，原有的机体平衡被打乱，或多或少会有些症状出现，如乍热、乍汗、心悸等。其次，乍汗的治疗尤须辨证，要分清虚实，不能全当肾虚或气阴两虚，从临床病例分析，属于痰热阻滞者颇多，以清热化痰、和解少阳治疗，效果良好。

8. 手汗

《素问·阴阳别论》云："阳加于阴谓之汗。""是阳热加于阴，津散于外而为汗也。"故而阴阳盛衰或失于和调均可导致汗出异常。手汗属常见汗出异常症状，梅教授认为临床辨治手汗，理当首辨虚实。其病因不过外感、内伤，病性当辨寒热，辨证不离阴阳。临床上辨证以阳明热盛、脾胃湿热、心肺不足、心脾不足、心肾两虚、营卫（阴阳）不和等多见，尤其与心、脾胃功能失调密切相关。

患者，女，20 岁，2014 年 4 月 1 日初诊。主诉：手足汗出 6 年。患者 6 年前无明显诱因出现手足汗出，现汗出成滴，手黏不冷，夏天、冬天均可见，夏天更为严重；月经经常推迟，量少，色暗，质地黏稠；食欲不振，纳差；白天精神不好，大便黏，小便调。舌红苔白腻，脉滑。西医诊断：多汗症。中医诊断：汗证（手足心汗）；辨证为脾胃湿热。治宜清热祛湿，宣畅三焦；以藿朴夏苓汤化裁治疗。处方：藿香 10g，厚朴 15g，法半夏 10g，茯苓 30g，黄芩 10g，泽泻 10g，浮小麦 30g，麻黄根 15g，煅龙骨 30g，煅牡蛎 30g，杏仁 10g，薏苡仁 30g，车前子 15g，赤芍 10g，牡丹皮 10g。7 剂，日 1 剂，分两次服。复诊两次守上方加减，21 剂后，手汗症基本消除。

按语：本案患者手心汗出，夏天更为严重，汗出手黏，食欲不振，纳差，多因脾胃湿热，迫津外泄；脾湿阻遏清阳，则精神欠佳；脾湿偏渗肠道，则大便黏；脾胃湿热胶着，气血生化不足，故月经经常推迟，量少，色暗，质黏；舌红苔白腻，脉滑，皆为脾胃湿热之象。辨证为脾胃湿热所致，故以藿朴夏苓汤化裁治疗。方中藿香化湿和中；茯苓、泽泻、薏苡仁、车前子利水渗湿，兼健脾助运；杏仁宣利肺气，宣畅上焦，有助于布散津液以除湿。诸药同用，清热祛湿，宣畅三焦。厚朴、法半夏行气祛湿，使气行则湿去；煅龙骨、煅牡蛎滋阴潜阳，合浮小麦、麻黄根收敛止汗；湿热壅滞，易助热并煎炼血液而致血热、血瘀，故加牡丹皮、赤芍凉血活血。全方清热祛湿，三焦通畅，故汗出自止。

患者，女，20 岁，2014 年 3 月 18 日初诊。主诉：手汗 3 年。患者近 3 年经常感冒，手心和背部容易出汗，白天尤甚，伴失眠，时而口干，下肢自觉偏凉，大便偏干，小便正常；舌淡红，苔薄白，边有齿痕，脉弦细略数。西医诊断：多汗症。中医诊断：汗证（手汗）；辨证为气阴两虚证。治宜益气养阴，固表止汗，兼补养安神；以黄芪生脉饮加减化裁。处方：生黄芪 30g，党参 15g，麦冬 10g，五味子 6g，煅龙骨 30g，煅牡蛎 30g，炒酸枣仁 15g，怀牛膝 30g，薏苡仁 30g，当归 10g。7 剂，日 1 剂，分两次服。随访：患者服上方两周后，汗出、失眠均有显著好转，调治月余收功。

按语：本案患者平素易感风邪，手心和背部自汗，属气虚；口干、大便偏干，均为津液不足之候；久汗后损伤肝血，故失眠，脉弦细；久则阴损及阳，阳气不得温煦，故下肢自觉偏凉。方中以黄芪生脉饮益气养阴，补敛兼施；煅龙骨、煅牡蛎安神、涩津、敛汗；清代王燕昌《王氏医存·即汗处知其虚处》曰："五脏皆有汗，不独心也。汗皆为虚，心虚则头汗，肝虚则脊汗，肾虚则囊汗，肺虚则胸汗，脾虚则手足汗。"患者手心及背部自汗，故加入肝经的炒酸枣仁养血安神，收涩敛汗；当归养肝血安心神；怀牛膝补肝肾，壮腰膝，并载药下行；舌苔边有齿痕，故加用薏苡仁健脾渗湿，以防微杜渐。

9. 汗少

《灵枢·小针解》云："玄府者，汗孔也。"张景岳《类经》云："汗属水，水色玄，汗之所居，故曰玄府，从空而出，名曰汗空，然汗由气化，出乎玄微，是亦玄府之义。"在古代汉语中，"孔"与"空"通用，"汗空"即"汗孔"。《素问·调经论》云："上焦不通利，则皮肤致密，腠理闭塞，玄府不通，卫气不得泄热，故外热。"说明"腠理闭塞，玄府不通"即无汗或汗出甚少，热不得外泄，故伴有燥热、口渴、心烦等症。

李某，女，45岁，患者平素汗出甚少，夏季天气炎热亦如此。就诊时汗出少，自觉燥热，口渴，小便不畅，饮食、睡眠及大便尚可，脉数，苔白略厚。患者一年四季极少出汗，实属少见，经多处治疗，病情依旧，甚是苦恼，故燥热心烦，伴口干与小便不畅，辨证属津液代谢失常，拟五苓散加减。处方如下：茯苓 30g，猪苓 10g，桂枝 10g，焦白术 10g，泽泻 10g，炒栀子 10g，淡豆豉 10g，淡竹叶 10g，连翘 10g，灯心草 10g，荷叶 10g，丝瓜络 10g，7 剂。治疗时正值夏季，服上方 7 剂，身体有明显汗出，燥热口渴顿减，心烦亦改善。

按语：《伤寒论》第 71 条："脉浮，小便不利，微热，消渴者，五苓散主之。"患者虽以汗出甚少为主症，但有明显口渴、小便不利、脉数等症，符合五苓散证。经过本方化气行水治疗，使津液运行畅通，故汗出正常。

（三）论湿热与汗出异常

湿邪为患，致气机郁滞，失于宣泄，而为汗证，临床常见。《素问·痹论》曰："其多汗而濡者，此逢其湿甚也。"表现为或自汗、盗汗，或绵绵汗出，或汗出通身如浴。王孟英《温热经纬》云："热得湿而愈炽，湿得热而愈横。"并释曰："热得湿则郁遏而不宣，故愈炽；湿得热则蒸腾而上熏，故愈横；两邪相合，为病最多。"朱丹溪曰："湿热为病，十居八九。"《张氏医通》指出："痰证汗自出，痰消汗自止，二陈加桂枝、枳、桔、香附、贝母。酒客睡中多汗，此湿热外蒸也，二妙散加白术、防风、牡蛎。"章虚谷曰："热在湿中，蒸湿为汗。"说明湿热证易汗出。

《张氏医通》谓："然汗发于阴而出于阳，此其根本则由阴中之营气，而其启闭则由阳中之卫气。故凡欲疏汗而不知营卫之盛衰，欲禁汗而不知橐龠之牝牡，吾知其不败不已也。"梅教授认为，汗出异常当属营卫失调，需调营卫以治汗，然调营卫之法则千变万化。营卫气弱时，当补（阳）气以调营卫，可用玉屏风散、桂枝汤，甚则附子、干姜辈；吴谦《订正伤寒论》曰："营卫二者，皆胃中后天之谷气所生，其气之清者为营，浊者为卫。卫，即气中剽悍者；营，即血中精粹者。"故营卫出中焦，中焦生湿热，湿热乃阳明太阴同病也，热盛阳明则汗出，湿热既生，阻碍营卫运行，致营卫失调而汗出异常，湿去热清，营卫通调，则汗出正常，故清化湿热以调营卫，可治疗汗出异常。

五、发热性疾患辨治

梅教授辨治发热性疾患，多参考伤寒、温病诸家学说，灵活运用六经辨证、三焦辨证、卫气营血辨证等方法，结合其临证经验，概述于下。

（一）外感风寒，湿邪阻滞

患者，男，35 岁，患者发热 1 天，体温 39℃，恶寒，无汗，头痛，腰及四肢关节疼痛，肌肉酸痛，颈项强痛，咳嗽，白稠痰，咽干，脉数，舌苔白厚，舌质红。《伤寒论》第 35 条云："太阳病，头痛，发热，身疼，腰痛，骨节疼痛，恶风，无汗而喘者，麻黄汤主之。"脉证合参，辨证属麻黄汤证；又因舌苔白厚，湿邪偏重，依据《金匮要略·痉湿暍病脉证治》云："湿家，身烦疼，可与麻黄加术汤。"拟麻黄加术汤加减。处方如下：麻黄 10g，桂枝 10g（另包），苦杏仁 10g，炙甘草 6g，苍术 10g，浙贝母 10g，桔梗 10g，枳实 20g，百部 10g，前胡 10g，紫菀 10g，款冬花 10g，黄芩 20g，鱼腥草 30g。7 剂，每日 1 剂。服用上方 1 剂后，汗出热退。因热已退，故去桂枝，余药继服，以治咳嗽。7 剂药用完，诸症悉除。

按语：方中桂枝另包，为何？单味麻黄发汗力量一般，配伍桂枝相须为用，才具有较强的发汗作用。本例用麻黄加术汤，方证甚为合拍，但虑其发汗太强，又不可过汗，因损伤正气。一旦汗出热退即停用桂枝，故桂枝需另包。观苔白厚，舌质红，是初露肺有郁热之端倪，故加黄芩、鱼腥草清肺热，防患于未然。

（二）外感风寒，兼夹暑湿

患者，男，38 岁，患者发热两天，于 2011 年 7 月 22 日来诊，症见发热，体温 37.9℃，恶寒，无汗，四肢肌肉酸痛，精神困倦，口苦，头重，乏力，脉弦，舌苔白厚。患者恶寒、发热、无汗，乃风寒侵袭肌表所致；肌肉酸痛，头重，困倦，乏力，舌苔白厚，为湿邪致病之特征。口苦，脉弦，乃少阳郁热所致。辨证为外感风寒，内伤暑湿，拟黄连香薷饮合蒿芩清胆汤加减。遣方如下：香薷 10g，白扁豆 10g，厚朴 20g，黄连 10g，陈皮 10g，法半夏 10g，茯苓 30g，藿香 10g，佩兰 10g，青蒿 20g，碧玉散 10g，芦根 15g，草豆蔻 10g。3 剂，每日 1 剂。服上方 1 剂后，恶寒、四肢酸痛、精神困倦等症状减轻，3 剂后热退病愈。

按语：此例与上案均以"发热，恶寒，无汗"为主症，何以治法方药迥异？本例发病于暑天，暑气炎热，兼夹湿邪，又感风寒，兼少阳口苦、脉弦之象；与上案外感风寒兼湿邪有异，故治则治法不同。

（三）风寒束表，经脉不利

患者，女，20 岁，患者发热 1 天，体温 38.5℃，伴恶寒，无汗，颈项强痛，全身肌肉疼痛，头痛，胃痛，恶心，腹痛，腹泻两次，脉数，苔白厚，舌质绛。治以发汗解表，生津舒筋，兼化湿止痛。拟葛根汤加减：麻黄 10g，桂枝 6g，生姜 10g，杏仁 10g，白芍 10g，大枣 10g，葛根 10g，焦白术 10g，藿香 10g，佩兰 10g，木香 10g，砂仁 10g，延胡索 15g，片姜黄 10g。3 剂，每日 1 剂。服药 1 剂后热退，诸症减轻，3 剂而病愈。

按语：患者以发热，头痛，恶寒，无汗，颈项及全身肌肉疼痛为主症。证属风寒束表，卫阳被遏，营阴郁滞。风寒之邪侵犯太阳经脉，阻滞其津液输布，经脉失养，故颈项强痛，与《伤寒论》第31 条"太阳病，项背强几几，无汗，恶风，葛根汤主之"不谋而合。服葛根汤 1 剂而热退病减, 3 剂痊愈。

(四) 外感风热, 热结阳明

患者, 女, 22 岁, 患者发热恶寒 3 天, 体温 37.5~39℃, 服西药退热剂后汗出, 体温略降, 其后仍发热恶寒, 伴咳嗽, 咽喉红肿疼痛, 扁桃体 II 度肿大, 大便两天未解, 脉缓, 舌苔白厚, 舌边尖红。患者发热, 咽赤咽痛, 舌边尖红, 系感受风热。大便不通乃热邪初传阳明, 尚未成实之象。治以辛凉解表, 泄热和胃, 拟银翘散加减。处方如下: 金银花 15g, 连翘 15g, 淡竹叶 10g, 荆芥 10g, 牛蒡子 10g, 淡豆豉 10g, 薄荷 10g, 芦根 15g, 滑石 10g, 藿香 10g, 佩兰 10g, 射干 10g, 马勃 10g, 山豆根 10g, 炒黄芩 25g。7 剂, 每日 1 剂。另有生大黄 30g 备用, 嘱首剂药中加入生大黄 10g, 若大便得通, 则立即停用生大黄。服上方 1 剂后, 大便已通, 得漐漐汗出, 而寒热尽退。其后 6 剂药未用生大黄, 共 7 剂已, 咳嗽咽痛诸症消失。

按语: 此例为典型的风热外感, 属银翘散证。但咽喉红肿疼痛, 大便两日未解, 舌质红, 乃里热结于肺胃大肠, 属表里俱热, 当用解表清里双解法。本例使用生大黄, 一为通便泄里热, 二为预防热邪里结阳明成腑实证。

(五) 食滞肠胃, 复感外邪

患者, 男, 4 岁半。发热 3 天, 体温 38.8~39.3℃, 伴腹痛, 咳嗽, 咽痛, 扁桃体 II 度肿大, 其母告之患儿发热前曾过食水果及冷饮, 呕吐 5 次, 纳差, 大便 3 天未解, 脉缓, 舌苔白厚。患儿因饮食不节, 致肠胃损伤, 食滞于胃肠, 故呕吐、腹痛、纳差、大便 3 日未解。食滞已为发热之原因, 而复感外邪, 故发热、咽痛、咳嗽、扁桃体肿大。辨证当属食滞肠胃, 复感外邪。治宜化湿和中, 清热导滞，透散外邪，化痰止咳。拟藿香正气散加减。疏方如下：藿香10g，紫苏叶6g，生甘草3g，桔梗6g，浙贝母6g，陈皮6g，茯苓8g，厚朴6g，法半夏6g，建曲6g，生大黄6g（另包），佩兰6g，青蒿8g，山豆根5g，百部6g，前胡6g。7剂，每日1剂，大便通则停用生大黄。后患儿母亲来诉，服上方1剂后，泻下臭秽大便若干，发热即退，诸症缓解，7剂之后，诸症若失。

按语：《素问·痹论》云："饮食自倍，肠胃乃伤。"食积之人，气血不调，卫外功能减弱，易感邪气。本例患儿饮食不慎，致食滞胃肠在先，感邪在后，即所谓胃肠型感冒，且大便3日未解，故而呕吐、发热。辨证既明，收效自在情理之中。本例与"外感风热，热结阳明"案同中有异，均有发热与大便不通，均使用了大黄。但前者感邪在先，致使热邪结于阳明；此例食滞肠胃为由，复感外邪，故治法方药有异。

（六）营卫不调，热与血结

患者，女，21岁，患者有干性胸膜炎病史，低热半年，体温37.3~37.7℃，不恶寒，汗出少，偶尔左胸隐痛，月经期腹痛明显，乳房胀痛，脉缓，舌苔中心略厚，舌质正常。经服柴胡温胆汤与小陷胸汤合方后，症状减轻，每月仅有1~3天发低热，恶寒，汗出，左胸偶尔隐痛，胃脘痛，经期小腹痛，伴恶心欲吐，腹泻，脉缓，舌苔中心白厚。患者发热，汗出恶风，当属营卫不调；左胸隐痛，经期腹痛、乳房胀痛，实有瘀血。病机为营卫不调，热与血结。治以调和营卫，活血止痛，清化痰热。拟桂枝红花汤加海蛤桃仁加减。疏方如下：桂枝10g，白芍10g，炙甘草6g，生姜10g，海蛤粉10g，桃仁10g，红花10g，法半夏10g，陈皮10g，延胡索15g，郁金10g，青蒿25g，丝瓜络10g，藿香10g，佩兰10g。以该方略施加减，共治疗 3 个月，经期症状不明显，体温恢复正常。

按语：《伤寒论》143 条云："妇人中风，发热恶寒，经水适来，得之七八日，热除而脉迟身凉，胸胁下满，如结胸状，谵语者，此为热入血室也。"叶桂《温热论》论血结胸，谓："往往延久，上逆心包，胸中痹痛，即陶氏所谓血结胸也。王海藏出一桂枝红花汤加海蛤、桃仁，原欲表里上下一齐尽解之理，此方大有巧妙焉。"患者以发热、痛经、胸痛为主症，且经期症状明显，当属热入血室与血结胸，治以桂枝红花汤加海蛤、桃仁，效若桴鼓。

（七）肺有痰热，食伤肠胃

患者，女，两岁半。发热 1 天，据患儿母亲告之，患儿发热前已咳嗽 1 周，又过量食肉，并饮冷过度，曾两次呕吐酸腐食物，继而发热。患儿来诊时，发热，体温 37.6～38.9℃，咳嗽，喉中痰鸣音，痰稠难以咳出，咽赤，咳甚则恶心呕吐，大便日 3 次，稀便，脉数，舌苔白略厚，舌质红。治以清热化痰止咳，消食和中止呕，拟麻杏甘石汤化裁。遣方如下：麻黄 6g，射干 6g，苦杏仁 6g，炙甘草 2g，浙贝母 6g，桔梗 6g，百部 6g，前胡 6g，紫菀 6g，款冬花 6g，白英 8g，败酱草 8g，鱼腥草 10g，法半夏 6g，陈皮 6g，茯苓 10g，焦山楂 6g，焦神曲 6g，焦麦芽 6g，生姜 6g。3 剂，每日 1 剂。服上方 1 剂后热退，咳嗽缓解，咳出少许白色黏痰，恶心呕吐消失，3 剂后诸症消失。

按语：患儿年幼，体格未充，稍有不慎，易生疾病。咳嗽 1 周在先，后伤饮食，结合咳嗽痰稠难出、咽赤、呕吐、脉数、舌红，辨证属肺有痰热，食伤肠胃，此时易感外邪，而致发热。以清肺化痰、消食化积为法，拟麻杏甘石汤加消食之品，3 剂而愈，可见梅教授辨证之精准，中医药疗效之优势所在。

（八）痰热阻肺，病兼少阳

患者，女，22 岁，患者发热 7 天，体温 38.5～39.7℃，间断使用退热栓后汗出，体温略降，西医诊断为肺炎。刻下发热，恶寒，咳嗽，绿色稠痰，胸闷，心前区及左胁下疼痛，二便调，脉数，舌苔白略厚，舌边尖红。治以清热化痰止咳，兼和解少阳。拟柴胡陷胸汤加减，处方如下：柴胡 20g，炒黄芩 20g，法半夏 10g，全瓜蒌 10g，黄连 10g，枳实 25g，浙贝母 15g，桔梗 10g，百部 10g，前胡 10g，紫菀 10g，款冬花 10g，白英 20g，败酱草 20g，青蒿 25g，忍冬藤 30g。7 剂，每日 1 剂。服药 3 剂，则寒热已尽，胸闷及心前区疼痛明显缓解，咳嗽减轻，绿色稠痰变为白色泡沫痰，易咳出，7 剂后诸症豁然。

按语：患者咳嗽，绿色稠痰，胸闷，舌红苔厚，为痰热阻肺。经多次发汗后，出现胸胁痛，而发热恶寒仍在，乃少阳病已成。辨证为痰热阻肺，病兼少阳。以清肺化痰，和解少阳为治，施以小柴胡汤与小陷胸汤合方，仅用方 7 剂，发热 1 周之肺炎豁然而愈。

（九）枢机不利，痰热弥漫三焦

陈某，男，46 岁，患者发热两个月，经西医治疗 20 余天发热未退，于 2008 年 11 月 26 日初诊，症见发热，体温 37～39.4℃，汗出，全身肌肉及关节疼痛，上下嘴唇有不适感，口唇及舌运动不灵，致使发音不清，脉浮数，舌苔黄厚腻。治以和解枢机，清利三焦痰热，拟柴胡蒿芩汤加减。处方如下：柴胡 10g，黄芩 10g，法半夏 10g，陈皮 10g，茯苓 30g，竹茹 30g，枳实 20g，青蒿 25g，碧玉散 10g，芦根 10g，藿香 10g，佩兰 10g，僵蚕 10g，蝉衣 10g，白薇 10g。7 剂，每日 1 剂。服药 1 周，体温降至正常，诉面部肌肉强硬，运动失灵，二便正常，脉缓，舌苔白厚。拟温胆汤加减，处方如下：法半夏 10g，陈皮 10g，茯苓 30g，竹茹 10g，枳实 15g，青蒿 10g，碧玉散 10g，丝瓜络 10g，黄连 6g，藿香 10g，佩兰 10g，全蝎 10g，蜈蚣两条，当归 10g，川芎 10g。7 剂，每日 1 剂。三诊时，体温正常，面部肌肉僵硬缓解。

按语：《湿热病篇》谓："湿热证，始恶寒，后但热不寒，汗出，胸痞，舌白，口渴不引饮。"为湿热证之总纲。患者持续发热，经西医治疗效果不显，以发热、汗出、胸脘痞闷、舌苔白（黄）厚为主症，属于湿热阻滞三焦，少阳枢机不利，以和解少阳枢机、清利三焦痰热为治，以柴胡蒿芩汤为主方，疗效显著。

（十）热毒壅盛，枢机不利

患者，女，7 岁半。发热 3 天，体温 39.8℃，用退热药后汗出，但体温不降，不恶寒，咽喉红肿疼痛，扁桃体Ⅲ度肿大，头昏，大便两天未解，脉数，舌苔白略厚。患者只发热，不恶寒，咽喉红肿疼痛，扁桃体肿大，伴大便不通。辨证当属热毒壅盛，兼少阳经气不利。治宜清热解毒，和解枢机，利湿通便。处方如下：柴胡 8g，炒黄芩 8g，法半夏 6g，土贝母 6g，土茯苓 15g，土牛膝 6g，羊蹄（土大黄）8g，虎杖 8g，枳实 8g，藿香 6g，佩兰 6g，芦根 6g，滑石 6g，青蒿 8g，山豆根 6g。7 剂，每日 1 剂。服上方两剂，发热即退，咽痛减轻。共服药 7 剂，诸症悉除。

按语：《伤寒论》第 263 条云："少阳之为病，口苦，咽干，目眩也。"又咽为少阳之使，故少阳火郁，可出现咽喉不适。甚则热毒结于咽喉，致咽喉肿痛，扁桃体肿大。患儿以发热、咽痛为主症，汗出热不退，且不恶寒，病不在表，为少阳与阳明合病。治以清阳明热毒与和解少阳合法，服药两剂热退，7 剂而病愈。

（十一）热毒壅盛，肝气郁结

患者，女，31 岁，患者出现左下龋齿，齿龈红肿疼痛 3 天，伴低热，体温 37.3℃，不恶寒，月经量多，经前乳房胀痛，经期小腹胀，饮食及二便正常，脉缓，舌苔中根部白厚，舌质红。病机当属热毒壅盛，上犯阳明经脉，兼肝气郁结。治以清热解毒，疏肝行气。疏方如下：柴胡 10g，郁金 10g，枳实 25g，白芍 10g，当归 10g，川芎 10g，忍冬藤 30g，金刚藤 30g，野菊花 10g，蒲公英 30g，重楼 10g，紫花地丁 30g，砂仁 10g，青蒿 20g，炒黄芩 15g，法半夏 10g。7 剂，每日 1 剂。服药 1 周，左下齿龈红肿疼痛消失，发热尽退。

按语：患者以左下龋齿、齿龈红肿疼痛为主症，发热，不恶寒，舌质红，属热毒炽盛。经前乳胀，经期小腹胀，乃肝郁气滞。辨证为热毒壅盛，上犯阳明经脉，兼肝气郁滞。治以清热解毒，行气疏肝，疗效肯定。

六、痿证辨治

（一）论痿证

痿证是指肢体筋脉弛缓、软弱无力，日久因不能随意运动而致肌肉萎缩的一种病证。《素问玄机原病式·五运主病》曰："痿，谓手足痿弱，无力以运行也。"临床上以下肢痿弱，较为多见，故称"痿躄"。"痿"是指肢体痿弱不用，"躄"是指下肢软弱无力，不能步履之意。《素问·生气通天论》云："湿热不攘，大筋软短，小筋弛长，软短为拘，弛长为痿。"《素问·痿论》曰："有渐于湿，以水为事，若有所留，居处相湿，肌肉濡渍，痹而不仁，发为肉痿。"《张氏医通·痿》云："痿证，脏腑病因虽曰不一，大都起于阳明湿热，内蕴不清，则肺受热乘而日槁，脾受湿淫而日溢，遂成上枯下湿之候。"说明湿热是痿证的发病原因之一。《三因极一病证方论·五痿叙论》明确指出："人身五体内属五脏，若随意妄用，喜怒不节，劳逸兼并，致内脏精血虚耗，营卫失度……使皮毛、筋骨、肌肉痿弱无力以运动，故致痿躄。"《医宗必读·痿》云："阳明者胃也，主纳水谷，化精微以滋养表里，故为五脏六腑之海，而下润宗筋……主束骨而利机关。""阳明虚则血气少，不能润养宗筋，故弛纵，宗筋纵则带脉不能收引，故足痿不能用。"说明五脏气血不足是造成痿证的直接原因。总之，无论是阳明湿热，还是五脏气血耗损过度，或生成不足致气血亏虚，均是造成痿证的原因。

（二）病案举例

张某，男，22 岁，患者有线粒体肌病病史 8 年，胸部 CT 提示纵隔阴影，考虑为胸腺增生。于 2009 年 12 月 2 日来诊，症见双下肢行走无力，仅能步行 200 米，易疲劳，动则胸闷，睡眠尚可，饮食及二便正常，舌苔薄白，脉缓。患者以下肢痿弱、行走无力为主症，中医诊断为痿证无疑。舌苔薄白，舌质偏淡，因脾主肌肉，为气血生化之源，故病机当属脾胃气血亏虚，不能充养肌肉，致使肌肉痿弱不能使用。治以益气补血，兼活血通络散结，拟黄芪八珍汤加减。处方：黄芪 30g，金刚藤 30g，鸡血藤 30g，丹参 30g，忍冬藤 30g，茯苓 30g，生晒参 6g（另包泡服），炙甘草 6g，焦白术 10g，当归 10g，川芎 10g，赤芍 10g，红景天 20g，杜仲 20g，续断 20g，7剂。二诊时，患者诉双下肢力量增加，能步行 1000 米，行走时仍感胸闷，舌苔薄白，脉缓。因症状减轻，病机未变，故治法同前。守上方，加用石上柏 20g，龙葵 15g，7 剂。加此二药，旨在加强清热解毒、散结消肿之功。三诊时，患者诉能步行 3000 米，胸闷不明显，不感觉劳累，舌苔白略厚，脉弦缓。治法基本同前，因舌苔稍厚，酌加化痰除湿之品。处方如下：黄芪 30g，鸡血藤 30g，丹参30g，金刚藤 30g，茯苓 30g，忍冬藤 30g，生晒参（另包，泡服）

5g，焦白术 10g，法半夏 10g，陈皮 10g，当归 10g，川芎 10g，红景天 20g，杜仲 20g，续断 20g，石上柏 20g，白英 20g，龙葵 20g，炙甘草 6g，30 剂。四诊时，患者诉步行无障碍，活动自如，精神好，能持续打篮球 1 小时，无特殊不适，舌苔薄白，脉缓。因症状明显减轻，无特殊不适，患者要求吃丸药以巩固疗效。治法同前，丸药处方如下：黄芪 400g，生晒参 200g，焦白术 200g，法半夏 200g，陈皮 200g，当归 200g，川芎 200g，杜仲 200g，续断 200g，石上柏 200g，白英 200g，龙葵 200g，红景天 200g，茯苓 300g，鸡血藤 300g，忍冬藤 300g，丹参 300g，金刚藤 300g，炙甘草 100g，上方 1 剂，制水蜜丸，每次 10g，每天 3 次。

方某，女，50 岁，2009 年 8 月诊断为脊髓脱髓鞘病变，于 2009 年 12 月 25 日来诊。患者诉双下肢麻木，乏力，不能行走，手不能持筷，精神差，胸痛，胸闷，气短，胸部紧束感，自汗，饮食及睡眠尚可，大便日行 3～4 次，便溏，舌苔白略厚，舌质红，脉沉数。患者以下肢软弱不能行走、上肢乏力手不能持筷为主症，属于中医学"痿证"范畴。患者舌质红，舌苔白略厚，自汗，便溏，辨证当属湿热阻滞，气血不畅，筋脉肌肉失去濡养所致。治以清热利湿，活血通筋脉，拟四妙散加减。遣方如下：苍术 10g，黄柏 10g，土牛膝 10g，土贝母 10g，丝瓜络 10g，羊蹄（土大黄）20g，薏苡仁 30g，忍冬藤 30g，鸡血藤 30g，土茯苓 30g，刘寄奴 25g，徐长卿 25g，全蝎 10g，蜈蚣两条，7 剂。二诊时，诉下肢力量有所增强，麻木感减轻，仍觉胸闷、气短，大便每日 3～4 次，不成形，舌苔薄白，舌质红，脉弦缓。症状减轻，病机未变，故治法同前。守上方，加用乌梢蛇 15g，老鹳草 15g，以加强活血通络止痛之功，7 剂。三诊时，自觉四肢乏力减轻，胸部紧束感消失，胸闷气短，大便日 3 次，便溏，舌苔白略厚，舌质红，脉缓。仍以清利湿热、活血通络为治疗大法。处方如下：苍术 10g，黄柏 10g，川牛膝 10g，法半夏 10g，陈皮 10g，竹茹 10g，石菖蒲 10g，远志 10g，郁金 10g，土贝母 10g，全蝎 10g，枳实 20g，茯苓 30g，土茯苓 30g，鸡血藤 30g，刘寄奴 25g，徐长卿 25g，蜈蚣两条，14 剂。四诊时，诉诸症减轻，能步行 1 小时，大便日行 2~3 次，成形，脉缓，舌苔中根部白而略厚，舌质红，脉缓。继服上方 14 剂。后以上方略施加减，连续用药半年，患者诉上下肢力量明显增强，双腿可以连步上楼梯，手能持 5kg 重物，每天步行 2 小时以上不觉疲劳，精神明显好转。

（三）讨论

痿证病理机制有湿热浸淫、脾胃虚弱、肺热津伤、肝肾髓枯等，兼有痰瘀阻络。病机可涉及五脏，但与肝、肾、脾、胃、肺最为密切。《丹溪心法·痿》云："痿证断不可作风治，而用风药。有湿热、湿痰、气虚、血虚、瘀血。"《素问·痿论》曰："阳明者，五脏六腑之海，主润宗筋，宗筋主束骨而利机关也。"又曰："治痿者，独取阳明也。"指出补脾胃、清湿热、滋养五脏，是治疗痿证的重要措施。气血亏虚者，多采用滋补气血津液、调养后天之法，使化源充足，气血充沛，宗筋得以濡润，肢体因而滋养，则痿证自愈，如本文所举之张某案例，运用气血双补之黄芪八珍汤加减，治疗该例痿证，效如桴鼓，体现补阳明气血为治痿证之大法。脾为太阴湿土，胃为阳明水谷之海，主四肢肌肉；脾胃健运时，体内津液运行流畅，气血生化充足，肢体筋脉功能正常；若脾胃为湿热所扰，则脾失健运，水津内停，气血不足，肢体筋脉失养而功能失常，久而成痿。说明湿热易致痿证，理当清热除湿。如本文所举方某案例，应用清湿热之四妙散加减，治疗本例痿证，疗效显著，说明清阳明湿热为治痿证之又一大法。通过以上两例痿证病案的分析，充分论证了"治痿者，独取阳明也"的精髓所在。此外，痿证病程较长，久病多瘀，久病入络，在补阳明气血或清阳明湿热的同时，活血通络必不可少。

七、失眠辨治

失眠是一种常见的难治性疾病，它既是一种临床疾病，又是某些疾病的伴随症状。梅教授对失眠的治疗颇具心得，现总结如下。

（一）对失眠的基本认识

失眠的形成原因甚多，病因病机较为复杂。梅教授认为失眠的发生多与七情内伤、饮食失节、劳倦过度相关。《素问·灵兰秘典论》云："心者，君主之官，神明出焉。"《灵枢·邪客》谓："心者，五脏六腑之大主也，精神之所舍也。"可知本病病位多责之于心。又《灵枢·本神》云："肝藏血，血舍魂。""肾藏精，精舍志。"《素问·逆调论》云："胃不和则卧不安。"因而失眠与肝（胆）、肾、胃（脾）亦有一定关系。临床上根据病性，可将失眠分为虚、实两类。虚者常见于阴血不足、心胆气虚、心脾两虚、心肾不交等；实者则多见于心肝阳亢、火热扰心、痰浊内阻、瘀血阻滞等；若病邪久羁，亦多虚实相兼为患。梅教授认为，中医治疗疾病甚为灵活，方药的选择关键在于辨证论治，谨守病机，方证相应，因而临证方药的选择多不拘泥于安神类方药。梅教授也提出，由于生活条件的改善，嗜食肥甘厚腻饮食，加之社会压力的增大，生活节奏加快，缺乏运动等诸多因素，使得痰浊内阻所致之失眠日益多见，若病程较长，则应考虑瘀血兼夹的因素。

（二）治疗方法举隅

1. 痰热扰心而致失眠，以清热化痰为主

如前所述，梅教授认为痰浊内阻所致之失眠是目前临床较为常见的证型，而其中属于痰热内扰者尤其多见。由于各种压力不得疏解，肝胆气郁则化热；饮食欠规律或过于精细、肥甘，脾胃不和则聚湿生痰，如此即形成胆胃不和、痰热内扰证。临床多见不易入睡、睡后易醒或彻夜不眠，伴心烦、惊悸、胸闷、头晕，或呕恶，舌苔白厚或厚腻，或薄黄而腻，脉弦滑。梅教授常用方剂有温胆汤、柴胡温胆汤、黄连温胆汤、十味温胆汤等。

2. 枢机不利而致失眠，以运转枢机为要

梅教授临证多年，对许多疑难杂症多考虑"以和为贵"，对于病情复杂的失眠，常用和解、调和的方法，往往能收桴鼓之效。枢机不利，气血、阴阳不和，或因外感，或因内伤，木郁气结，郁而化热，内扰心神，加之肝魂不守，则见久久不能入眠。《血证论·卧寐》说："肝病不寐者，肝藏魂……若阳浮于外，魂不入肝，则不寐。"木失疏泄，则胸胁胀满，急躁易怒，或善叹息；肝郁乘脾，则见纳差，苔白或咳黄痰，脉弦细等。此时多采用运转枢机、调和气血、平衡阴阳的治法，常用方剂有柴胡加龙骨牡蛎汤等。

3. 血瘀气滞而致失眠，以行气活血为重

对于慢性、顽固性失眠，由于病情久羁，影响气血运行，多致血瘀气滞形成，此时当以行气活血为要，而不能单纯安神。临床多见失眠日久，形体消瘦，神情多抑郁，善叹息，胸闷，舌质多紫暗，或有瘀斑、瘀点，脉多细涩。部分患者可无其他特殊症状，但往往舌质、脉象可资鉴别，女子亦可参考月经颜色、质地及经期伴随症

状等变化，判断是否与血瘀气滞相关。常用方药以血府逐瘀汤为代表。

4. 肾阳不足而致失眠，以温壮肾阳为首

《证治要诀·虚损门》曰："年高人阳衰不寐。"中老年人出现失眠，日久不愈，亦有心肾阳虚者。以其肾阳渐衰，若不能蒸腾肾阴上济于心，则既虚之心阳必然动荡不安，以致失眠多梦，夜寐早醒，或呓语呢喃，伴见小便淋沥，夜尿频多。腰为肾之府，肾主骨生髓，肾之精气亏虚，故腰脊酸软无力，阳虚不能温养形体，故兼形寒肢冷，精冷，阳痿早泄，舌质淡，苔白、灰而润或滑，脉沉等一派阳气虚弱之征。此时当以温壮肾阳为要，首选《金匮要略》肾气丸。

5. 阴虚阳亢而致失眠，以滋阴清火为主

正常情况下，肾水能上济心火，则心火不致偏亢；而心火必蛰于肾水，则肾水不寒，而行氤氲之气，此为心肾相交，交者，泰之正局。今肾水竭于下，则心火亢于上，扰及心神，如临证所见，"心中烦，不得卧"，常伴见口燥咽干，舌尖红绛，苔黄，脉细数等。治疗宜滋阴与清火并行，《伤寒论》之黄连阿胶汤为其代表方。

6. 胃气不和所致失眠，以调理脾胃为先

"胃不和则卧不安"，患有慢性胃肠疾病的患者常伴失眠之症，而病机多样，如饮食不节，宿食停滞，或便秘，导致胃气不和，升降失常，以致病情复杂，如睡卧不安，恶心呕吐，嗳腐吞酸，便秘，腹中胀痛，舌苔腻，脉滑，为胃肠积滞之象。其他或因湿热中阻，或因脾胃虚寒，不一而足，均可导致胃气不和，此时当以调理脾胃为先，甚至可以完全不用安神药，患者虽常有疑虑，然梅教授多成

竹于胸，根据病机立法，遣方用药，脾胃和调，失眠自愈。方如半夏泻心汤、小陷胸汤、建中汤类等。

7. 心脾两虚而致失眠，以补益心脾为主

临床上，通常脑力劳动者或性格内向、多谋善虑之人，罹患失眠者居多。因思虑过度，劳伤心脾；或因久患失眠之症，机体得不到充分休息，思想、身体负担过重，寝食俱减，遂脾胃虚弱，气血化源不足，终致心脾两虚。常见于工作、学习劳累之后，加之平素性情忧郁，或久患失眠，寐而易醒，伴多梦、健忘、心悸、气短，面色萎黄，精神疲惫，食少，舌淡苔薄白，脉细弱等。梅教授常用归脾汤加减治疗。

（三）用药特点

梅教授常用安神药有酸枣仁、茯神、首乌藤、合欢花（皮）、龙眼肉、柏子仁、磁石、珍珠母、龙骨、远志等，伴头昏头晕者加石菖蒲、郁金；伴惊悸者，多龙骨、牡蛎并用，或加磁石；心中懊恼者，多视其病在气分或血分，以栀子配淡豆豉或牡丹皮；伴食积者，合焦山楂、焦神曲、焦麦芽；痰阻所致，方中已用半夏者必由 10g 加至 15g 等。梅教授对《黄帝内经》中的半夏秫米汤及生铁落饮颇为推崇，常以药对或单药的形式运用于药方，唯实际运用时，因药物难觅的原因，常以粳米或山药代秫米，以磁石代生铁落。

八、颈椎病辨治

颈椎病，又称颈椎综合征，包括多种颈椎疾病，相当于中医学之"颈项强痛""眩晕"等。中医治疗本病（内治法）必坚持整体恒动观。因为颈项虽属局部，但为头颅与躯体联系之枢要。有多条

经脉通过，因而联系多个脏腑及其气血阴阳，不可仅就颈椎论事。兹将学习体会初论如下。关于理论分析，为避免重复，则详于医案中。

（一）寒伤太阳经脉，气滞血瘀，营卫不调

患者，男，60 岁，2006 年 7 月 26 日初诊。主诉：项部强痛多年，复发月余。刻下症：项强而痛，左侧肢体冷而发麻，足底发麻，头部亦麻，头昏，步履维艰，饮食正常，便溏，日行两次，脉缓，舌苔白薄而润，质淡。既往史：有颈椎病病史多年。西医诊断：颈椎病。中医诊断：项痹。辨证分析：中医学称"脖子"后方为"项"，为足太阳膀胱经脉循行之地。《灵枢·经脉》曰："膀胱足太阳之脉，起于目内眦，上额交颠……循肩髆内……出外踝之后，循京骨，至小趾外侧。"手太阳小肠经脉，"绕肩胛，交肩上"（《灵枢·经脉》），与足太阳经脉近在咫尺。患者除项部强痛外，尚有头昏、头部发麻、左侧肢体冷而发麻，均为手足太阳经脉循行所过，唯足底发麻例外。《灵枢·经脉》曰："肾足少阴之脉，起于小趾之下，斜走足心。"可见足太阳经脉终点之下，即足少阴经脉之起点，阴阳相接，于是足底发麻不难理解。从病因病机来看，一侧肢体冷而发麻，便溏，脉缓，舌苔白薄而质淡，乃一派寒象，是寒邪损伤太阳经脉，兼有血瘀无疑。此例属内伤杂病，重在太阳经脉所过之处，冷麻、头昏等，按其辨证原理，仍可借鉴太阳病治法。然则温散寒邪，旨在温通经脉，调和营卫，而不在解表。梅国强教授云："若老年体弱之人，选用桂枝加葛根汤为妥。"因而选用桂枝加葛根汤加减。治法：温散寒邪，活血化瘀，调和营卫。处方：桂枝 10g，白芍 10g，细辛 5g，当归 10g，川芎 10g，黄芪 30g，土鳖虫 10g，红花 10g，水蛭 6g，鸡血藤 30g，忍冬藤 30g，丹参 30g，王不留行

20g，白芥子 10g。加减法：头昏，上肢冷麻减轻，而下肢症状不减时，水蛭加至 8g，另加鹿角霜、制附片。患侧某处兼有挛痛时，白芍加至 15g，另加地龙。葛根性寒，于寒证不利，故去之。按上方加减，断续服药，至 2006 年 11 月 24 日为第 9 诊，共服药 70 余剂，头昏消失，步履如常，项不痛，略有胀感，左上肢冷麻消失，左下肢微有胀感。

（二）枢机不利，湿热阻滞，兼有瘀血

患者，男，60 岁，2016 年 12 月 28 日初诊。主诉：颈椎病手术后（手术名称不详），颈部不适月余。刻下症：颈部不适，难以名状，头昏，立位时尤为明显，难以久站，行走不稳，不欲饮食，心烦，失眠，二便正常，脉弦数，舌苔白薄而润，质绛。既往史：小脑梗死（病情早已稳定）、高血压病史（目前血压控制正常）。西医诊断：颈椎病。中医诊断：项痹，眩晕。辨证分析：中医学称"脖子"前方及其两侧为"颈"，乃少阳、阳明经脉循行之地。患者颈部无名不适，伴头昏等，当是病邪兼瘀血阻滞少阳经脉。舌苔白薄而润，质绛，即叶天士《温热论》所言："若白苔绛底者，湿遏热伏也。"病关少阳，则风火内郁，枢机不利，又兼湿热上扰，病久入络，必兼瘀血，此为病机。治法：和解枢机，清热化湿，活血祛瘀，以柴胡温胆汤为主。处方：柴胡 10g，黄芩 10g，法半夏 10g，陈皮 10g，茯苓 30g，枳实 20g，黄连 10g，石菖蒲 10g，远志 10g，郁金 10g，当归 10g，川芎 10g，土鳖虫 10g，苏木 10g，全蝎 10g，蜈蚣两条，炒栀子 10g，淡豆豉 10g，酸枣仁 50g。患者先后二诊，共服药 14 剂。三诊（2017 年 1 月 20 日）：活动较多则微有头昏，可缓步行走，心烦、失眠消失，饮食尚佳。原方加天麻 10g，钩藤 30g，21 剂，以善其后。

（三）枢机不利，痰热内阻，颈胃同病

患者，女，50岁，2017年2月17日初诊。主诉：头昏而胀痛、颈强痛两个月。刻下症：头昏胀而痛，耳鸣，颈强痛，昼轻夜重，口苦，心烦，睡眠不安，有时彻夜不眠，双目微赤而干涩，微有灼热感，精神不振，四肢酸软，胃脘胀痛，反酸，肛门胀痛，大便日行一次，大便干结，脉弦缓，苔白厚而润，质绛。既往史：有颈椎退行性病变、慢性糜烂性胃炎、慢性出血性胃炎病史。西医诊断：颈椎病，慢性胃炎。中医诊断：项痹，胃脘痛。辨证分析：此例头昏胀痛、颈强痛、耳鸣、口苦、心烦、脉弦等，是少阳胆火内郁征象。《灵枢·经脉》所述"胆足少阳之脉，起于目锐眦，上抵头角，下耳后，循颈"是其明证。胃脘胀痛，反酸，失眠，双目微赤胀痛，舌苔白厚而润，质绛，则与痰热阻滞阳明有关。阳明受病，"故身热目疼而鼻干，不得卧也"（《素问·热论》）。综而观之，是枢机不利，少阳风火夹痰热上下窜逆，即梅国强教授所言"颈胃同病"。治法：和解枢机，清热化痰，颈胃同治。处方：柴胡10g，黄芩10g，法半夏15g，全瓜蒌10g，黄连10g，枳实25g，吴茱萸6g，桑螵蛸15g，延胡索15g，茯苓50g，酸枣仁50g，炒栀子10g，淡豆豉10g，片姜黄10g，蔓荆子10g，木贼草10g，密蒙花10g，谷精草10g。7剂，水煎服，日1剂。此为柴胡陷胸汤加味，所需说明的是，方中宁心安神药用量较大，乃患者颈胃同病，更兼失眠、昼夜不宁之故，此即用药"不失人情"（《素问·方盛衰论》）。

二诊（2017年2月24日）：头昏胀痛、颈强而痛、耳鸣、口苦、胃脘胀痛等症均有减轻，失眠明显好转，原方略事加减与服，前后4诊，共服药28剂，除胃脘部不适外，余症不明显，继以柴胡温胆汤加减，以善其后。

（四）枢机不利，痰热瘀血互结，颈心同病

患者，男，59 岁，2018 年 8 月 1 日初诊。主诉：颈部强痛、胸痛 3 年，加重两个月。刻下症：有时颈部强痛引发心前区痛，有时心前区痛引发颈强痛，有时二者同时发生。心前区刺痛时间较短，5 分钟以内自行缓解，一日几度发作。而颈部强痛呈持续状态，或有轻时，难以暂停。伴左肩胛痛，心悸，胸闷，气短，四肢发麻，心情紧张，易惊惕，多梦，饮食尚可，尿频，大便正常，脉弦缓，舌苔白厚而润，质绛。个人史：喜饮酒，喜食肥肉，形体壮盛。西医诊断：颈椎病，冠状动脉粥样硬化；中医诊断：项痹，胸痹。辨证分析：患者远道而来，此前未做任何体检，未做系统治疗，未明确诊断。前述症状可做如下分析：其一，若属单纯颈椎病，虽可引起心前区刺痛等，但非必然。若将心前区刺痛，而诊断为冠心病（胸痹），则不必伴颈部强痛。必是二者兼有，方可做出合理解释。其二，颈部强痛，更见胸闷、惊惕等，可视为病关少阳，见于《伤寒论》第 264 条、第 107 条。心前区刺痛阵发，伴肩胛痛，则有类"心痛彻背"，见于《金匮要略·胸痹心痛短气病脉证治》。况且《灵枢·经别》曰："足少阳之正……散之，上肝，贯心。"说明足少阳胆与手少阴心有经脉联系。其三，患者喜酒、喜肥肉，形体壮盛，舌苔白厚而润，质绛，是痰热内阻之象。痰热久羁，瘀血随之，故多痰瘀互结。此即"颈心同病"。治法：和解枢机，清热化痰，活血祛瘀，复用经方，颈心同治。处方：柴胡 10g，黄芩 10g，法半夏 10g，全瓜蒌 10g，黄连 10g，枳实 20g，石菖蒲 10g，远志 10g，郁金 10g，当归 10g，川芎 10g，土鳖虫 10g，苏木 10g，生蒲黄 10g，五灵脂 10g，降香 10g，土茯苓 50g，萆薢 30g，乌药 10g，刘寄奴 25g，徐长卿 25g。7 剂，水煎服，日 1 剂。医嘱：速做冠状动脉 CT 扫描、颈椎 CT 扫描、胸部 X 线、生化全项等检查。

二诊（2018年8月8日）：7剂药服完，颈部强痛、心前区刺痛、心悸、胸闷、恐惧感等均有减轻。心烦，舌脉同前。并出示检查结果，冠状动脉CT提示：冠状动脉多支硬化斑块，并管腔轻中度狭窄、左前降支肌桥。颈椎CT提示：颈椎退行性病变，椎间孔狭窄。胸部X线片提示：胸膜炎病史。西医诊断：颈椎病；中医诊断：眩晕。生化检查：甘油三酯3.06mmol/L，高密度脂蛋白0.82mmol/L，载脂蛋白0.93mmol/L，脂蛋白378.78mmol/L。其结果与以上分析相符。应患者要求，予药30剂后返回黑龙江。

（五）痰瘀互结，清阳不升，浊阴不降

患者，女，59岁，2016年10月28日初诊。主诉：头昏目眩20天。刻下症：眩晕，站立不稳，难以独自室外行走。双耳有闭塞感，听力略有下降。失眠，心悸，心烦，饮食一般，二便正常，脉缓，舌苔白厚而润，质淡。既往史：有颈椎病病史。西医诊断：颈椎病；中医诊断：眩晕。辨证分析：此例颈椎病复发，主要表现为眩晕，而眩晕之病因病机十分复杂，其中《丹溪心法·卷四》曰："无痰不作眩。"患者站立不稳，双耳有闭塞感，心悸，心烦失眠，舌苔白厚而润、质淡等，是痰湿阻滞，清阳不升，浊阴不降，蒙蔽清窍所致。病程既久，多有瘀血。治法：化痰祛湿，活血通络。处方：法半夏10g，焦白术10g，天麻10g，钩藤30g，茯苓30g，陈皮10g，枳实20g，石菖蒲10g，远志10g，郁金10g，当归10g，川芎10g，土鳖虫10g，全蝎10g，蜈蚣两条，苏木10g，红景天20g，黄芪30g，酸枣仁30g，刘寄奴25g，徐长卿25g。7剂，水煎服，日1剂。前后三诊，共服药28剂。四诊（2016年12月30日）：眩晕甚轻，其余诸症明显缓解，舌脉同前，可照常工作，予前方20倍剂量熬膏，每日3次，每次一匙，以巩固疗效。

（六）小结

应用经方治疗颈椎病眩晕效果好，见效快，但首先是辨证准确。本文初探颈椎病较为复杂的病情，以六经辨证为主，分为五类证候，拟定相应治法：①温散寒邪，活血化瘀，调和营卫。②和解枢机，清热化湿，活血祛瘀。③和解枢机，清热化痰，颈胃同治。④和解枢机，清热化痰，活血祛瘀，复用经方，颈心同治。⑤化痰祛湿，活血通络。在整体恒动观的指导下，当贯彻辨证论治精神，落实个体化治疗方案，方可取得满意疗效。

主要参考文献

［1］万小刚．梅国强学术经验浅述［J］．中国医药学报，1991，（01）：54-56+48．

［2］廖子君．梅国强教授治疗冠心病学术思想［J］．黑龙江中医药，1993，（01）：16-18+57．

［3］叶世龙．梅国强治疗慢性充血性心力衰竭经验简介［J］．中国中医急症，1993，（06）：264-266．

［4］万小刚．梅国强教授学术经验浅述［J］．山西中医，1991，（02）：1-4．

［5］梅杰，梅国强．国医大师梅国强辨治颈椎病经验初探［J］．中华中医药杂志，2020，35（02）：706-708．

［6］廖子君．梅国强教授诊疗风心病思维模式［J］．中医药研究，1995，（01）：5-8．

［7］廖子君．梅国强教授论治心律失常学术思想［J］．辽宁中医杂志，1995，（04）：155-157．

［8］廖子君．梅国强治疗颅脑疾患心法［J］．辽宁中医杂志，1995，（11）：495-497．

［9］徐红，梁文华，杜丽．梅国强临床经验举隅［J］．湖北中医杂志，1996，（03）：22-23．

［10］叶勇，梅国强．梅国强教授运用化痰活血法治疗高脂血症［J］．光明中医，2003，（06）：22-24.

［11］吕文亮，刘松林．梅国强辨治消化系统疾病经验述要［J］．中国医药学报，2004，（01）：43-44.

［12］吕文亮，刘松林．梅国强辨治心系疾病经验述要［J］．光明中医，2004，（03）：27.

［13］喻秀兰．梅国强诊治冠心病的经验［J］．湖北中医杂志，2004，（10）：17-18.

［14］张广武．梅国强研治伤寒的学术思想［J］．北京中医，2006，（06）：343-344.

［15］闻莉，梅国强．梅国强活用葛根芩连汤举隅［J］．湖北中医杂志，2006，（09）：19-20.

［16］张智华，梅国强．梅国强教授运用柴胡类方经验述要［J］．光明中医，2008，（03）：284-286.

［17］万晓刚．梅国强教授论治伤寒［J］．广州中医药大学学报，2008，（03）：266-270.

［18］张智华．梅国强运用经方治疗黄褐斑经验举隅［J］．湖北中医杂志，2008，（08）：22-23.

［19］张智华．梅国强教授治疗失眠经验［J］．云南中医中药杂志，2009，30（08）：2-3.

［20］刘松林，闻莉，万晓刚，吕文亮．名医梅国强［J］．湖北中医杂志，2009，31（10）：3-5+82.

［21］叶世龙．梅国强运用少阳病证理论辨治杂病撷英［J］．中华中医药杂志，2009，24（12）：1602-1604.

［22］程方平．梅国强运用柴胡温胆汤辨治手足少阳同病学术思

想［J］. 湖北中医杂志，2010，32（02）：22-24.

［23］黄玉贝. 梅国强教授治疗心系疾病的临床经验研究［D］. 武汉：湖北中医药大学，2010.

［24］徐竹梅. 梅国强拓展仲景方治疗妇科病经验［J］. 湖北中医杂志，2010，32（11）：24-25.

［25］丁红平. 梅国强教授治突发性耳聋验案1则［J］. 新中医，2011，43（01）：139.

［26］余尚贞，石青，吕小亮. 拓展梅国强《伤寒论》方经验在头痛的运用［J］. 光明中医，2011，26（03）：436-437.

［27］岳滢滢，吕文亮. 梅国强教授治疗慢性胃炎验案举隅［J］. 国医论坛，2011，26（03）：14-16.

［28］曾祥法，梅琼，梅国强. 梅国强运用化痰活血法治疗冠心病经验［J］. 中医杂志，2011，52（11）：912-913.

［29］张迎春. 梅国强临床辨治验案2则［J］. 中国中医药信息杂志，2011，18（08）：81.

［30］程方平. 梅国强辨治贲门失弛缓综合征之思维［J］. 湖北中医杂志，2011，33（09）：22-23.

［31］高黎，梅国强. 梅国强教授运用柴胡类方治疗脾胃病撷英［J］. 北京中医药大学学报（中医临床版），2011，18（06）：32-33.

［32］邢颖，刘松林，张仕玉，杨中鑫. 梅国强治疗人工流产后并发症验案2则［J］. 江苏中医药，2011，43（12）：52.

［33］高黎，梅国强. 梅国强辨治肺源性心脏病验案1则［J］. 上海中医药杂志，2011，45（12）：27-28.

［34］叶世龙. 梅国强治疗慢性充血性心力衰竭经验简介［C］. 中华中医药学会心病分会、北京中医药学会心血管病专业委员会.

2011 年中华中医药学会心病分会学术年会暨北京中医药学会心血管病专业委员会年会论文集．中华中医药学会心病分会、北京中医药学会心血管病专业委员会：北京中医药学会，2011：217-220．

［35］高黎，梅国强．梅国强教授治疗月经病经验述要［J］．光明中医，2012，27（01）：31-32．

［36］张仕玉，刘松林，梅国强．梅国强治疗颈椎病经验［J］．中国中医药信息杂志，2012，19（04）：90+100．

［37］邢颖，刘松林，张仕玉．梅国强教授二妙汤治疗内科疾病的经验［J］．光明中医，2012，27（04）：794-795．

［38］邢颖，刘松林，张仕玉．梅国强教授临证运用加味二妙汤的经验［J］．光明中医，2012，27（05）：862-863．

［39］张仕玉．梅国强教授治疗肺系疾病的临床经验总结［D］．武汉：湖北中医药大学，2012．

［40］张仕玉，刘松林，邢颖．梅国强教授治疗支气管哮喘经验简介［J］．新中医，2012，44（06）：212-213．

［41］刘松林．梅国强教授运用六经辨证治疗心系疾病的经验［C］.中华中医药学会仲景学说分会．全国第二十次仲景学说学术年会论文集．中华中医药学会仲景学说分会：中华中医药学会，2012：292-296．

［42］张仕玉．梅国强教授治疗颈椎病经验［C］．中国中西医结合学会风湿病专业委员会．全国第十届中西医结合风湿病学术会议论文汇编．中国中西医结合学会风湿病专业委员会：中国中西医结合学会，2012：162-163．

［43］曾祥法，梅琼，刘松林．梅国强治疗痿证经验举隅［J］．新中医，2012，44（09）：136-137．

［44］林伟波，林长峰，梅国强．梅国强运用四土汤治疗顽疾验案分析［J］．上海中医药杂志，2012，46（09）：16-17．

［45］骆霖，梅国强．梅国强经方治疗脾胃病临证撮要［J］．湖北中医杂志，2012，34（09）：23-24．

［46］吕文亮，刘松林，万莹，等．梅国强教授临证治疗冠心病稳定型心绞痛思辨特点［J］．中华中医药杂志，2012，27（11）：2866-2868．

［47］王海燕，梅国强．梅国强教授运用柴胡陷胸汤辨治经验述要［J］．新中医，2012，44（12）：180-181．

［48］程方平．梅国强经方多维思辨临证辨治模式探析［J］．中医杂志，2013，54（03）：252-254．

［49］程方平．梅国强融寒温整体多维思辨论治模式之学术思想［J］.湖北中医杂志，2013，35（02）：32-34．

［50］周贤，梅国强．浅析梅国强教授活用小陷胸汤的经验［J］．光明中医，2013，28（02）：252-253．

［51］曾祥法，梅琼，刘松林．梅国强治疗脾胃病经验（一）［J］．时珍国医国药，2013，24（08）：2035-2036．

［52］张智华．梅国强运用柴胡类方治疗妇科疾病经验［J］．中医药临床杂志，2014，26（02）：135-136．

［53］曾祥法，梅琼，刘松林．梅国强治疗脾胃病经验（二）［J］．时珍国医国药，2014，25（02）：459-461．

［54］章程鹏，周贤，梅国强．梅国强教授运用经方辨治痰证验案4则［J］．光明中医，2014，29（03）：600-601．

［55］刘松林．梅国强教授运用六经辨证理论辨治肺系疾病的经验［C］．中华中医药学会仲景学说分会．全国第二十二次仲景学说

学术年会论文集．中华中医药学会仲景学说分会：中华中医药学会，2014：263-266.

［56］胡轶．梅国强教授治疗糖尿病腹泻经验初探［C］．中华中医药学会仲景学说分会．全国第二十二次仲景学说学术年会论文集．中华中医药学会仲景学说分会：中华中医药学会，2014：286-287.

［57］周贤．梅国强教授辨仲景胸痹姊妹方［C］．中华中医药学会仲景学说分会．全国第二十二次仲景学说学术年会论文集．中华中医药学会仲景学说分会：中华中医药学会，2014：287-289.

［58］曾祥法，梅琼，刘松林．梅国强治疗脾胃病经验（三）［J］．时珍国医国药，2014，25（08）：1976-1977.

［59］胡轶．梅国强教授辨治脾胃疾病的学术思想及临床经验研究［D］．湖北中医药大学，2015.

［60］梅琼，曾祥法，刘松林．梅国强治疗发热性疾患经验举隅［J］.时珍国医国药，2015，26（06）：1496-1497.

［61］周贤，刘松林，梅国强．梅国强葛根芩连汤拓展运用思路［J］.中医杂志，2015，56（19）：1639-1640.

［62］骆霖，梅国强．梅国强治口疮（复发性口腔溃疡）经验浅析［J］．湖北中医杂志，2015，37（11）：28-29.

［63］张智华，邢颖，刘松林，等．梅国强应用花类中药治疗妇科疾病的经验［J］．湖北中医药大学学报，2016，18（01）：107-109.

［64］张智华，陈鉴云，刘松林，等．梅国强辨治手汗症经验［J］．中华中医药杂志，2016，31（04）：1293-1295.

［65］方方，邢颖，周贤，等．梅国强拓展柴胡类方治疗围绝经期综合征经验撷英［J］．中华中医药杂志，2016，31（06）：2176-2178.

［66］胡凤林，尚东，张夏维，等．梅国强教授治疗复发性口腔

溃疡经验 [J]. 浙江中医药大学学报，2016，40（08）：602-603+607.

［67］何家振，周贤，胡旭，等．梅国强对肿瘤放疗后的认识及治疗经验 [J]. 中华中医药杂志，2016，31（09）：3592-3594.

［68］周贤，方方，邢颖，等．梅国强拓展"通阳不在温"辨治思路 [J]. 中国中医基础医学杂志，2016，22（10）：1405-1407.

［69］张智华，邢颖，刘松林．梅国强临证经验撷菁 [J]. 中华中医药杂志，2016，31（11）：4575-4577.

［70］梅琼，曾祥法．梅国强运用清化湿热法论治汗出异常经验举隅 [J]. 中华中医药杂志，2017，32（01）：159-162.

［71］周贤，刘松林，胡轶，等．梅国强临证更方思路撮要 [J]. 辽宁中医杂志，2017，44（03）：484-486.

［72］胡旭．梅国强教授辨治心系疾病临证经验数据挖掘研究 [D].湖北中医药大学，2017.

［73］周贤．梅国强教授伤寒学术渊源及其治伤寒学术方法研究 [D].湖北中医药大学，2017.

［74］王海燕．梅国强教授治疗冠心病心律失常经验举隅 [J]. 时珍国医国药，2017，28（06）：1473-1474.

［75］李秀君，李月莹，韩晗，等．梅国强化裁运用小陷胸汤的方药分析 [J]. 成都中医药大学学报，2017，40（03）：20-21+114.

［76］明浩，周贤，刘松林，等．国医大师梅国强整体恒动观伤寒学术探微 [J]. 中华中医药杂志，2019，34（02）：487-489.

［77］张智华，韩晗，王世友，等．梅国强自拟方四土汤探析 [J]. 湖北中医药大学学报，2019，21（03）：121-125.

［78］曾祥法，梅国强．止痛对药临床运用举隅 [J]. 湖北中医杂志，2010，32（01）：62-63.

［79］曾祥法，梅国强．再论止痛对药临床运用［J］．湖北中医杂志，2011，33（12）：42-43.

［80］曾祥法，梅琼，刘松林．化痰活血通络方治疗冠心病心绞痛80例［J］．湖北中医杂志，2013，35（01）：44-45.

［81］梅琼，曾祥法，刘松林．加味小陷胸汤治疗慢性浅表性胃炎68例［J］．湖北中医杂志．2012，34（10）：51-52.

［82］周贤，刘松林，樊讯，等．梅国强辨治扩张型心肌病经验［J］．中医杂志，2021，62（04）：289-291+302.